国家卫生和计划生育委员会"十二五"规划教材
全国卫生职业教育教材建设指导委员会"十二五"规划教材
全国高职高专院校配套教材
供护理、助产专业用

内科护理学实训与学习指导

主　编　冯丽华　李　丹
副主编　史铁英　李红梅　田桂莲
编　者（按姓氏笔画排序）

史铁英（大连医科大学附属第一医院）　　　吴　彤（广州医科大学卫生职业技术学院）

田桂莲（聊城职业技术学院）　　　　　　吴晓琴（宁波卫生职业技术学院）

冯丽华（广西科技大学医学院）　　　　　邹春杰（黑龙江护理高等专科学校）

刘美丽（西安交通大学第一附属医院）　　林　梅（厦门医学高等专科学校）

刘雨佳（中国医科大学高等职业技术学院）　郑　婷（甘肃卫生职业学院）

　　　　（兼秘书）　　　　　　　　　　单　岩（郑州大学护理学院）

刘春娜（天津医学高等专科学校）　　　　程　艳（江汉大学卫生职业技术学院）

李　丹（中国医科大学高等职业技术学院）　袁静云（浙江大学医学院附属第一医院）

李红梅（山西医科大学汾阳学院）　　　　薛宏伟（大庆医学高等专科学校）

李光耀（聊城市人民医院）　　　　　　　唐艳妮（广西科技大学医学院）

余红梅（襄阳职业技术学院医学院）

人民卫生出版社

图书在版编目（CIP）数据

内科护理学实训与学习指导/冯丽华，李丹主编.—北京：
人民卫生出版社，2014

ISBN 978-7-117-19175-3

Ⅰ.①内…　Ⅱ.①冯…②李…　Ⅲ.①内科学-护理学-高
等职业教育-教学参考资料　Ⅳ.①R473.5

中国版本图书馆 CIP 数据核字（2014）第 118943 号

人卫社官网　www. pmph. com	出版物查询，在线购书	
人卫医学网　www. ipmph. com	医学考试辅导，医学数据库服务，医学教育资源，大众健康资讯	

内科护理学实训与学习指导

主　　编：冯丽华　李　丹
出版发行：人民卫生出版社（中继线 010-59780011）
地　　址：北京市朝阳区潘家园南里 19 号
邮　　编：100021
E - mail：pmph @ pmph. com
购书热线：010-59787592　010-59787584　010-65264830
印　　刷：北京盛通商印快线网络科技有限公司
经　　销：新华书店
开　　本：787×1092　1/16　　**印张**：15
字　　数：365 千字
版　　次：2014 年 7 月第 1 版　2023 年 8 月第 1 版第 10 次印刷
标准书号：ISBN 978-7-117-19175-3/R·19176
定　　价：25.00 元

打击盗版举报电话：010-59787491　　**E-mail**：WQ @ pmph. com
（凡属印装质量问题请与本社市场营销中心联系退换）

前言

本书是全国高职高专护理类专业国家卫生和计划生育委员会"十二五"规划教材《内科护理学》(第3版)的配套教材。《内科护理学》采用全新的模式进行编写、修订,教材内容丰富、全面,突出实践能力的培养。编写配套教材的目的是为了帮助学生更好地掌握教材内容,也可作为教师教学过程中的参考书。

为了实现课程内容与职业标准对接、教学过程与临床护理对接、学历证书与资格证书对接、职业教育与终身学习对接,使教材更具高职教育的特色,本书编写内容分为实训指导和学习指导两部分,每一部分均遵照主教材的章节排序。在实训指导中,每章分两节:第一节是"PBL案例",根据临床的真实案例编写和整理的PBL教学病例,可使学生置身于一个现实的临床场景,缩短教学与临床工作的距离,培养学生解决临床问题的能力;第二节是"常见诊疗技术及护理",阐述常见专科技能操作的护理内容。在学习指导中,每章同样分为两节:第一节是"本章重点和难点解析",内容包含了主教材相关章节重点和难点内容的剖析,使学生对主教材内容有深入的理解,便于学生掌握相关知识;第二节是"练习题",根据主教材内容,将学生需要重点掌握的知识点全部体现于练习题中,以选择题、填空题、名词解释、简答题和病例分析题等多种题型呈现,选择题附有参考答案,目的是让学生对相关知识进行自我测试。

本书主要供我国高职高专护理类专业的学生使用,也可作为临床护理工作者、中职护理专业学生及其他医学专业学生的参考用书。通过生动灵活的教学形式、精心选编的临床案例,学生们一定能够更好的掌握专业课知识。

参与本书的编写人员基本为《内科护理学》主教材的编者,故对主教材的编写思想和内容非常熟悉,保证了本书的顺利完成。但由于我们在配套教材的编写形式上是初步尝试,加之水平和时间所限,书中内容难免有错误和不妥之处,敬请使用本书的教师和同学们批评指正。

冯丽华 李丹

2014年5月

目 录

第二部分　内科护理学学习指导

目录

第一部分　内科护理学实训指导

第一章　呼吸系统疾病病人的护理

第一节　呼吸系统疾病 PBL 病例

刘大爷怎么了？

（慢性支气管炎—肺气肿—肺源性心脏病—肺性脑病）

学习目标

1. 掌握对慢性支气管炎、阻塞性肺气肿病人护理程序及实施护理计划的方法；指导肺气肿病人进行呼吸功能训练方法及自我防护措施。

2. 熟悉慢性支气管炎、阻塞性肺疾病的临床表现及其特征。

3. 了解慢性支气管炎、阻塞性肺气肿的发病原因及形成机制、各个时期的治疗要点。

4. 能够正确解释慢性支气管炎、阻塞性肺疾病的概念。

第一部分

刘大爷今年 68 岁，退休赋闲在家多年。从年轻时就喜欢抽烟，平均每天能抽两包烟（40 支）。20 余年前开始经常咳嗽、咳白色泡沫样痰，近 5 年每到冬季，稍有着凉，极易患上感冒，而且，犯病时咳嗽、咳痰加重，还会出现心悸、气短，最近又出现双下肢水肿。老伴愈来愈担心刘大爷的身体情况，每当天气晴朗，气候暖和的时候，就陪刘大爷到户外慢走，然而，上下三层楼刘大爷都要在中途休息两次。

上周一场大雨过后，气温明显下降，刘大爷有些着凉，感觉身体不适，咳痰增多，并出现明显的气喘，呼吸困难，即使在室内轻微活动也明显感觉气短，并且食欲也不好。女儿一家前来探望，为刘大爷做了平日喜欢的饭菜，但刘大爷没有一点食欲，女儿十分担心。刘大爷却安慰女儿说："吃得少，体重也没减轻，多年的老毛病了，不用担心"。然而，当天晚上刘大爷出现了烦躁、失眠，深夜服了 2 片地西泮（安定）以后睡着了。但在清晨老伴发现刘大爷神

1

志不清,急忙呼叫 120 急救中心,护送刘大爷来急诊室就诊。

第二部分

当时诊室内医生们正忙于为一位心脏骤停的病人做心脏复苏抢救,由一名实习医生首先接待刘大爷。实习医生听完刘大爷老伴上述的病情介绍后,顿生疑虑:刘大爷多年咳嗽肯定有慢性支气管炎,心悸、气短、双下肢水肿又似心脏病,可为什么出现了神志不清呢?难道呼吸、循环、神经系统的疾病兼而有之?还是呼吸系统疾病引发了一些列病变?带着疑问实习医生开始对刘大爷进行查体。

查体:BP 135/90mmHg,HR 106 次/分,R 23 次/分,T 37.6℃。

诊室内心脏骤停病人的心电记录仪上重新出现了心电波形,一位胸牌上写着教授黄××的医生急忙向刘大爷走来,并询问实习医生:"情况如何?"实习医生立刻回答:"多年慢性支气管炎,昨晚服 2 片安定,今晨发现神志不清,对了,还有心脏病症状!"黄教授边听边坐到办公桌前开辅助检查单,同时下医嘱采血后立即低流量吸氧。

辅助检查:胸部正、侧位片,心电图,血常规,血气分析,血清 Na^+、K^+、Cl^-。

第三部分

辅助检查结果出来了。

血常规:红细胞(RBC)$6.5×10^{12}$/L,血红蛋白(Hb)18.5g/L,白细胞(WBC)$12.8×10^9$/L,其中中性粒细胞(N)0.86,淋巴细胞(L)0.11,嗜酸性粒细胞(E)0.03;血清钾离子(K^+)4.2mmol/L,钠离子(Na^+)140mmol/L,氯离子(Cl^-)100mmol/L;血 pH 7.40;动脉血氧分压(PaO_2)52mmHg,动脉二氧化碳分压($PaCO_2$)70.2mmHg,二氧化碳结合力 27mmol/L。

心电图:窦性心动过速,肺性 P 波,重度顺时针转位,右室高电压。

X 线胸片:两肺透过度增强,肺动脉段突出,右心室增大。

医疗诊断:肺内感染、慢性支气管炎、肺气肿、肺心病(心力衰竭)、肺性脑病。

黄教授认真调阅检查结果,提出了治疗原则:

1. 控制感染 生理盐水 100ml＋头孢曲松钠 3.0g,静脉输液 2 次/日。

2. 持续低流量吸氧。

3. 控制心衰 ①呋塞米 20mg 肌内注射(临时);②生理盐水 20ml＋毛花苷丙 0.2mg 缓慢静脉注射(临时);③生理盐水 250ml＋硝普钠 12.5mg 静脉滴注,8～10 滴/分,监测血压、脉搏。

4. 使用呼吸兴奋剂 阿米三嗪 50mg,口服 2 次/日。

5. 抗凝和预防纠正潜在代谢性碱中毒 生理盐水 250ml＋精氨酸 20g＋肝素钠 0.25 万 U＋10％氯化钾 10ml 静脉滴注。

建议收住院治疗。

【学习要求】

(一)基础医学

1. 呼吸系统的解剖与生理功能。

2. 氧与二氧化碳的调节机制。

3. 肺的血液循环及其调节机制。

4. 肺通气、肺换气及呼吸系统的防御功能等。

5. 慢性阻塞性肺疾病发展的病理生理过程。

6. 抗生素类药物、支气管扩张类药物的药理机制。

(二) 临床医学和护理学

1. 慢性阻塞性肺疾病的临床诊断标准。

2. 辅助诊断方法(血液生化指标、心电图检查、影像学检查等)。

3. 慢性阻塞性肺疾病的治疗原则。

4. 慢性阻塞性肺疾病的护理措施和健康指导。

5. 慢性阻塞性肺疾病治疗中常见的药物不良反应。

(三) 人文社会科学

呼吸系统疾病是我国的常见病、多发病。近年来慢性阻塞性肺疾病的发病率居高不下，在我国 40 岁以上人群中发病率超过 8%，对人民健康危害很大,其防治任务艰巨。

【主要参考材料】

1. 基础医学　解剖学、生理学、病理生理学、诊断学、药理学。

2. 内科护理学　循环系统疾病病人的护理。

3. 人文社会科学　护理心理学。

(李　丹)

第二节　呼吸系统常见诊疗技术及护理

一、体位引流

体位引流是利用重力作用促使呼吸道分泌物流入气管、支气管排出体外的方法,其效果与需引流部位所对应的体位有关(图 1-1-1)。

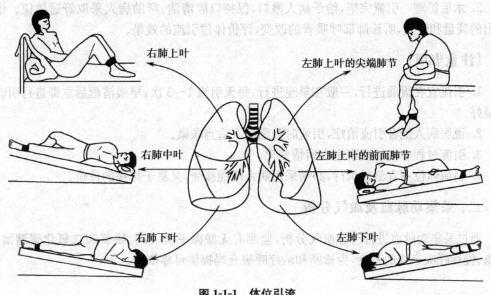

右肺上叶

左肺上叶的尖端肺节

右肺中叶

左肺上叶的前面肺节

右肺下叶

左肺下叶

图 1-1-1　体位引流

【适应证】

体位引流适用于支气管扩张、肺脓肿等有大量痰液且排出不畅者。

【禁忌证】

1. 高龄、体质虚弱等无法耐受所需的引流体位者。

2. 严重心肺功能不全、大咯血、急性心肌梗死、脑出血、肺动脉栓塞、活动性肺结核、肋骨骨折、气胸、严重高血压者。

【操作过程】

1. 根据病灶部位和病人的耐受程度选择合适的体位。原则上病灶部位处于高处,引流支气管开口向下,有利于分泌物随重力作用流入大支气管和气管排出(图1-1-1)。病人不能耐受时,应及时调整体位。引流顺序为先上叶,后下叶;若有两个以上炎性部位,应引流痰液较多的部位。

2. 引流过程中密切观察病情变化,出现心律失常、血压异常、咯血、头晕、发绀、呼吸困难、胸闷、疲劳、出汗等情况时,立即停止引流,及时处理。

3. 引流过程中辅以有效咳嗽或胸部叩击或震颤,及时有效清除痰液。

4. 引流一般每次15~20分钟。

【护理】

1. 术前护理

(1)用物准备:准备软枕、可调节床、痰杯、纸巾、毛巾、水杯、吸痰装置等。

(2)病人准备:向病人解释引流目的、操作过程和注意事项,消除顾虑,取得合作。测量生命体征,明确病灶部位。体位引流要在餐前1~2小时或餐后2小时进行。引流前15分钟遵医嘱给予支气管扩张剂。

2. 术后护理 引流完毕,给予病人漱口,保持口腔清洁,帮助病人采取舒适体位。记录排出的痰量和性质,听诊肺部呼吸音的改变,评价体位引流的效果。

【注意事项】

1. 引流宜在饭前进行,一般在早晚进行,每天引流1~3次,早晨清醒后立即进行引流效果最好。

2. 说服病人配合引流治疗,引流时鼓励病人适当咳嗽。

3. 引流过程中密切观察病人病情变化。

4. 引流体位不宜刻板执行,必须采用病人既能接受,又易于排痰的体位。

二、采集动脉血及血气分析

通过采集动脉血进行动脉血气分析,监测有无酸碱平衡失调、缺氧和二氧化碳潴留,判断急、慢性呼吸衰竭的程度,为诊断和治疗呼吸衰竭提供可靠依据。

【适应证】

1. 各种疾病、创伤、手术所导致的呼吸功能障碍者。
2. 呼吸衰竭的病人,使用机械辅助呼吸治疗时。
3. 抢救心、肺复苏后,对病人的继续监测。

【禁忌证】

无绝对禁忌证。

【操作过程】

1. 桡动脉、肱动脉、股动脉采血

(1)用常规注射器抽取肝素钠 0.2ml,转动注射器针栓使整个注射器内均匀附着肝素钠,针尖向上推出多余液体和注射器内残留的气泡。

(2)选动脉穿刺部位,触摸动脉搏动最明显处,用 2%碘酒、75%酒精消毒穿刺部位和术者左手示指、中指。

(3)用左手示指、中指固定动脉搏动最明显处,持注射器在两指间垂直或与动脉走向呈 40°刺入动脉。若穿刺成功,可见血液自动流入注射器内,色鲜红,采血 1ml。

(4)拔针后立即将针尖斜面刺入无菌橡皮塞或专用凝胶针帽,压迫穿刺点 5~10 分钟。

(5)轻轻转动血气针,使血液与抗凝剂充分混匀,以防止凝血。

2. 末梢动脉血采血

(1)常用耳垂、手指及足跟部的动脉末梢血。

(2)采血前局部热敷 5 分钟,使局部轻度充血。

(3)用 75%酒精消毒局部,用三棱针快速刺入皮内约 3mm,勿用手挤压,使血液自溢,随即接上肝素化的毛细玻璃管,吸满血后用橡皮泥封闭两端,同时用棉球压迫穿刺部位。

【护理】

1. 操作前护理

(1)用物准备:无菌治疗盘内备:2ml 或 5ml 常规注射器(或血气专用注射器),2%碘酒,75%酒精,消毒棉签,无菌棉球,橡皮塞,肝素抗凝剂。

(2)病人准备:桡动脉、末梢动脉穿刺部位采血,病人体位不受影响,以病人舒适、采血方便为宜。肱动脉穿刺部位采血,病人取坐位或平卧位。股动脉穿刺部位采血,病人取平卧位。评估病人的体温、吸氧状况或者呼吸机参数的设置。评估穿刺部位皮肤及动脉搏动情况。向病人讲明动脉取血及血气分析的目的、意义、方法,以取得病人配合。

2. 操作后护理　操作完毕,整理用物及病人床单位。

【注意事项】

1. 洗澡、运动后,应休息 30 分钟再采血。
2. 标本应隔绝空气,避免混入气泡或静脉血。
3. 凝血功能障碍者穿刺后应延长按压时间,至少按压 10 分钟。

4. 采集标本后 30 分钟内送检。

三、胸腔穿刺术

胸腔穿刺术是自胸腔内抽取积液或积气的操作。

【适应证】

1. 胸腔积液性质不明者,抽取积液检查,协助病因诊断。
2. 胸腔内大量积液或气胸者,排出积液或积气,以缓解压迫症状,避免胸膜粘连增厚。
3. 脓胸抽脓液灌洗治疗,或恶性胸腔积液需胸腔内注入药物者。

【禁忌证】

1. 穿刺部位有炎症、肿瘤、外伤。
2. 有严重出血倾向、自发性气胸、大咯血、严重肺结核、肺气肿等。

【操作过程】

1. 协助病人反坐在靠背椅上,面向椅背,椅背上放一薄枕,双手平放在椅背薄枕上,头部伏于前臂上(危重病人可用半坐卧式,用背架或枕头支撑病人背部,病人前臂置于枕部)。
2. 一般穿刺处选肩胛下角线第 7～9 肋间,也可选腋中线第 6～7 肋间,或腋前线第 5 肋间,包裹性积液可结合 X 线或超声波检查定位。
3. 协助医生进行穿刺、抽液、固定。每次抽液完毕取注射器时,应先夹紧橡皮管,防止空气逆流入胸腔,引起气胸。每次胸腔穿刺抽液时,抽液速度不能过快、过多,以防止纵隔移位发生意外。诊断性抽液 50～100ml 即可。一般首次不超过 700ml,以后每次不超过 1000ml。穿刺与抽液时,应注意无菌操作并防止空气进入胸腔。
4. 抽液完毕后,按需要留取胸腔积液标本,如治疗需要,可注射药物。
5. 术毕拔出穿刺针,覆盖无菌纱布,胶布固定;如治疗气胸者,可用人工气胸抽吸箱。

【护理】

1. 术前护理

(1)病人准备:全面评估病人,及时了解病人的心理状态,耐心细致地做好解释工作,向病人讲明胸腔穿刺的目的、必要性及重要性,介绍操作方法,以解除病人的思想顾虑和紧张情绪,并交代注意事项,如避免咳嗽、转动身体以免穿破肺泡而引起气胸。对精神过于紧张者,可于术前遵医嘱口服甲喹酮 0.1g,或可待因 15～30mg,或进行对症处理。针对不同病人的心理需求,给予或深或浅或繁或简的解答,营造和谐的氛围和健康向上的护患关系,有效地帮助病人解除紧张、忧虑和恐惧,从而保持良好的心理状态。

(2)准备与查对:备齐穿刺术所需的各种用物,严格执行"三查七对"。注意局部皮肤的清洁,备好氧气、各种抢救药品及物品、心电监护仪等,询问病人既往是否用过利多卡因、有无过敏史,做好普鲁卡因皮试。确认病人已签署知情同意书。

2. 术中配合　一方面,应以平等、体贴、真诚的眼光正视病人,可适当亲切地握住病人的手,进行非语言安慰;另一方面,要注意体温、脉搏、呼吸、血压等生命体征的变化,防止病人过度紧张而出现休克、呼吸困难等症状;密切观察病人有无头晕、心悸、胸闷、面色苍白、出汗、刺激性干咳,甚至晕倒等胸膜反应。如果病人有上述症状时立即停止抽液,拔出穿刺针,用无菌纱布压迫穿刺部位,嘱病人平卧,予低流量吸氧 $2\sim5L/min$,心电监护。如果病人症状不缓解,遵医嘱予皮下注射 0.1% 肾上腺素 $0.3\sim0.5mg$,并做好记录。

3. 术后护理

(1)穿刺完毕,嘱病人卧床休息30分钟,密切观察生命体征、胸部体征的变化,尤其是体温和呼吸的变化,认真听取病人主诉,及早发现各种并发症。

(2)注意穿刺点有无渗血及液体漏出,待病人神态自如,呼吸平稳后,再离床活动。

(3)观察并记录抽出液体的量、颜色和性质。

(4)及时向病人通报穿刺结果,注意观察病人心理状态,主动关心他们,鼓励他们勇敢地面对现实,适应生活,消除心理负担,以积极的心态配合治疗,争取早日康复。

四、纤维支气管镜检查

纤维支气管镜检查是利用光学纤维内镜对气管、支气管管腔进行的检查。纤维支气管镜可经口腔、鼻腔、气管导管或经气管切开套管插入段、亚段支气管,甚至更细的支气管,可在直视下行活检或刷检、钳取异物、吸引或清除阻塞物,并可作支气管肺泡灌洗,行细胞学或液体成分的分析。利用纤维支气管镜可注入药物或切除气管内腔的良性肿瘤。纤维支气管镜检查已成为支气管、肺和胸腔疾病诊断及治疗不可缺少的手段。

【适应证】

1. 不明原因的痰中带血或咯血、肺不张、阻塞性肺炎、干咳或局限性哮鸣音、声音嘶哑、喉返神经或膈神经麻痹、胸腔积液。

2. 反复发作且吸收缓慢的肺炎。

3. 胸部影像学表现为孤立性结节或块状阴影,肺门及纵隔淋巴结肿大。

4. 痰中查到癌细胞,胸部影像学阴性。

5. 需做支气管肺泡灌洗、经气管镜肺活检术或经支气管淋巴结活检检查者。

6. 取出气管支气管内异物,对少量出血病人局部止血,帮助建立人工气道,治疗支气管内肿瘤,放置气道内支架,对肺癌病人做局部放疗或局部注射化疗药物。

【禁忌证】

1. 肺功能严重损害,重度低氧血症,不能耐受检查者。

2. 严重心律失常、心功能不全、高血压者。

3. 严重肝、肾功能不全,全身状态极度衰竭者。

4. 出凝血机制严重障碍者。

5. 哮喘发作或大咯血者,近期上呼吸道感染或高热者。

6. 已诊断主动脉瘤,有破裂危险者。

7. 对麻醉药过敏,不能用其他药物代替者。

【操作过程】

纤维支气管镜可经鼻或口插入,目前大多数经鼻插入。协助病人取仰卧位,不能平卧者,可取坐位或半坐位。密切观察病人的生命体征和反应,按医生指示经纤维支气管镜滴入麻醉剂做黏膜表面麻醉,并根据需要配合医生做好吸引、灌洗、活检、治疗等相关操作。

【护理】

1. 术前护理

(1)病人准备:向病人及家属说明检查目的、操作过程及有关配合注意事项,以消除紧张情绪,取得合作。纤维支气管镜检查是有创伤性操作,术前病人应签署知情同意书。病人术前4小时禁食禁水,以防误吸。病人若有活动性义齿应事先取出。

(2)术前用药:评估病人对消毒剂、局麻药或术前用药是否过敏,防止发生变态反应。术前半小时遵医嘱给予阿托品1mg或地西泮10mg肌内注射,以减少呼吸道分泌物或镇静。

(3)物品准备:备好吸引器和复苏设备,以防术中出现喉痉挛和呼吸窒迫,或因麻醉药物的作用抑制病人的咳嗽和呕吐反射,使分泌物不易咳出。

2. 术后护理

(1)病情观察:密切观察病人有无发热、胸痛、呼吸困难;观察分泌物的颜色和特征。向病人说明术后数小时内,特别是活检后会有少量咯血及痰中带血,不必担心,对咯血者应通知医生,注意预防窒息的发生。

(2)避免误吸:术后2小时内禁食禁水。麻醉消失、咳嗽和呕吐反射恢复后可进温凉流质或半流质饮食。进食前试验小口喝水,无呛咳再进食。

(3)减少咽喉部刺激:术后数小时内避免吸烟、说话和咳嗽,使声带得以休息,以免声音嘶哑和咽喉部疼痛。

(田桂莲　李光耀)

第二章 循环系统疾病病人的护理

第一节 循环系统疾病 PBL 病例

一名女教师的"心路历程"（高血压—心力衰竭）

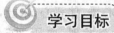

学习目标

1. 掌握原发性高血压的分类、定义和心血管风险水平分层。
2. 掌握原发性高血压的临床表现和治疗原则。
3. 学会应用护理程序的方法对原发性高血压病人实施护理。
4. 能够熟练地为原发性高血压病人进行健康指导。
5. 具有尊敬病人、全心全意为病人服务的态度和理念。

第一部分

　　1953 年,23 岁的小刘以优异的成绩从大学毕业后留校任教。她勤奋好学,工作努力,很快就成为了教研室教学和科研骨干。由于工作繁忙,刘老师晚上和周末经常加班,她从学生的爱戴和研究的成果中体会到了工作的乐趣。1972 年的秋天,刘老师常于工作劳累后出现头晕、头痛,晚上入睡困难,到医院就诊多次测量血压均＞140/90mmHg,最高 160/105mmHg。

第二部分

　　医生向刘老师询问了既往史、个人史和家族史。刘老师一向身体健康,记忆中几乎连感冒都没有得过,也无吸烟、饮酒等嗜好。她在学生时代曾是篮球队员,爱好运动,工作结婚后由于诸事繁忙,参加体育活动也越来越少了。她的奶奶患有高血压、糖尿病,65 岁时死于脑出血;父亲 30 多岁时死于肺结核;母亲患高血压 30 余年,糖尿病 20 年,62 岁时患脑血栓,左侧肢体偏瘫。

　　体格检查:心尖搏动正常,无抬举性搏动,叩诊心脏浊音界不大,心率 80 次/分,心律齐,各瓣膜听诊区未闻及杂音;胸、腹部和四肢体检无异常发现。

　　血常规、便常规正常。尿常规检查:无蛋白尿。血糖正常偏高值,肝功能、血脂正常,血肌酐、尿素氮未见升高。

心电图显示:窦性心律,72 次/分,正常心电图。

X 线胸片检查:无异常发现。

超声检查显示:肾及肾上腺无占位性病变,肾血管及血流正常;脑血管及脑血流正常。

医生让刘老师在 2 周内多次测量血压,其血压波动在(160～170)/(90～105)mmHg 之间。结合辅助检查结果,刘老师被诊断为原发性高血压 2 级,高危。医生给予复方降压片治疗,2 周后复查血压 120/80mmHg。医生嘱咐刘老师,她的血压升高与遗传因素有关,加之长期工作紧张,要注意劳逸结合。而且一旦患高血压就需要长期服用降压药,必须将血压控制在正常范围内,以后要定期来医院复查。

刘老师得知血压恢复正常后很高兴,自觉症状也消失了,认为自己病情好转并停止服药。她继续忙于工作,总是没时间上医院复查随诊。

第三部分

此后刘老师时有头晕、头痛,但未引起重视;加上工作繁忙,也未监测血压。1980 年冬季的一个夜晚,刘老师连续熬夜做完实验后突然感觉明显地头痛、烦躁、心悸,伴恶心,未吐,视物模糊,说话吐字不清,右侧肢体活动障碍,立即到医院就诊。检查发现,血压 205/130mmHg。

尿常规:尿蛋白(＋＋)。

空腹血糖:6.9mmol/L。

心电图显示:窦性心律,心率 105 次/分,左心室高电压,电轴偏左。

胸部 X 线显示:双肺纹理清晰,心影向左侧扩大,升主动脉及弓部迂曲。

脑 CT:中线结构对称,脑沟、脑回正常,左侧基底节区多发腔隙性梗死。

眼底检查:可见视网膜动脉变细、反光增强。

诊断为:1. 高血压 3 级,极高危,高血压急症,高血压危象,高血压脑病;

2. 糖尿病。

立即给予硝苯地平片降压治疗,血压降到 150/95mmHg。此时,刘老师对自己的高血压开始重视起来了,买了血压计,每天自行测量血压。按照医嘱按时服药,血压控制在(150～160)/(90～100)mmHg 之间。但在天气寒冷、情绪激动或工作劳累时,血压往往会升高。在坚持 1 年多以后,刘老师认为自己的原发性高血压已经治愈,对血压的监测又放松了,服药也变得断断续续。

第四部分

1990 春节期间,刘老师劳累后反复出现胸闷、胸痛,为胸骨后压榨性痛,无放射,每次持续 3～5 分钟,伴心慌、气短,休息后可好转。体检发现,血压 200/110mmHg,心率 120 次/分,律齐,无杂音,双肺呼吸音粗。腹软,肝脾未触及,下肢未见凹陷性水肿。

胸片显示:双肺纹理粗,肺门充血;心影增大,呈靴形。

空腹血糖:7.6mmol/L。

总胆固醇及低密度脂蛋白胆固醇升高。

心肌标志物:肌酸激酶(CK)和肌酸激酶同工酶(CK-MB)轻度升高。

心电图检查:心率 110 次/分,律齐,心电轴左偏,$V_1 \sim V_6$ 导联 ST 段压低>0.5mV。

超声心动图检查:室间隔和左心室对称性增厚,左室射血分数(LVEF):58%(正常值约为 55%~65%)。

诊断为:1. 高血压 3 级,极高危;

2. 冠心病,劳力性心绞痛;

3. 糖尿病。

此时,刘老师感到自己得了重病,变得很紧张,觉得自己就是有所恢复,今后也只能卧床,没有痊愈的希望了。加上不能平卧,经常整晚失眠,情绪很消沉。

第五部分

医生告诉刘老师,对疾病要有正确的态度,以前就是因为刘老师对高血压疾病没有足够的重视,没有进行规律治疗,才使心脏受到了明显的损伤。现在,虽然已经不可能让心脏完全恢复正常状态,但是只要认真治疗,通过心脏的代偿还是可以保持较高质量的生活。经卧床休息,低盐饮食,使用硝酸甘油缓解心绞痛症状、阿司匹林抗血栓形成、比索洛尔减低心肌耗氧、硝苯地平片联合缬沙坦降压、辛伐他汀调脂、阿卡波糖降糖等治疗,刘老师的胸痛症状消失,血压稳定在(150~160)/(90~100)mmHg,医生让刘老师出院后注意休息,不要吃太咸的饮食,防止感冒。

在医生的劝说下,刘老师逐渐克服了消极情绪,对自己的身体健康高度重视起来。退休后坚持锻炼,每天到公园散步 1~2 小时。遵照医生的嘱咐继续服用药物,定期门诊复查。偶有胸闷和气喘等不适感,经医生调整药物剂量即可恢复,多年来病情基本平稳。2002 年 4 月刘老师与家人到南方旅游 10 天,感觉有些疲劳。回家后第 3 天突发胸骨后压榨性疼痛,向颈部、左手臂及后背放射,并有呼吸困难,程度剧烈,伴濒死感,在"120"急救车的护送下到医院急诊就诊。

体检发现:体温 36.6℃;呼吸 28 次/分,脉搏 120 次/分,血压 170/95mmHg,痛苦面容,端坐呼吸,口唇发绀,颈静脉无怒张,双肺底少量湿啰音,心率 120 次/分,律齐,心尖部可闻及收缩期吹风样杂音,腹软,无压痛及反跳痛,肝肋下 1 指,脾未触及,双下肢轻度凹陷性水肿。

急查心肌标志物:CK 540U/L,CK-MB 76U/L,肌钙蛋白 I(TnI)3.9μg/L。

心电图检查显示:$V_1 \sim V_6$ 导联可见病理性 Q 波,ST 弓背向上型抬高>0.3mV,T 波高尖。

胸片显示:双肺纹理粗,肺门充血;心影增大。

超声心动图检查:二尖瓣反流(轻度),左室壁节段运动性异常,左室射血分数 50%。

诊断为急性前壁心肌梗死。立即行 PCI 手术,于冠状动脉主干置入金属支架一枚,症状好转后出院。

第六部分

随后坚持药物治疗,刘老师的病情时好时坏,同时活动耐力逐渐下降,走平路 100m 左右就出现心慌、胸闷、气喘,不能一次性上一层楼,下肢反复出现水肿,常有咳嗽,咳粉红色泡沫痰。

在医生的建议下,刘老师于 2003 年 5 月住院治疗。查体:双肺布满湿啰音,颈静脉怒张,肝颈静脉回流征(+),肝脾肋下 2cm,双下肢指压凹陷性水肿。

心肌标志物正常。BNP:1526pg/ml。

心电图:胸前导联 Q 波,考虑陈旧性前壁心肌梗死。

胸片显示:心影增大,双肺透过度减低,呈淤血表现。

超声心动图检查:二尖瓣反流(轻度),左室射血分数 43%。

诊断:高血压性心脏病,心力衰竭,心功能Ⅳ级。

经积极利尿、降压、扩血管、补充 BNP 等对症治疗后,症状好转后出院。

刘老师每周监测血压,定期门诊复查,服药后血压控制在(130~140)/(85~90)mmHg 之间,无胸痛、活动后喘息等不适。每年春、夏、秋三季,在无明显心慌、气喘的情况下坚持到公园散步,冬天在家休息。从 2003 年中到 2007 年秋未再因心力衰竭住院。

第七部分

2008 年 1 月 9 日下午刘老师自觉发冷,体温 37.6℃,她怀疑是上午出门买东西吹了冷风,自行服用感冒清热冲剂治疗。第 2 天有轻度流涕,偶有咳嗽,无痰,无鼻塞、咽痛。自觉气喘,憋得慌,走几步路上厕所都感到憋气加重,即卧床休息。晚间感觉发冷加重,甚至发抖,在家测体温 40.2℃,到医院就诊。值班护士在给刘老师测试体温达 39.8℃后,协助家属用轮椅将她推到诊室,值班医生详细询问了病情并进行了体检。

病人神志清醒,半卧位,检查时一平躺就觉憋气加重,需立刻坐起。血压 165/90mmHg,头、颈、咽部及扁桃体检查无异常,体表无皮疹,表浅淋巴结无肿大。口唇发绀,颈静脉无怒张。呼吸 28 次/分,双下肺可闻细小湿啰音,右肺略明显。心率 60 次/分,心前区可闻及收缩期和舒张期杂音。腹软,无压痛,肝肋下 1 指,脾未触及,双下肢轻度凹陷性水肿。

血常规化验显示:WBC 12×10^9/L,RBC 3.2×10^{12}/L,Hb 115g/L,PLT 11×10^9/L,中性粒细胞 90%,淋巴细胞 6%。

尿和便常规检查:无异常发现。肝功能无异常。

血肌酐 340μmol/L,空腹血糖 7.4mmol/L。

胸片显示:双肺纹理粗,右下肺有散在片絮状阴影,右胸膜肥厚粘连。心影向左右明显增大。

心电图检查显示:左室肥厚伴劳损,陈旧性前壁心肌梗死。

超声心动图显示:室间隔和左心室后壁肥厚,左房、左室、右房和右室增大,二尖瓣反流(中度),主动脉瓣反流(轻度),左心房压和肺动脉压增高,左室射血分数 39%。

医生给刘老师静脉滴注抗生素,吸氧,增加利尿剂剂量,口服补钾,降血压等对症治疗 3 天后体温降至正常,下肢水肿和肺部湿啰音消失。继续静脉给予抗生素 3 天,然后改为口服,4 天后停用抗生素,继续服用其他药物。

出院诊断为:1. 慢性心力衰竭,心功能Ⅳ级,陈旧前壁心肌梗死;

　　　　　　2. 原发性高血压 3 极,极高危;

　　　　　　3. 2 型糖尿病。

【学习要求】

(一)基础医学

1. 动静脉的解剖结构,血流动力学变化。

2. 血压的生理特点、影响因素等。

3. 人体血脂的组成成分及相互转化代谢过程,特别关注胆固醇代谢过程及其与动脉粥样硬化形成之间的关系,与高血压的关系。

4. 高血压的病因、病理变化及其并发症。

5. 高血压的病理生理基础、分型等。

6. 降压药物的作用机制。

(二) 临床医学和护理学

1. 头痛的鉴别诊断。

2. 高血压的辅助诊断方法(生化指标,心电图,CT 检查等)。

3. 高血压危险度分层标准和高血压治疗原则。

4. 高血压治疗中常见的药物不良反应和护理措施。

5. 高血压的护理措施和健康指导。

6. 高血压的一级预防和随访。

(三) 人文社会科学

1. 高血压的现状及流行趋势　高血压是最常见的心血管疾病,是全球范围内的重大公共卫生问题。我国 1991 年患病率为 11.26%,比 1982 年上升 25%,预测到 2020 年,非传染性疾病将占我国死亡原因的 97%,其中心血管病占首位。国家流行趋势,随经济、社会和文化的发展而变化。

高血压流行趋势可分为四期:

Ⅰ期:瘟疫期,心血管发病占 5%～10%(风湿性心脏病)。

Ⅱ期:经济发展期,死亡率 10%～30%(非洲、北亚、部分南美地区)。

Ⅲ期:经济富裕期,死亡率 35%～65%(东欧)。

Ⅳ期:认识期:控制病死率<50%,且死亡年龄>65 岁以上。

2. 高血压目前在我国的发病率　讨论在我国目前的医疗卫生体制下如何更有效地降低人群的高血压发病率(健康宣教和生活方式改变对预后的影响)。

(四) 主要参考材料

1. 病理生理学　心功能不全。

2. 诊断学　相应章节。

3. 内科护理学　原发性高血压病人的护理,心力衰竭病人的护理。

4. 内科学　高血压,心力衰竭。

(史铁英)

第二节　循环系统常见诊疗技术及护理

一、心脏电复律

心脏电复律(cardioversion)是利用高能脉冲电流消除异位性快速心律失常,恢复窦性心律的方法。最早用于消除心室颤动,故亦称为心脏电除颤(defibrillation)。

【适应证】

1. 心室颤动和扑动是电复律的绝对指征。

2. 心房颤动和扑动伴血流动力学障碍者。

3. 药物及其他方法治疗无效或有严重血流动力学障碍的阵发性室上性心动过速、室性心动过速、预激综合征伴快速心律失常者。

【禁忌证】

1. 病史多年,心脏(尤其是左心房)明显增大及心房内有新鲜血栓形成或近3个月有栓塞史。

2. 伴高度或完全性房室传导阻滞的心房颤动或扑动。

3. 伴病态窦房结综合征的异位性快速心律失常。

4. 有洋地黄中毒、低钾血症时,暂不宜电复律。

【操作过程】

1. 非同步电复律 也称电除颤,用于心室颤动和扑动以及无脉性室速,须立即进行。病人仰卧于硬板床上,松开衣领,确认"非同步"模式,立即将两电极板上均匀涂满导电糊或包以生理盐水浸湿的纱布,分别置于胸骨右缘第2~3肋间和心尖部,并与皮肤紧密接触。选择能量在200~360J,按充电钮,充电完毕后两电极板同时放电,通过心电除颤仪示波器观察病人的心律是否转为窦性心律。

2. 同步电复律 利用病人心电图上的R波行触发放电,其电脉冲发放在R波降支。病人仰卧于硬板床上,连接好心电除颤仪,建立静脉通路,静脉缓慢注射地西泮0.3~0.5mg/kg,至结膜反射消失,设定"同步"模式,心房颤动和室上性心动过速选择能量在100~150J左右,室性心动过速选择能量在100~200J,按充电钮。充电完毕后两电极板同时放电。电极板放置方法和部位同非同步电复律。观察示波器上病人的心律是否转为窦性心律。

【护理】

1. 复律前护理

(1)向择期复律的病人介绍电复律的目的和必要性、操作过程、可能出现的不适和并发症,消除其顾虑,取得合作。

(2)遵医嘱做术前检查。

(3)复律前1~2天停用洋地黄制剂,心房颤动者需术前口服奎尼丁,预防复发,并给予抗凝治疗。观察心率、心律、血压及心电图变化。

(4)复律当日晨禁食,排空膀胱。

(5)备好心电除颤仪和心肺复苏所需的抢救设备、急救药品。

2. 复律中配合

(1)协助病人平卧于绝缘的硬板床上,松开衣领,有义齿者取下,开放静脉通路,给予氧气吸入。术前做全导联心电图。

(2)清洁电击处的皮肤,连接好心电导联线,贴放心电监测电极片时注意避开除颤部位。

(3)遵医嘱给予地西泮 0.3~0.5mg/kg 缓慢静注,密切观察病人呼吸情况。

(4)充分暴露病人前胸,两电极板之见距离不应小于 10cm,与皮肤紧密接触,并有一定的压力。按充电钮充电到所需功率,嘱任何人避免接触病人及病床,两电极板同时放电,此时病人身体和四肢会抽动一下,通过心电示波器观察病人的心律是否转为窦性,根据情况决定是否需要再次电复律。

(5)观察病人复律中有无不适情况,并做好解释工作,保证电复律顺利进行。

3. 复律后护理

(1)休息与饮食:病人卧床休息 24 小时,清醒后 2 小时内避免进食,以免恶心、呕吐。

(2)病情监测:持续心电监护 24 小时,严密观察心率、心律变化。

(3)密切观察病情变化,如神志、瞳孔、呼吸、血压、皮肤及肢体活动情况,及时发现病人有无栓塞症状。

(4)用药护理:电复律后指导病人继续服用奎尼丁、洋地黄及其他抗心律失常药以维持窦性心律。

(5)及时发现因电击导致的各种心律失常、栓塞、局部皮肤灼伤、肺水肿等并发症,做好相应护理。

二、人工心脏起搏治疗

人工心脏起搏是通过人工心脏起搏器发放脉冲电流,刺激心脏使之激动和收缩,从而替代正常心脏起搏点,控制心脏按脉冲电流的频率有效地搏动。主要用于治疗缓慢型心律失常,也可用于快速型心律失常。

【起搏器类型与起搏方式】

1. 起搏器类型 根据起搏器电极导线植入的部位分为三类:

(1)单腔起搏器:只有一根电极导线置于一个心腔。

(2)双腔起搏器:两根电极导线分别置于心房和心室,进行房室顺序起搏。

(3)三腔起搏器:目前主要分为双房+右室三腔起搏器治疗房室传导阻滞合并阵发性心房颤动和右房+双室三腔起搏器治疗心力衰竭。

2. 起搏方式 目前常用的是两种经静脉心内膜起搏法。

(1)临时起搏:采用体外携带式起搏器。

(2)埋藏式起搏:起搏器一般埋置在病人胸部的皮下组织内。适用于需长时间起搏的缓慢性心律失常者。

【适应证】

1. 埋藏式心脏起搏

(1)伴有临床症状的任何水平的完全或高度房室传导阻滞。

(2)伴有症状的束支-分支水平阻滞,间歇性二度Ⅱ型房室传导阻滞。

(3)病态窦房结综合征或房室传导阻滞,有明显临床症状或虽无症状,但逸搏心率<40次/分或心脏停搏时间>3秒。

(4)有窦房结功能障碍或房室传导阻滞,必须采用具有减慢心率作用的药物治疗者。

(5)反复发作的颈动脉窦性晕厥和血管迷走性晕厥,以心脏反应为主者。

(6)药物治疗效果不满意的顽固性心力衰竭。

2. 临时心脏起搏 适用于急需起搏救治、超速抑制治疗异位快速心律失常或需"保护性"应用者。

【操作过程】

1. 临时起搏 将双电极导管经周围静脉(右股静脉或左锁骨下静脉)送入右心室心尖部,使电极接触到心内膜,起搏器置于体外。放置时间不宜太久,一般不能超过 1 个月,以免发生感染。

2. 埋藏式起搏 单腔起搏:将电极导线从头静脉或锁骨下静脉、颈外静脉送至右心室心尖部,脉冲发生器多埋藏于前胸壁胸大肌皮下组织中。双腔起搏:一般将心房起搏电极导线顶端置于右心房,心室起搏电极置于右心室。三腔起搏时如行双房起搏则左房电极放置在冠状窦内,如行心脏再同步治疗(双心室)时,左室电极经过冠状窦放置在左室侧壁。

【护理】

1. 术前护理

(1)心理护理:向病人及家属介绍起搏器的目的、手术的必要性及安全性,手术过程及术中如何配合,消除紧张心理。必要时,手术前应用地西泮,保证充足的睡眠。

(2)皮肤护理:经股静脉临时起搏器备皮范围为双侧腹股沟及会阴部;埋藏式起搏器范围为左上胸部(包括颈部和腋下)。

(3)用药护理:①埋藏式起搏术前停用抗凝剂。②术前半小时给予苯巴比妥 0.1g 肌内注射。③抗生素皮试。

(4)指导病人完成必要的实验室检查,如血常规、尿常规、血型、出凝血时间、胸片、心电图、动态心电图(Holter)等。

(5)术前训练床上大小便,去导管室前排空膀胱。

(6)建立静脉通路,备好各种抢救器械及药品。

2. 术中配合

(1)协助病人仰卧,连接监护装置。

(2)手术区消毒、铺巾,协助医生局部麻醉。

(3)协助医生进行起搏阈值、起搏系统阻抗等项目的测试。

(4)严密监测心率、心律、呼吸及血压的变化,发生异常立即通知医生。

(5)观察病人手术中有无疼痛等不适情况,并做好解释工作,保证手术顺利进行。

3. 术后护理

(1)持续心电监护 24 小时,监测起搏和感知功能,术后描记 12 导联心电图。询问病人症状,监测脉搏、心率、心律的变化,及时发现有无电极移位或起搏器功能障碍。

(2)埋藏式起搏器病人要保持平卧位或略向左侧卧位 1~3 天,术侧肢体不宜过度活动,以防电极脱位;临时起搏器植入病人需绝对卧床休息,术侧肢体平伸制动,做好生活护理。

(3)伤口护理:①伤口局部以砂袋压迫 6 小时,每 2 小时解除压迫 5 分钟。定期更换敷料,一般术后 7 天拆线。临时起搏器每天换药 1 次。②观察起搏器囊袋有无出血或血肿,观

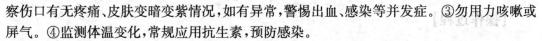

察伤口有无疼痛、皮肤变暗变紫情况,如有异常,警惕出血、感染等并发症。③勿用力咳嗽或屏气。④监测体温变化,常规应用抗生素,预防感染。

4. 健康指导

(1)活动指导:指导病人避免剧烈运动,植入起搏器的一侧上肢应避免做过度用力或幅度过大的活动(如打网球、举重物等),以免影响起搏器功能或使电极脱位。

(2)起搏器知识指导:告知病人保管好起搏器卡(有病人姓名、联系方式、起搏器型号、设置频率及使用年限等),外出时随身携带,便于出现意外时为诊治提供信息。告知病人避免接触强磁场和高电压场所(如大电机旁、磁共振检查),避免微波及超短波理疗,但家庭生活用电一般不影响起搏器工作。嘱病人一旦接触某种环境或电器后出现胸闷、头晕等,应立即离开现场或不再使用该电器。健侧拨打或接听移动电话。

(3)病情自我监测指导:教会病人每天自测脉搏 2 次,当脉率减慢,低于设置频率 10% 时或再次出现安装起搏器前症状时,应及时就医。

(4)定期随访,测试起搏器功能:术后 2 个月内每 2~3 周随访 1 次,2 个月后至 1 年内每1~2 个月复查 1 次,以后每 3 个月复查 1 次,以调整起搏参数;情况平稳后每半年随访 1 次,接近起搏器使用年限时,缩短间隔时间,在电池耗尽前及时复查更换起搏器。

三、心导管检查术

心导管检查术(cardiac catheterization)是经外周动、静脉将特制的导管送入左、右心腔进行检查的技术。通过导管可直接取得各心腔和大血管内压力数据和波形,还可通过血液标本做血氧含量测定;并可选择性地在各心腔和血管内注入造影剂做连续摄片或电影摄影,从而清楚了解各种先天性、后天性心血管疾病的血流动力学改变和病理解剖形态,为进一步介入性治疗或外科手术提供依据。

【适应证】

1. 需作血流动力学检测者,从静脉置入漂浮导管至右心及肺静脉。
2. 先天性心脏病,特别是有心内分流的先天性心脏病诊断。
3. 心脏电生理检查。
4. 室壁瘤需了解瘤体大小与位置明确手术指征。
5. 静脉及肺动脉造影。
6. 选择性冠状动脉造影术。
7. 心肌活检术。

【禁忌证】

1. 感染性疾病,如感染性心内膜炎、败血症、肺部感染等。
2. 严重心律失常及严重的高血压未加控制者。
3. 电解质紊乱或洋地黄中毒者。
4. 有出血倾向、出血性疾病或正在进行抗凝治疗者,凝血酶原时间>18 秒。
5. 外周静脉血栓性静脉炎者。
6. 严重肝肾损害者。

【操作过程】

一般采用 Seldinger 方法,局部麻醉后从股静脉、上肢贵要静脉、锁骨下静脉(右心导管术)或股动脉(左心导管术)插入导管到达相应部位。连续测量并记录压力,必要时采血行血气分析。插入造影导管至相应部位,注入造影剂,进行造影。

【护理】

1. 术前护理

(1)向病人及家属介绍心导管术的目的和必要性、操作过程、可能出现的不适和并发症,消除顾虑,取得合作。

(2)指导病人完成必要的实验室检查(血尿常规、血型、出凝血时间、血电解质、肝肾功能)、胸部 X 线、超声心动图等。

(3)根据需要完成双侧腹股沟区及会阴部或上肢、颈胸部位的皮肤准备。

(4)检查双侧足背动脉搏动情况并标记,以便于术中、术后对照观察。

(5)术前训练床上大小便,进导管室前排空膀胱。

(6)左侧上肢建立静脉通路。

(7)术前一餐给予清淡饮食,以六成饱为宜,避免牛奶、海鲜和油腻食物,以免术后卧床出现腹胀或腹泻。

2. 术中配合

(1)协助病人取平卧位,连接监测仪器。

(2)严密监测生命体征、心率及心律变化,准确记录压力数据,出现异常及时通知医生并配合处理。

(3)整个检查过程中,尽量陪伴在病人身边,多与病人交谈,分散其注意力,以缓解对陌生环境和仪器设备的焦虑紧张情绪。同时告知病人出现任何不适及时告诉医护人员。

(4)维持静脉通路通畅,准确及时给药。

(5)准确递送所需各种器械,完成术中记录。

(6)备齐抢救药品、物品和器械,以供急需。

3. 术后护理

(1)术后平卧位休息,卧床期间做好生活护理。

(2)经股静脉穿刺者肢体制动 3 小时;股动脉穿刺者压迫止血 20～30 分钟后进行加压包扎,以 1kg 砂袋压迫伤口 4 小时,肢体制动 6 小时;桡动脉穿刺使用止血器者,上肢无需制动,24 小时内禁止举起＞4.5kg 的重物及剧烈活动;观察动、静脉穿刺点有无出血与血肿,如有异常立即通知医生进行处理。检查足背脉、桡动脉搏动情况,观察肢端皮肤的颜色、温度、感觉与肢体运动功能等情况。

(3)指导并督促病人进行肢体活动,预防深静脉血栓形成。

(4)监测病人的一般状态及生命体征。观察术后并发症,如出血、感染、心律失常、心脏压塞等。

四、冠状动脉造影术

冠状动脉造影术(coronary arterial angiography,CAG)是一种客观评价冠状动脉病变的微创检查手段。对于判断冠状动脉病变的部位、性质、范围、侧支循环状况等准确可靠,有助于选择最佳治疗方案,是目前诊断冠心病最可靠的方法。

通常以心肌梗死溶栓治疗(thrombolysis in myocardial infarction,TIMI)的血流分级法作为判断冠状动脉血流的标准:0 级:无血流灌注,闭塞血管远端无血流;Ⅰ级:造影剂部分通过,冠状动脉狭窄远端不能完全充盈;Ⅱ级:冠状动脉狭窄远端可完全充盈,但显影慢,造影剂消除也慢;Ⅲ级:冠状动脉远端造影剂完全而且迅速充盈和消除,同正常冠状动脉血流。

【适应证】

1. 不典型胸痛的鉴别。

2. 中老年病人心脏增大、心力衰竭、心律失常,疑有冠心病而无创性检查未能确诊者。

3. 原发性心脏骤停经心肺复苏存活者为排除冠心病者。

4. 临床上已确诊冠心病的病人,药物治疗效果不佳欲行冠状动脉介入治疗或外科搭桥手术者。

5. 心肌梗死后再发心绞痛或运动试验阳性者。

6. 急性冠脉综合征拟行急诊手术者。

7. 需要评价治疗效果者,如介入治疗或搭桥术后的随访、急性心肌梗死溶栓后的冠状动脉再通情况、心脏移植术后冠状动脉血流情况。

【禁忌证】

与心导管术基本相同。

【操作过程】

将特制的心导管经股动脉、肱动脉或桡动脉逆行送至主动脉根部左右冠状动脉的开口,注入造影剂连续摄片记录、动态回放,以清晰显示左右冠状动脉及其主要分支血管的血流情况。

【护理】

参见"经皮冠状动脉介入术"中的护理部分。

五、经皮冠状动脉介入术

经皮冠状动脉介入术(percutaneous coronary intervention,PCI)是用心导管技术疏通狭窄甚至闭塞的冠状动脉管腔,从而改善心肌血流灌注的一组治疗技术。包括经皮冠状动脉腔内成形术(percutaneous transluminal coronary angioplasty,PTCA)、冠状动脉内支架植入术(intracoronary stent implantation)、冠状动脉内旋切术、旋磨术和激光成形术等。其中,PTCA 和支架植入术是目前冠心病治疗的重要手段。

【适应证】

1. 稳定型心绞痛经药物治疗后仍有症状,狭窄的血管供应中到大面积存活心肌的病人。

2. 有轻度心绞痛症状,或虽无症状但有明确的心肌缺血客观证据,狭窄病变显著,病变血管供应中到大面积存活心肌的病人。

3. 经介入治疗后心绞痛复发、出现管腔再狭窄的病人。

4. 急性心肌梗死

(1)急诊 PCI:发病 12 小时以内且属下列情况者:①ST 段抬高和新出现左束支传导阻滞(影响 ST 段的分析)的心肌梗死;②ST 段抬高性心肌梗死并发心源性休克;③适合再灌注治疗而有溶栓治疗禁忌证者;④非 ST 段抬高性心肌梗死,但梗死相关动脉严重狭窄,血流≤TIMI Ⅱ级。

(2)补救性 PCI:溶栓治疗后仍有明显胸痛,抬高的 ST 段无明显回落,冠状动脉造影显示 TIMI 0～Ⅱ级血流者。

(3)溶栓治疗再通者的 PCI:溶栓治疗成功的病人,如无缺血复发表现,7～10 天后根据冠状动脉造影结果,对适宜的残留狭窄病变行 PCI 治疗。

5. 主动脉-冠状动脉旁路移植术后心绞痛复发的病人,包括扩张旁路移植血管的狭窄、吻合口远端的病变或冠状动脉新发生的病变等病人。

6. 不稳定型心绞痛病人,经积极的药物治疗,临床症状仍明显,病情未能趋于稳定;心绞痛发作时心电图 ST 段压低>1mm,持续时间>20 分钟,或肌钙蛋白升高的病人。

【操作过程】

1. 经皮冠状动脉腔内成形术 PTCA 是经皮穿刺周围动脉(常用桡动脉或股动脉),先行冠状动脉造影检查,确定需要干预的病变部位;然后送指引导管到冠状动脉开口,沿指引导管送 PTCA 导丝至该冠状动脉远端;再沿导丝将大小适宜的球囊导管送至狭窄病灶处扩张,使狭窄管腔扩大,是冠状动脉介入诊疗最基本的手段。

2. 冠状动脉内支架植入术 是在 PTCA 基础上,为了防止和减少 PTCA 后急性冠状动脉闭塞和后期再狭窄,将不锈钢或合金材料制成的支架植入冠状动脉病变部位,挤压斑块并支撑血管壁,以保持管腔内血流畅通。

【护理】

1. 术前护理 同"心导管检查术",还应注意:

(1)术前指导病人进行呼吸、闭气、咳嗽训练以便于术中顺利配合手术。

(2)术前口服抗血小板聚集药物:①择期 PTCA 者术前遵长期医嘱口服肠溶阿司匹林和氯吡格雷;②对于行急诊 PCI 或术前 6 小时内给药者,遵临时医嘱服用相应负荷剂量的肠溶阿司匹林和氯吡格雷。一般用量:阿司匹林 300mg、氯吡格雷 600mg。

(3)对于已经服用华法林的病人,INR 需严格控制在 1.8 以内。

(4)拟行桡动脉穿刺者:①术前行 Allen 试验,将病人的手臂抬高,双手拇指分别摸到桡、尺动脉搏动后,嘱病人作 3 次握拳和放松动作,接着压迫阻断桡尺动脉血流至手部发白,然后放低手背,解除对尺动脉压迫,观察手部转红时间,如10秒内掌面颜色恢复正常,提示尺动脉功能好,可行桡动脉介入治疗。②非术侧上肢(一般为左侧)留置静脉套管针。

(5)其他:为了减少造影剂的肾毒性作用,有肾功能损害者,术前12~24小时给予0.9%的生理盐水水化治疗,必要时做好紧急血液透析的准备。

2. 术中配合　同心导管检查术外,应注意:

(1)告知病人如术中有心悸、胸闷等不适,立即通知医生。球囊扩张时,病人可能有胸闷、心绞痛发作的症状,应做好安慰、解释工作,并给予相应处理。

(2)重点监测在导管定位时、造影时、球囊扩张时极有可能出现的再灌注心律失常及血压的变化,发现异常,及时报告医生并采取有效措施。

3. 术后护理　同心导管检查术外,应注意:

(1)即刻做12导联心电图,与术前对比,有症状时再复查。

(2)心电、血压监护24小时。严密观察有无心律失常、心肌缺血、心肌梗死等急性期并发症。对血压不稳定者应每15~30分钟测量1次,直至血压稳定后改为每1小时测量1次。

(3)经股动脉穿刺进行冠状动脉造影术后,可即刻拔除鞘管,常规压迫穿刺点30分钟后,若穿刺点无活动性出血,可进行制动并加压包扎,穿刺侧肢体制动6小时后可床上活动,但应保持术侧肢体伸直,24小时后可自由活动。接受PCI治疗的病人因在术中追加肝素,需在拔除鞘管之前常规监测活化部分凝血激酶时间(APTT),APTT降到正常值的1.5~2.0倍范围内,可拔除鞘管;局部压迫穿刺点30分钟后,如穿刺点无活动性出血,再进行制动并加压包扎,并用1kg砂袋压迫穿刺点6~8小时,制动24小时后可正常活动。制动期间观察足背动脉搏动情况。使用缝合器病人术后4小时可下床活动,活动时注意观察有无心肌缺血表现(胸痛、呼吸困难),穿刺点出血(突然剧烈疼痛、局部出血、皮下血肿形成)。

(4)经桡动脉穿刺者术后可立即拔除鞘管,对穿刺点局部压迫4~6小时后,可去除加压弹力绷带。病人活动不受限制,但24小时内禁止举起>4.5kg的重物及剧烈活动。目前国内已开始使用专门的桡动脉压迫装置(桡动脉充气止血绷带)进行止血,使用止血绷带后术侧肢体无需制动,病人可下床活动,痛苦相对小。止血绷带一般充气13~18ml,术后每2小时放气1次,每次3~5分钟,24小时后解除止血绷带,穿刺点创可贴保护,预防感染。急诊手术经桡动脉穿刺者,根据病情应限制活动。

(5)术后鼓励病人多饮水,以加速造影剂的排泄;指导病人合理饮食,少食多餐,避免过饱,卧床病人应限制产气食物,如牛奶、豆类等;保持大便通畅;卧床期间加强生活护理,满足病人生活需要。

(6)抗凝治疗的护理:鞘管拔除2小时后常规给予低分子肝素皮下注射,注意观察有无出血倾向,如伤口渗血、牙龈出血、鼻出血、血尿、血便、呕血等。

(7)对于老年、糖尿病和肾功能不全的病人可酌情使用抗生素预防感染。

(8)术后负性效应的观察与护理

1)腰酸、腹胀:多见于经股动脉穿刺者,因术后要求平卧、术侧肢体伸直制动体位所致。病人起床活动后腰酸、腹胀症状自然消失。病人卧床期间可适当活动另一侧肢体,也可帮助热敷、适当按摩腰背部以减轻症状。

2）穿刺血管损伤的并发症：①术区出血或血肿：除压迫、观察和重新包扎外，对于局部血肿及淤血者，出血停止后可用50％硫酸镁湿热敷或理疗。②腹膜后出血或血肿：一旦诊断应立即静脉注射鱼精蛋白中和肝素，积极补液、升压和输血等抢救，必要时行介入手术栓堵、植入覆膜支架或外科修补止血。③假性动脉瘤和动-静脉瘘：多在鞘管拔除后1～3天内形成。假性动脉瘤一旦确诊应立即停用低分子肝素，如不能愈合可在超声引导下注入少许凝血酶，或行外科修补术。动-静脉瘘多能自行愈合。④穿刺动脉血栓形成或栓塞：多见于经股动脉穿刺者。术后应注意观察双下肢足背动脉搏动情况，皮肤颜色、温度、感觉改变，下床活动后肢体有无疼痛或跛行等。还应注意观察病人有无突然咳嗽、呼吸困难、咯血或胸痛，如有需积极配合给予抗凝治疗，或植入下腔静脉滤器。⑤骨筋膜室综合征：较少发生，为经桡动脉穿刺者最严重的并发症。

3）尿潴留：多因经股动脉穿刺后病人不习惯床上排尿所致。护理措施：①术前训练床上排尿；②做好心理疏导，解除床上排便时的紧张心理；③诱导排尿：听流水声、吹口哨、温水冲洗会阴部等；④以上措施均无效时可行导尿术。

4）低血压：多为拔除鞘管时伤口局部加压时引发血管迷走反射所致。备好利多卡因，协助医生在拔除鞘管前局部麻醉，减轻病人疼痛感。备齐阿托品、多巴胺等抢救药品，连接心电、血压监护仪，除颤仪床旁备用，拔管时应停止静脉滴注硝酸甘油等扩血管药物，通常更换为生理盐水，以备紧急情况下用药；密切观察心率、心律、呼吸、血压变化，及早发现病情变化。迷走反射性低血压常表现为血压下降伴心率减慢、恶心、呕吐、出冷汗，严重时心跳停止。一旦发生应立即报告医生，并积极配合处理。

5）造影剂反应：极少数病人注入造影剂后出现皮疹或寒战，经使用地塞米松后可缓解。肾损害及严重过敏反应罕见。术后可经静脉或口服补液，在术后4～6小时内（拔管前）使尿量达到1000～2000ml，可起到清除造影剂保护肾功能和补充容量的双重作用。

6）心肌梗死：多由于支架内急性或亚急性血栓形成所致。故术后要注意观察病人有无胸闷、胸痛等症状，动态监测心电变化，必要时复查心肌损伤标志物，以及时发现。

（9）出院指导：有效控制冠心病的各种危险因素，遵医嘱继续服用降压、降糖、调脂及抗凝等药物，稳定或减轻冠状动脉斑块，防止支架内晚期、极晚期血栓形成及再狭窄等的发生。因此，强调病人应终身服用阿司匹林，植入支架者还需联合应用氯吡格雷等。植入支架数目越多，越要重视坚持抗凝治疗。定期门诊随访，定期监测出凝血时间等。

六、心包穿刺术

心包穿刺术（pericardiocentesis）主要用于判定心包积液的性质与协助病因的诊断；大量心包积液时，抽放积液，以缓解心脏压塞症状；心包腔内注射治疗性药物。

【操作过程】

1. 病人取坐位或半卧位，应用超声检查协助定位，决定穿刺点、进针方向和进针深度。通常采用的穿刺点为心尖部内侧或剑突与左肋弓缘夹角处。

2. 常规消毒局部皮肤，穿刺者在无菌技术下经过局部麻醉后进行穿刺。当穿刺针进入皮下后，助手将注射器与穿刺针后橡胶管连接，抽吸成负压，用止血钳夹闭橡皮管，术者将穿刺针缓慢推进。进入心包后，固定针体并连接注射器于橡皮管上，然后放松止血钳，缓慢抽吸,在取下针管之前,应夹闭橡胶管,以防空气进入。

3. 抽液结束后拔出针头,用无菌纱布覆盖穿刺部位,压迫数分钟,用胶布固定。并记录液量,留取标本送检。

【护理】

1. 术前护理

(1)备齐用物,包括急救用物、输液用物,穿刺包等。

(2)向病人说明手术的意义和必要性,解除思想顾虑,必要时遵医嘱给用少量镇静剂。

(3)询问病人有无咳嗽,必要时给予可待因镇咳。

(4)术前常规做心电图,凝血系列等测定,并行心脏超声检查,确定积液量和穿刺部位,并对穿刺点进行标记。

(5)提供屏风或隐蔽的空间以保护病人隐私。

(6)操作前开放静脉通路,准备抢救药品如阿托品等,以备急需。给予心电血压监护及吸氧。

2. 术中护理

(1)嘱病人勿剧烈咳嗽或深呼吸,操作中有任何不适立即告诉医护人员。

(2)严格无菌操作,协助医师完成标本留取,抽液过程中随时夹闭胶管,防止空气进入心包腔。

(3)缓慢抽液,抽液量第一次不宜超过 100～300ml,重复抽液可逐渐增到 300～500ml。若抽出新鲜血,应立即停止抽吸,密切观察有无心脏压塞征象。

(4)记录抽液量、性质,按要求留取标本。

(5)密切观察病人的反应,如面色、呼吸、血压、脉搏、心电等变化,如有异常,及时协助医师处理。

3. 术后护理

(1)拔出穿刺针后,用无菌纱布妥善固定穿刺点。

(2)穿刺后 2 小时内继续心电、血压监测,嘱病人休息,密切观察生命体征变化。

(3)若为心包引流者,应妥善固定引流管,以防管路脱落,待间断每天心包抽液量＜25ml时拔除导管。

(史铁英　刘美丽)

第三章 消化系统疾病病人的护理

第一节 消化系统疾病 PBL 病例

一个花甲老人的肝病之路

（肝硬化—肝癌—上消化道出血—肝性脑病—自发性腹膜炎）

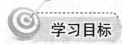 学习目标

1. 掌握肝硬化的定义、病因、临床表现和治疗原则；原发性肝癌病人的临床特点；肝性脑病的定义和诱发因素。

2. 熟悉肝性脑病的临床表现和治疗原则；原发性肝癌发生的高危因素、实验室检查的临床意义。

3. 学会应用护理程序的方法对肝硬化、肝癌、肝性脑病病人实施护理。

4. 熟练掌握为肝硬化、肝癌、肝性脑病病人进行健康指导的方法。

5. 具有尊敬病人、全心全意为病人服务的态度和理念。

第一部分

2008 年，65 岁的张师傅在当地镇上的纸厂做门卫兼搬运工，近 1 个月来总觉得做事提不起劲，胃口也比原先差了，有时没吃饭还觉得肚子胀，近半个月来还时常拉肚子，且发现双下肢水肿。有一次无意之中称了一下体重，发现近段时间轻了五六斤，家人很担心，就赶紧带了老张去医院看病。

第二部分

医生向老张仔细询问了既往史、个人史和家族史。老张一向身体健康，厂里工作比较忙，加班加点是常事。10 年前老张偶尔查出患有乙肝小三阳，肝功能正常，未进一步诊治。老张的父亲 75 岁死于肝硬化；母亲 80 岁死于脑出血。老张有一个姐姐，目前健在。

体格检查：神志清楚，自主体位，体重 55.5kg，身高 170cm，查体合作。慢性病容，可见肝掌，无蜘蛛痣，伴双下肢水肿，皮肤黏膜无黄染，无皮疹、皮下出血、皮下结节、瘢痕。心肺无异常发现。腹部：腹软、肝未触及，脾肋下 1cm，移动性浊音阴性。血常规、便常规正常。血

糖、血脂正常,血氨正常。

生化肝功 ALT:86U/L(参考值 8~40U/L),AST:58U/L(参考值 5~40U/L),ALB 45g/L(参考值 35~50g/L),GLB 25g/L,TBIL 22μmol/L(参考值 0~17.2μmol/L),DBIL 3μmol/L(参考值 0~6.84μmol/L);HBV-DNA 2.14×10^5(参考值<1000)。

胃镜检查:食管中下段见数条蚓状曲张静脉(蓝色征),RC 征阴性。

上腹 CT 平扫+增强 CT 检查结果:①肝各叶大小的比例失常;②肝表面明显凹凸不整,边缘变钝;③肝实质密度一般,较正常肝无明显改变,但肝右叶似可见再生结节影;④肝裂增宽;⑤门静脉增宽,脾静脉扩张扭曲;⑥脾脏增大。提示:肝硬化,脾大。

结合上述检查结果,老张被诊断为肝硬化失代偿期。医生给予老张还原型谷胱甘肽、门冬氨酸鸟氨酸(瑞甘)护肝,利尿剂呋塞米、螺内酯等对症治疗,阿德福韦酯胶囊 10mg 口服,每日 1 次抗病毒及抗纤维化治疗。2 周后,复查 HBV-DNA:1.15×10^5。老张自觉精神、胃口好转,腹胀、腹泻消失,双下肢水肿消退。肝功能恢复正常,病情稳定,医生允许其出院,出院时嘱咐老张多休息,不要再做搬运等重体力活,尽量创造舒适的休养环境,保持室内清洁、通风、空气新鲜,叮嘱家属不要惹老张生气。要补充营养,以高热量、高蛋白和维生素丰富易消化的食物为主,但要避免进食硬物及鱼刺等,否则可能会引起曲张静脉破裂出血。出院后继续口服药物治疗,肝病科门诊随访。

第三部分

老张出院回家后,遵医嘱用药,3 个月后复查乙肝 DNA 低于检测下限,后不定期复查乙肝 DNA 及肝功能,乙肝 DNA 未见波动,肝功能转氨酶偶尔偏高一点。老张没有医保,每天药费较高,为了减轻家里的经济负担,重新去了纸厂做门卫,在厂里比较忙的时候,也做计件搬运。2010 年 5 月至医院复查,乙肝 HBV-DNA:4.01×10^5;腹部 B 超:肝硬化、脾大。考虑阿德福韦酯胶囊耐药,建议加用恩替卡韦分散片 0.5mg 口服,每日 1 次联合抗病毒治疗,老张出于经济考虑,拒绝了医生的建议。每 3 个月复查可见乙肝 DNA 反复升高,AFP 正常,肝功能偶尔偏高一点,未调整抗病毒药物。

2013 年 1 月老张到医院复查,结果如下:

血常规:WBC 4.5×10^9/L,RBC 4.49×10^{12}/L,PLT 65×10^9/L,Hb 95g/L。

肝功能:ALT 69U/L,AST 66U/L,ALB 42.1g/L,Glob 30g/L,TBIL 25μmol/L,DBIL 4μmol/L,HBV-DNA 4.33×10^5。

肿瘤标记物:AFP 650μg/L。

腹部 B 超:肝硬化、肝右叶低回声结节、脾大。

腹部增强 CT:肝硬化,右肝前下段结节病灶,恶性不除外,右肝前上段血管性病变伴动-静脉瘘。

医生门诊以"1. 乙肝肝硬化代偿期,脾大;2. 肝占位性病变:肝癌?"将老张收入院。立即给予老张二级护理,低脂饮食,多烯磷脂酰胆碱、复方甘草酸苷护肝、降酶,参麦支持治疗,恩替卡韦分散片、阿德福韦酯胶囊抗病毒,并积极联系介入科行肝动脉化疗栓塞治疗(TACE)。医生详细向老张及家属交代病情,密切观察病情变化,叮嘱必须停止外出活动等。

第四部分

老张及家属都十分紧张,晚上由于担心病情而睡不好觉,白天精神萎靡,食欲减退。经过医生和护士的精心医疗及护理、健康宣教等,老张情绪趋向稳定,并在入院后第7日行TACE术。TACE术后老张的一般情况良好,无腹痛腹胀,无乏力及食欲减退,无恶心、呕吐等,体温正常。

体格检查:肝病面容,皮肤巩膜无黄染,可见肝掌,未见蜘蛛痣,腹软,肝大肋下2cm,脾大肋下3cm。

全腹CT平扫＋增强:肝硬化,右肝前下段结节病灶,恶性可能,可见造影剂沉着,介入后改变。右肝前上段血管性病变伴动-静脉瘘。

医生建议老张目前暂不手术,1个月后复查,根据复查结果定下一步治疗方案,嘱老张先出院,出院后一定要按嘱服药,2周内肝病科门诊复诊。

第五部分

老张出院后遵医嘱口服"阿德福韦酯胶囊10mg 每日1次"、"恩替卡韦分散片0.5mg 每日1次",自觉症状良好,无腹痛腹胀,无恶心呕吐等不适。2013年4月15日老张突然在无明显诱因下出现大口呕血,鲜红色,共约1000ml左右,无明显血凝块,非喷射性,伴短暂黑矇,并有头晕、面色苍白,略感胸闷心悸,偶有咳嗽,无咯血,无其他明显不适,来医院急诊。

体格检查:一般情况可,T 37.5℃,P 93次/分,R 19次/分,BP 134/84mmHg。疼痛评分0分,精神不振,自主体位,意识清晰,呼吸平稳,贫血病容,巩膜无黄染,睑结膜及口唇苍白,皮肤温暖、无湿冷,脉搏搏动平稳有力,全身浅表淋巴结未及肿大,双下肢不肿。可见肝掌,前胸可见蜘蛛痣。腹软,肝大,肋下2cm,质硬,脾大,肋下3cm,移动性浊音阴性。

血常规:WBC 5.8×10^9/L,N 79.8%,Hb 70g/L,PLT 47×10^9/L。

肝功能:ALT 80U/L,AST 68U/L,ALB 32g/L,TBIL 28μmol/L,DBIL 7μmol/L。

血型:A型,Rh阳性。

医生予禁食、一级护理,记尿量,密切观察生命体征及黑便、呕血等症状变化情况。予积极治疗,生长抑素降低门脉压力、输血、止血、护肝、补液及头孢呋辛防治感染等对症支持治疗。输血后,病人生命体征稳定、结膜及口唇苍白情况有所改善。输血后复查血常规:WBC 4.5×10^9/L,N 74.3%,Hb 98g/L,PLT 50×10^9/L。期间又有呕血1次,量不多,暗红色,有血凝块,解柏油样便2次。入院以来,老张神志清,精神萎靡,情绪略显紧张,因为担心病情,吃不下饭,夜晚睡不着觉,整日唉声叹气。

第六部分

2013年4月17日,照顾老张生活起居的保姆发现老张夜里总是翻来覆去睡不着觉,跟他说话却又爱理不理,早上起来也不主动梳洗。早上老张儿子来医院探视的时候,老张也是十分淡漠,自顾自睡着。

医生查房,体格检查:神志淡漠,反应迟钝,懒言,计算力、定向力下降,扑翼样震颤阳性。

生化肝功能:ALB 32g/L,ALT 59U/L,ALP 201U/L,AST 121U/L,TBIL 26μmol/L,DBIL 9μmol/L,间接胆红素17μmol/L,总胆汁酸13.3μmol/L,尿素氮8.52mmol/L,肌酐151μmol/L,尿酸378μmol/L,K^+ 5.6mmol/L。

血常规:WBC 4.5×10^9/L,RBC 2.39×10^{12}/L,Hb 86g/L,PLT 57×10^9/L,CRP 16.74mg/L。

医疗诊断为"肝硬化失代偿期,门脉高压症,食管胃底静脉曲张破裂出血,脾大伴脾功能亢进,肝性脑病"。医生继续之前的治疗方案,加用食醋灌肠,六合氨基酸、门冬氨酸鸟氨酸静脉滴注,乳果糖口服保持大便通畅等治疗,监测血电解质。

第七部分

经过治疗后,老张意识好转,计算力、定向力正常,但感到腹胀,且有腹部隐痛,无畏寒发热,无呕血黑便,无意识障碍,有时恶心呕吐,24小时尿量800ml。

查体腹膨隆,腹部略有压痛及反跳痛,移动性浊音阳性,医生考虑腹水,进一步腹部彩超检查证实了医生的判断,继续护肝等治疗。老张觉得腹胀难以忍受,其儿子要求医生为其抽腹水。在医生与老张及家属说明抽腹水可能会诱发或加重肝性脑病后,老张仍坚持要抽腹水。并于4月19日行腹腔穿刺术,共引流腹水1000ml。

腹水常规:①颜色:微黄色;②透明度:透明;③李凡他试验:阳性;④总细胞800×10^9/L,白细胞400×10^9/L,中性粒细胞60%,淋巴细胞30%,间皮细胞10%。

肿瘤标志物(腹水):CA125 589.6U/ml。

抗酸杆菌(腹水):抗酸杆菌检验阴性,提示渗漏之间。

诊断:1. 肝性脑病(肝昏迷);

2. 肝硬化失代偿期,门脉高压症,食管静脉曲张,脾大,脾功能亢进,腹水;

3. 原发性肝癌;

4. 原发性腹膜炎。

治疗原则:继续护肝、利尿、对症等治疗,并密切观察病情。

【学习要求】

(一) 基础医学

1. 消化系统的解剖,尤其是肝内血液循环。

2. 氨的形成与代谢。

3. 肝硬化、肝癌、上消化道出血、肝性脑病的病因、病理变化。

4. 生化检查各项指标的正常参考值。

5. 降氨药物、抗病毒药物等相关药物的作用机制。

(二) 临床医学和护理学

1. 肝硬化、肝癌、肝性脑病的鉴别诊断。

2. 肝硬化、肝癌、肝性脑病的辅助诊断方法(生化指标、腹部B超、纤维支气管镜、AFP检测等)。

3. 肝硬化、肝癌、肝性脑病的治疗原则。

4. 肝硬化、肝癌、肝性脑病、上消化道出血、腹水的护理措施和健康指导。

5. 肝性脑病、上消化道出血的诱因及预防措施。

(三) 人文社会科学

1. 肝硬化的现状与流行趋势 肝硬化是一种全球性的常见病,不同国家和地区因环境、种族、生活方式的差异,发病率不同。好发年龄为35～50岁,多见于青壮年男性,出现并发症时死亡率高。慢性肝炎和肝硬化在我国总人口死因中居第十二位,是国内主要死亡病因之一。病毒性肝炎是我国引起肝硬化最常见的病因,约占60%～80%。主要是乙型肝炎。

2. 原发性肝癌的现状与流行趋势 原发性肝癌是我国最常见恶性肿瘤之一,其死亡率在消化系统恶性肿瘤中位列第三,仅次于胃癌和食管癌。其发病率在世界各地不等,有较大的地理分布差异,如亚洲及非洲撒哈拉以南发病率最高,美国和西欧发病率最低,但目前均呈上升趋势。我国东南沿海地区为原发性肝癌的高发区,其中江苏启东、广西扶绥、浙江嵊泗、福建同安的发病率最高。本病可见于任何年龄,以40～49岁多见,男女之比约(2～5):1。原发性肝癌的病因及发病机制迄今尚未完全阐明,但是研究发现肝癌常与肝硬化并存(约50%～90%),每年约3%肝硬化病人发展成肝癌,肝硬化在肝癌的发生中起促进作用。在我国,肝癌常发生在HBV、HCV感染后的肝硬化。

3. 肝性脑病多在原有肝病的基础上,在某些诱因的诱发下发生,如上消化道出血、高蛋白饮食、药物使用不当、感染、严重创伤、过多过快放腹水、低血糖、便秘、饮酒、尿毒症、外科手术等。

(四) 主要参考材料

1. 病理生理学 心功能不全。

2. 诊断学 相应章节。

3. 内科护理学 肝硬化病人的护理,肝癌病人的护理,肝性脑病病人的护理,上消化道出血病人的护理。

4. 内科学 肝硬化、肝癌、肝性脑病。

5. 传染病学 乙型肝炎。

(吴晓琴)

第二节 消化系统常见诊疗技术及护理

一、纤维胃镜检查

纤维胃镜检查是利用导光玻璃纤维束制成的胃镜,从病人口中插入,经过食管到达胃部、十二指肠,直接观察食管、胃、十二指肠病变,并可夹取小块标本进行活组织检查的技术。它是目前应用最广、进展最快的内镜检查技术,其具有镜身柔软可曲、观察直接、视野清晰、病人痛苦少、操作安全、适应证广等优点。

【适应证】

1. 凡疑有食管、胃、十二指肠疾病者。

2. 钡餐检查怀疑有上消化道病变,但不能确定其性质者。

3. 急性或不明原因的慢性上消化道出血。

4. 需要随诊观察的病变,如消化性溃疡、胃手术后等,特别是对癌前病变的追踪观察。

5. 需要通过内镜治疗者。

6. 有上腹部不适和(或)粪便隐血试验阳性者,尤其是老年人。

【禁忌证】

1. 严重心、肝、肺、肾脏疾病,无法耐受检查或极度衰弱者。

2. 患有精神疾病或神志不清、智力低下,不能合作者。

3. 咽喉部急性炎症、主动脉瘤及脊柱严重畸形者。

4. 严重食管静脉曲张者或食管狭窄导致胃镜难以插入者。

5. 胃部急性炎症,特别是腐蚀性炎症或疑有胃穿孔的病人。

6. 处于休克状态或脑出血病人。

【操作过程】

1. 病人取左侧卧位,颈部垫枕,头向后仰,松解衣领,咬住牙垫。检查者左手持操纵部,调整好弯角旋钮方向,使胃镜前端稍向下弯曲,右手持可曲部,将镜端通过牙垫孔插入,经过咽喉部到达食管上端,向下插入胃腔,再经幽门入十二指肠,随着退镜动作按照十二指肠、幽门、胃窦、胃角、胃体、胃底、贲门、食管的顺序详细观察各部位情况。

2. 当镜面贴近黏膜但腔内充气不足时,可间断少量注气;当镜面被沾污,视野模糊时,可少量充水清洗镜面及抽气或吸引液体。

3. 观察后可根据病变情况进行摄影、刷取或钳取标本做细胞学检查或活组织检查。

【护理】

1. 检查前护理

(1)心理护理:向病人介绍胃镜检查的目的和注意事项,消除病人紧张情绪,主动配合检查。

(2)检查前禁食8小时,禁止吸烟;已作钡餐检查者,应于3日后再行内镜检查。

(3)幽门梗阻者检查前2～3日宜进流质饮食,检查前1日晚须充分洗胃;出血多者需用冷盐水或100ml盐水加去甲肾上腺素8mg洗胃后再进行检查。

(4)检查前30分钟肌内注射阿托品0.5mg,必要时地西泮5～10mg肌内注射或静脉注射,但目前倾向检查前不用药。

(5)检查前嘱病人排空膀胱。

(6)咽部麻醉:每隔3～5分钟用2％～4％利多卡因喷雾麻醉,共喷3次,每次喷完后嘱病人将药物咽下。

(7)器械准备:安装好纤维胃镜的电源及辅助设备,检查送水、送气、吸引装置是否通畅,调试镜头弯曲的角度,观察视野是否完整清晰,备齐活体组织检查用品并检查性能是否完好。急性肝炎、慢性肝炎抗原阳性或艾滋病病人需用专用内镜,同时应备有特殊的消毒措施。

2. 检查中配合

(1)协助病人取左侧卧位,颈部垫一小枕头,头向后仰45°。松开衣领及裤带,放置弯盘于口角,取出活动性义齿,及时清除口、鼻腔分泌物,防止出现误吸或误咽。

(2)向病人交代口垫的咬住方法,并强调检查未结束前不可吐出口垫,避免咬断镜管内光纤束。

（3）交代病人在检查过程中身体及头部不能随意转动，以防损坏内镜或损伤内脏。

（4）告知病人如有不适情况，应尽量忍耐，若不能忍受，可用手势示意。胃镜进入咽喉部时嘱病人进行吞咽动作，使镜头能顺利插入食管；若病人出现恶心，嘱病人做深呼吸，尽量放松，不要用舌头顶住镜身。检查过程中密切观察病人的面色、呼吸及脉搏情况，一旦发生心绞痛、心肌梗死、心脏骤停等应立即停止检查并积极配合医生抢救。

（5）拔管后擦净病人口鼻，做好用物的清洗消毒，标本及时送检。

3. 检查后护理

（1）嘱病人检查后不要吞咽唾液，以免呛咳，待检查后 1 小时咽喉部麻醉作用消失后才能进食。当日宜进流质或半流质饮食，行活组织检查的病人应进温凉流质。

（2）拔镜后可有短暂咽喉部不适及异物感，必要时可用消毒漱口水或含服含片，尽量避免剧咳，以防损伤喉黏膜。若病人出现腹痛、腹胀，可进行腹部按摩，促进排气。

（3）嘱病人检查后当日不宜剧烈运动及重体力劳动。

（4）交代病人若出现剧烈腹痛、黑便、呕血等应立即就诊。

二、纤维结肠镜检查

纤维结肠镜的结构和性能与纤维胃镜基本相同。纤维结肠镜检查是将电子内镜从肛门插入，经直肠、乙状结肠、降结肠、横结肠、升结肠到达回肠末端，可直接观察全结肠病变，或夹取活组织进行病理检查及进行结肠息肉摘除等治疗。

【适应证】

1. 原因不明的慢性腹泻或下消化道出血，疑有直肠、结肠、末端回肠病变者。

2. X 线钡剂灌肠检查异常，但病变范围和性质不能确定者；或 X 线钡剂检查结果正常，但有明显的肠道症状，可疑恶性病变者。

3. 乙状结肠镜检查未发现病变或病变性质不明者。

4. 下腹疼痛及下腹部包块需明确诊断者。

5. 炎症性肠病的诊断及随访。

6. 结肠癌的术前诊断及术后复查。

7. 需行止血或结肠息肉摘除等治疗及息肉摘除术后的随访者。

8. 大肠肿瘤的普查。

【禁忌证】

1. 肛门、直肠有严重感染、狭窄或疼痛性病灶者。

2. 各种严重的活动性结肠炎，如严重缺血性结肠炎、细菌性痢疾活动期、暴发型溃疡性结肠炎等。

3. 妊娠。

4. 急性腹膜炎、肠穿孔、曾患过盆腔炎或做过腹腔（盆腔）手术而有广泛粘连者、大量腹水及癌肿晚期伴有腹腔内广泛转移者。

5. 严重的心、脑、肺等疾病或年老体弱对检查不能耐受者。

6. 小儿及精神病病人不能配合者。

【操作过程】

1. 病人取左侧卧位,双下肢屈曲,先作直肠指检,后将涂以润滑油的结肠镜插入乙状结肠时(20～40cm),病人再转为仰卧位。

2. 在直视肠腔下送入肠镜,插入过程中,可间断吸引或少量注气。循腔进镜时可采用钩拉法,即调节角度钮与旋转镜身将镜头弯曲,钩住肠壁,向后拉镜,缩短肠腔。然后再伸直向前插入。这样运用进进退退,钩拉旋转法往往可顺利插至回盲部。如遇到阻力或病人诉疼痛,应立即后退,重新寻找肠腔。切忌盲目硬插造成肠穿孔。

3. 在退镜过程中详细观察肠壁情况。必要时可摄影、刷取或夹取标本做细胞学检查或行活组织检查。

4. 检查完毕,应将注入的气体尽量吸出,取出肠镜。

【护理】

1. **检查前护理**

(1)心理护理:向病人详细介绍检查的目的与步骤,解释检查过程中虽有些不适但尚能忍受,以减轻病人的紧张恐惧心理,主动配合检查。

(2)肠道准备:向病人说明肠道准备的必要性,取得病人的配合。指导病人检查前3日开始进低脂、少渣饮食,检查前1日进流质饮食,当日进少量无渣流质饮食或禁食,检查前按要求服用泻药,必要时检查前1～2小时给予清洁灌肠,直到粪便为水样并未见粪渣。肠道准备期间,若病人出现入量不足或脱水等情况,可适当给予静脉补液。

(3)检查前30分钟肌内注射阿托品0.5mg,必要时肌内注射地西泮5～10mg或哌替啶25～50mg。

2. **检查中配合**

(1)协助病人穿上清洁的检查裤后,取左侧卧位,双腿屈曲,嘱病人在检查过程中身体尽量不要摆动。

(2)插镜前在肛门涂润滑油,嘱病人张口呼吸,放松肛门括约肌,配合检查者插镜。

(3)嘱病人在检查中如有不适应立即告诉医生,密切观察病人的面色及脉搏情况。

(4)协助检查者对病变部位进行摄影或取活检,检查完毕后做好用物的清洗消毒,标本及时送检。

3. **检查后护理**

(1)检查结束后嘱病人在检查室内稍事休息,观察15～30分钟无异常后再离开。嘱病人多卧床休息,做好肛门清洁。如行息肉切除术或活组织检查者,3日内避免剧烈运动及钡剂灌肠,并予抗生素治疗。

(2)嘱病人检查后1～2日内进流质或半流质饮食。

(3)密切观察病人腹痛、腹胀及排便情况,一旦发现病人出现剧烈腹痛、便血、面色苍白、心率加快、血压下降,考虑并发肠穿孔、肠出血,应及时向医生报告,协助处理。

三、胶囊内镜检查

"胶囊内镜"全称为"智能胶囊消化道内镜系统",又称"医用无线内镜"。受检者吞服胶囊大小的内镜后,"胶囊"借助于消化道的蠕动在胃肠道内运动进行摄影,医生通过无线电发送到体外接收器的图像进行分析,了解受检者整个消化道情况的一种检查方法。该检查对以往不易发现的小肠病变具有特殊诊断价值。

【适应证】

1. 不明原因的消化道出血,经胃镜、肠镜检查阴性者。
2. 疑有小肠疾病,如炎症性肠病、肿瘤等。
3. 无法解释的腹痛、腹泻。
4. 不明原因的缺铁性贫血。

【禁忌证】

1. 绝对禁忌证 肠梗阻,一旦胶囊滞留肠内且拒绝手术回收胶囊内镜者。
2. 相对禁忌证
(1)消化道狭窄,有瘘管者。
(2)消化道憩室、胃大部切除毕Ⅱ式术后、腹部手术后肠粘连者。
(3)吞咽困难者。
(4)放射性肠炎者。
(5)体内安装起搏器者。
(6)妊娠、小儿、70岁以上及精神病病人。

【操作过程】

1. 受检者穿戴好图像记录仪,检查及调整天线单元的位置。
2. 开启图像记录仪,连接图像记录仪至影像工作站,打开影像工作站软件,输入受检者信息,下载通道号,校对图像记录仪时钟。
3. 取出胶囊,检查胶囊 LED 和图像记录仪的 ACE 灯是否同步闪烁。让受检者手持胶囊,在影像工作站的实时监视界面观察胶囊所拍摄的图像。
4. 受检者将胶囊放入口中,用水送服或直接吞服胶囊,嘱受检者勿咀嚼胶囊。
5. 根据需要调节胶囊运行的相关参数。
6. 拔下连接线,强调检查过程中的注意事项,受检者可携带记录仪离开。
7. 8 小时后关闭记录仪电源,脱下图像记录仪。

【护理】

1. 检查前护理
(1)心理护理:向病人详细介绍检查的目的与步骤,减轻病人的焦虑情绪。
(2)肠道准备:向病人说明肠道准备的必要性,取得病人的配合。指导病人检查前 1 日少渣半流饮食,晚餐后禁食。检查前清洁肠道,于检查前 1 日晚餐后口服一次泻药,口服泻药后再饮水 2000ml(每小时至少 1000ml,多走动),检查当日晨(5 点前)再口服一次泻剂。检查前 3 天禁做胃肠道钡餐检查。
(3)告知病人检查前 1 日及检查期间禁止吸烟,检查前 2 小时禁服用任何药物。

(4)病人体毛较多时需备皮。

(5)物品准备：检查仪器性能，电池充电，清空图像记录仪内的数据。

2. 检查中配合

(1)告知病人吞服胶囊2小时内须禁食、禁水，2小时后可服白开水、无色糖水，4小时后可进流质。此期间应避免剧烈运动。

(2)告知病人吞服胶囊后若出现恶心、呕吐、腹痛等，应立即通知医生。在胶囊排出之前，不能接近任何强电磁场源，以免损伤肠道或腹腔。

(3)嘱病人详细记录检查过程中发生的事件和时间，如进食、排便及不舒适的感觉，检查结束后将记录交给医生。

3. 检查后护理

(1)回收设备，做好清洁护理，同时处理好相关数据。

(2)嘱病人注意观察排便中有无胶囊排出，记录胶囊排出时间。1周后胶囊未排出者，应行腹部X线检查，以防胶囊滞留，若2周内未排出则认为胶囊滞留。

四、腹腔穿刺术

腹腔穿刺术(abdominocentesis)是为了诊断和治疗疾病，借助穿刺针直接从腹前壁刺入腹膜腔抽取积液或行腹腔内给药的一项操作技术。

【适应证】

1. 腹腔积液原因不明，或怀疑有腹腔内出血者。

2. 大量腹水引起腹胀或呼吸困难等压迫症状者。

3. 腹腔内注射药物以协助治疗某些疾病如腹腔感染、肿瘤、结核等。

4. 需实行腹水浓缩回输术者。

【禁忌证】

1. 有肝性脑病先兆者。

2. 腹腔内广泛粘连、卵巢肿瘤、包虫病者。

3. 有出血倾向或穿刺点局部有感染者。

【操作过程】

1. 病人取平卧位、半卧位或稍左侧卧位。

2. 选择合适的穿刺点。一般选取左下腹部脐与髂前上棘连线的中、外1/3交界处作为穿刺点，此处可避免损伤腹壁动脉(图1-3-1)；也可选择脐与耻骨联合连线的中点上方1.0cm，左右旁开1.0～1.5cm处，此处无重要器官且易愈合；或取侧卧位脐水平线与腋前线或腋中线交点处，用于诊断性穿刺；少量积液或包裹性积液，可在B超定位下进行穿刺。

3. 打开穿刺包，常规消毒穿刺部位皮肤，戴无菌手

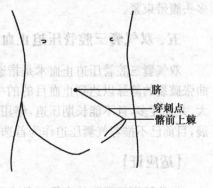

脐
穿刺点
髂前上棘

图1-3-1 腹腔穿刺点

套,铺消毒洞巾,两人核对后用 2%利多卡因自皮肤至腹膜壁层做逐层局部麻醉。

4. 术者左手固定穿刺部位皮肤,右手持穿刺针经麻醉点垂直刺入腹壁,然后倾斜 45°~60°进针 1~2cm 后再继续垂直刺入,待穿刺出现落空感时,表明针头已穿过腹膜壁层即可抽取腹水,并将抽出液放入消毒试管中送检。做诊断性穿刺时,可直接选用 7 号针头及 20ml 或 50ml 注射器抽取积液。大量放液时,可用 8 号或 9 号针头,并在针尾接上已消毒的橡皮管,引腹水入容器中,以备测量及化验检查。放液时注意不要过多过快,防止腹压骤降,内脏血管扩张,引起血压下降甚至出现休克。肝硬化病人一般一次放液不宜超过 3000ml,以免诱发肝性脑病。若需注入药物,将药液注射进腹腔内。

5. 穿刺完毕,拔出针头,局部涂碘伏消毒,覆盖无菌纱布,以胶布固定,测量腹围,缚上多头腹带。如穿刺点有腹水渗漏,可涂火棉胶封闭。

【护理】

1. 术前护理

(1)心理护理:向病人解释穿刺的目的与注意事项,缓解病人的紧张焦虑情绪,取得病人配合。

(2)嘱病人排空尿液以防穿刺时损伤膀胱。

(3)做好物品准备:腹腔穿刺包、无菌棉签、无菌手套、2%利多卡因、5ml 注射器、20ml 或 50ml 注射器、碘伏、胶布、皮尺、盛器、弯盘、腹腔内注射药品、无菌试管、多头腹带等。

(4)穿刺前测量腹围、血压、脉搏、检查腹部体征。

2. 术中配合

(1)根据病人的病情及需要,协助其取正确且较舒适的体位,背部放置多头腹带,解开上衣,松开腰带,暴露病人腹部,注意保暖。

(2)术中密切观察病人情况,若出现头晕、心悸、气促、脉搏加快、面色苍白等,应立即报告医生停止操作,并配合医生处理。

3. 术后护理

(1)嘱病人卧床休息 24 小时,取平卧位或侧卧位,穿刺部位向上,防止腹水外溢。

(2)密切观察穿刺部位有无渗血、渗液,若穿刺点有腹水外溢,应及时更换敷料,防止伤口感染。

(3)测量病人腹围,观察腹水的消长情况

(4)密切观察病人神志、体温、脉搏、血压的变化,防止诱发肝性脑病。大量放液后,需用多头腹带束紧。

五、双气囊三腔管压迫止血术

双气囊三腔管压迫止血术是指通过双气囊三腔管的气囊压力直接压迫胃底和食管下段曲张破裂的静脉以达到止血目的的一项技术。气囊压迫止血效果肯定,但缺点是病人痛苦大、并发症多,且不能长期压迫,停用后早期再出血率高。因近年药物止血和内镜治疗的发展,目前已不推荐气囊压迫作为首选上消化道止血措施,只在临时急救止血时使用。

【适应证】

门静脉高压引起的食管下段或胃底静脉曲张破裂大出血。

【禁忌证】

其他原因引起的上消化道出血。

【操作过程】

1. 病人取半坐卧位或平卧位,头偏向一侧,颌下铺治疗巾。

2. 检查并清洁病人插管侧鼻腔,将导管的前段、气囊部及病人鼻腔处涂以液状石蜡,用注射器抽尽囊内残气后夹闭导管。

3. 一手持纱布托住导管、一手持镊子夹住导管前端自一侧鼻孔或口经食管徐徐插入胃内,当插至咽喉部时,嘱病人做吞咽动作。待导管插入 50～60cm 处,并抽得胃液时,提示导管前端已达胃部。注气入胃囊,使囊内压维持在 50～70mmHg,将开口部反折弯曲后,用夹子夹紧,向外加压牵引,并固定于床架上,用以压迫胃底。若经观察未能止血,再注气入食管囊,压迫食管曲张静脉,压力维持在 35～45mmHg 为宜,而后同样将该管末端反折夹紧(图 1-3-2、图 1-3-3)。

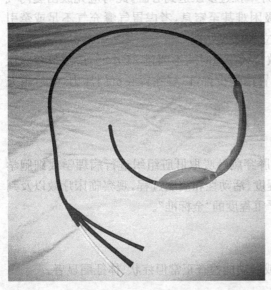

图 1-3-2 双气囊三腔管

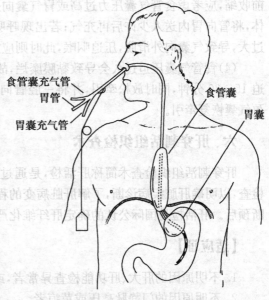

食管囊充气管
胃管
胃囊充气管
食管囊
胃囊

图 1-3-3 双气囊三腔管压迫止血示意图

4. 出血停止后,放松牵引,放出囊内气体,保留导管继续观察 24 小时,确定未再出血方可考虑拔管。拔管前予病人口服液状石蜡 20～30ml,润滑黏膜与管外壁后,抽尽食管囊和胃囊内的气体,再缓慢拔出导管。气囊压迫时间一般在 3～4 日以内,出血未停止者可适当延长。

【护理】

1. 术前护理

(1)心理护理:向病人解释双气囊三腔管压迫止血的目的与注意事项,缓解病人的紧张焦虑情绪,取得病人配合。

(2)备好双气囊三腔管压迫止血术的物品、急救药品和器械。

(3)检查三个腔通道标志是否正确、是否易于辨认,导管各段长度标记是否清晰,导管腔是否通畅。检查两个气囊有无漏气、变形或损坏(一般胃气囊注气 200～300ml,食管气囊注气 120～150ml),精确测量各气囊的最大注气量。

(4)检查病人有无鼻中隔偏曲,鼻腔黏膜是否完整,清除鼻腔内分泌物和结痂。

2. 术中配合

(1)协助病人取半坐卧位或平卧位,头偏向一侧。

(2)操作过程中指导病人尽量放松,可进行深呼吸或做吞咽动作等。

3. 术后护理

(1)定期抽吸胃液,确定压迫效果,如需注入流质食物或药物,应先确认胃管在胃内,避免误入气囊发生意外。

(2)观察气囊有无漏气,食管囊压力应每隔 2～3 小时测 1 次,同时通过向外牵拉三腔二囊管是否感到阻力即可判断胃气囊有无漏气。

(3)气囊压迫期间,应注意密切观察病人呼吸、心律、脉搏、血压的变化。若出现频发期前收缩,应考虑食管气囊压力过高或胃气囊向外牵拉过多压迫到心脏,此时应先放出囊内气体,将管向胃内送入少许后再充气;若出现呼吸困难甚至窒息,考虑胃气囊充气不足或牵引过大,导致气囊向外滑脱,压迫咽喉,此时则应立即放气处理。

(4)食管气囊压迫过久会导致黏膜糜烂,故持续压迫时间不超过 24 小时,应放气解除压迫 15～30 分钟,同时放松牵引,并将三腔管向胃内送少许,以解除胃底贲门压力,然后再充盈气囊恢复牵引。

六、肝穿刺活组织检查术

肝穿刺活组织检查术简称肝活检,是通过肝穿刺针吸取肝脏组织进行病理学或细胞学检查,以明确肝脏疾病诊断,了解肝脏病变的程度、活动性和演变过程,观察临床疗效以及判断预后。肝活检是国际公认的确定肝纤维化严重程度的"金标准"。

【适应证】

1. 不明原因的肝大、肝功能检查异常者,或肝功能检查正常但症状、体征明显者。
2. 不明原因的门静脉高压或黄疸者。
3. 协助病毒性肝炎的病因学诊断,病情追踪,疗效及预后的判断。
4. 肝内肿瘤的细胞学检查及药物治疗。

【禁忌证】

1. 有出血倾向或术前 7～10 日内使用非甾体类抗炎药者。
2. 严重贫血或一般情况差者。
3. 大量腹水或重度黄疸者。
4. 疑为肝包虫病或肝血管瘤、肝周围有化脓性感染者。
5. 儿童、老年人及不合作者。

【操作过程】

1. 病人取仰卧位,身体右侧靠近床沿,右手置于枕后,先铺好腹带。

2. 一般选取右侧腋中线第8~9肋间肝实音处进行穿刺。疑为肝癌者,宜在B超定位下穿刺。

3. 打开穿刺包,常规消毒皮肤,戴无菌手套,铺消毒洞巾,用2%利多卡因自皮肤至肝被膜进行逐层局部麻醉。

4. 根据不同的穿刺目的选择快速穿刺套针(12号或16号穿刺针),用橡皮管将吸有3~5ml无菌生理盐水的10ml注射器与穿刺针相连接。

5. 先用三棱针在穿刺点皮肤上刺孔,经此孔将穿刺针沿肋骨上缘与胸壁呈垂直方向刺入0.5~1.0cm,后推注注射器内的生理盐水0.5~1.0ml,以冲出存留在针内的皮肤与皮下组织,防止针头堵塞。

6. 将注射器抽成负压并保持,同时嘱病人先吸气,然后于深呼气末屏气,术者迅速将穿刺针刺入肝内,抽吸出标本后立即拔出,注意穿刺深度不超过6cm。

7. 穿刺点用碘伏消毒后以无菌纱布按压5~10分钟,再以胶布固定,并用多头腹带束紧。

8. 将吸出肝组织液立即涂片,固定后镜检,或将肝组织注入10%甲醛固定液中送检。

【护理】

1. 术前护理

(1)心理护理:向病人解释检查的目的、方法与注意事项,解除病人心理负担,取得病人配合。

(2)遵医嘱测定病人血小板计数,出、凝血时间,凝血酶原时间及肝功能。若有异常,应按医嘱肌内注射维生素K_1 10mg,每日1次,3日后复查,正常者方可进行穿刺。

(3)术前测量脉搏、血压,并做胸部X线检查,观察有无肺气肿、胸膜增厚、验血型及备血。术前12小时禁食。

(4)训练病人深呼吸和屏气,以利于术中配合。有咳嗽者,术前1小时按医嘱给予可待因。

2. 术中配合

(1)协助病人摆好体位。检查过程中关心安慰病人,分散病人注意力。

(2)术中密切观察病人情况,一旦出现面色苍白、呼吸急促、脉搏增快或血压下降,应立即报告医生,并配合医生进行处理。

3. 术后护理

(1)术后病人应卧床休息24小时。

(2)严密监测病人的血压和脉搏,术后4小时内应每15~30分钟测量1次,若出现脉搏细数、血压下降、烦躁不安、面色苍白、出冷汗等内出血现象,应立即通知医生紧急处理。如无异常变化,可改为每小时测量1次,直至病情平稳。

(3)术后可进流质饮食,24小时后改为普食,应给予清淡、易消化、营养丰富的食物,避免辛辣刺激性食物。

（4）密切观察穿刺部位有无红肿、渗血、疼痛等。若出现局部剧烈疼痛，应仔细查找原因，如果是一般组织创伤性疼痛，可遵医嘱给予止痛剂；若出现气胸、休克或胆汁性腹膜炎，应配合医生及时处理。

（林　梅　冯丽华）

第四章 泌尿系统疾病病人的护理

第一节 泌尿系统疾病 PBL 病例

"肾"的代价

(慢性肾炎—肾衰竭)

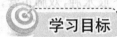 **学习目标**

1. 掌握慢性肾小球肾炎、慢性肾衰竭的临床表现和治疗原则。
2. 熟悉肾小球疾病的临床分型、病理分型。
3. 学会应用护理程序的方法对慢性肾小球肾炎、慢性肾衰竭病人实施护理。
4. 能够熟练对慢性肾炎、慢性肾衰竭病人进行健康指导。

第一部分

2007 年,27 岁的小陈考入区共青团委成为一名公务员,区团委人手不足又担负了区里绝大部分的青少年活动工作。因此,小陈经常加班,工作繁忙。2008 年 5 月,在完成"五四"青年节的表彰活动后,小陈出现颜面水肿,伴疲乏无力、头晕眼花,到医院就诊。

第二部分

医生向小陈详细询问了既往史、个人史和家族史。小陈一向身体健康,但是近半年来偶尔觉得疲劳,晚上就寝时发现下肢水肿,以为是工作劳累,未在意。无高血压、糖尿病病史,家族无肾病相关病史。

体格检查:体温 36.9℃,脉搏 88 次/分,呼吸 16 次/分,血压 160/100mmHg。神志清楚,颜面部及双下肢水肿,浅表淋巴结不大,心肺正常,肝脾未及,双肾区无叩击痛。

实验室检查:血常规、大便常规正常。尿常规:尿蛋白(＋＋),红细胞 5/HP,白细胞 0～3/HP,偶见颗粒管型。24 小时尿蛋白定量 1.2g,尿蛋白电泳为混合型蛋白尿。血肌酐 125μmol/L,血尿素氮 7.3mmol/L。

X 线胸片检查:无异常发现。

超声检查显示:双肾大小形态正常。

医生告诉小陈目前肾功能无太大影响，但是已出现肾炎综合征的表现，为了身体健康，应该减少工作，增加休息时间，注意劳逸结合。结合实验室检查及临床表现，考虑为肾炎，但要明确诊断和病理类型，需要做肾穿刺活组织检查。小陈觉得自己年轻，病情也不严重，是因为劳累患病，拒绝做检查。医生只能给小陈开了卡托普利来控制血压，并嘱咐她以优质低蛋白、低盐饮食为主，避免劳累，1个月后复诊。

服药1个月后，小陈在医院复查发现血压128/78mmHg，尿蛋白（＋/－），尿红细胞0～1个/HP，自觉症状消失，虽然医生再三强调控制血压的重要性，并要求定期复诊，监测疾病的发展。但小陈认为自己病情好转并停止了服药，于是继续忙于工作，总是没时间上医院复查随诊。

第三部分

此后小陈在很长一段时间内没有明显症状，于2009年5月结婚，因为准备结婚事宜及继续忙于工作，又开始出现颜面及下肢水肿，伴头晕、乏力、腰痛，5天前水肿加重，尿色较红，伴有尿频、尿急、尿痛，难以坚持工作而就诊。

体格检查：血压160/115mmHg，轻度贫血貌，未见皮疹，面部及双下肢水肿，双肺正常，心界不大，肝脾未及，双肾区叩痛阳性。

血常规：Hb 90g/L，WBC $3.6×10^9$/L，RBC $3.0×10^{12}$/L，PLT $130×10^9$/L，中性粒细胞75％。

尿液检查：尿蛋白（＋＋＋），红细胞（＋＋），白细胞10～20个/HP，尿细菌定量培养菌落计数≥10^5/ml。

肾功能：血浆白蛋白34g/L，血肌酐167μmol/L，血尿素氮10.3mmol/L。

诊断：慢性肾小球肾炎，尿路感染。

为了明确病理类型，在积极控制感染后，建议行肾穿刺活组织检查术。在了解小陈的恐惧心理后，医生及护士充分解释穿刺过程和必要性，取得小陈的配合，学会术中憋气等配合的方法。小陈在住院第5天接受了肾穿刺活检术，过程顺利。肾穿刺示系膜增生性肾炎，免疫沉积物以IgG和C_3为主，肾间质部分纤维化和肾小管部分萎缩。

经过一段时间的抗感染、降血压积极治疗，小陈颜面及下肢水肿消退，血压下降到125/75mmHg，自觉症状缓解。但小陈了解到慢性肾炎无法治愈，变得很紧张，加上自己年轻，才刚结婚还未生育，认为未来的日子会很艰难，情绪很消沉。

第四部分

针对小陈的消极心理，医生劝导要对疾病有正确的态度，虽然目前肾功能已出现一定的损害，但是病理类型属于预后较好的系膜增生性肾炎，只要血压控制得好，避免损害因素，如感染、劳累、妊娠及肾毒性药物，并注意休息，还是能够延缓肾脏恶化的。即使是妊娠，在情绪稳定、尿蛋白微量、无临床症状、血压正常、肾功能正常、病理类型较轻的情况下，也是可以考虑的。经一段时间的卧床休息，优质低蛋白、低磷饮食，卡托普利控制血压等治疗，小陈病情恢复稳定。医生交代，出院后要避免劳累，防止各种感染，先观察一段时间，不要急于怀孕。

第五部分

小陈出院后,遵照医生的嘱咐继续服用药物,定期门诊复查,间断使用中药调养。偶尔出现水肿,经休息后可恢复。1 年半来病情基本平稳,定期复查尿蛋白持续阴性,血压基本正常。在小陈的强烈要求下,医生结合病情评估,同意她停药 4 个月后怀孕。小陈于 2011 年 12 月平安生子,之后偶尔出现颜面水肿,常感腰腿酸软,食欲缺乏,间断刷牙牙龈出血,以为是照顾小孩劳累所致,未引起重视。

第六部分

2013 年 3 月小陈因照顾小孩和忙于工作,连续多次熬夜后出现发热、咳嗽、咽痛,继而出现尿少,颜面及下肢水肿。

体格检查:体温 37.8℃,呼吸 28 次/分,脉搏 110 次/分,血压 170/105mmHg,神志清楚,鼻黏膜出血,呼出气体有尿素味。双下肺可闻及湿性啰音,心律齐。肝右肋下 2cm,有触痛,脾未及。双肾区无叩击痛,双下肢凹陷性水肿。

血常规:RBC $2.7×10^{12}$/L,Hb 70g/L,WBC $3.6×10^9$/L,中性粒细胞 75%,PLT $69×10^9$/L。

尿常规:尿蛋白(++),红细胞(+),比重 1.013,24 小时尿量 350ml。

肾功能:Cr 850.5μmol/L,BUN 50.2mmol/L。

血液生化:TP 58g/L,ALB 26.8g/L,K^+ 5.83mmol/L,Na^+ 130mmol/L,Cl^- 95.4mmol/L,Ca^{2+} 1.85mmol/L。

血气分析:pH 7.30,PaO_2 82mmHg,$PaCO_2$ 30mmHg,CO_2CP 17.5mmol/L,BE —11.2mmol/L。

B 超:双肾体积明显缩小,实质回声增强,未见结石及肾盂积水。

X 线胸片:肺野透亮度降低,双肺肺纹理增多、增粗,肺门影略增大;左心室增大;右侧肋膈角少量积液。

诊断:慢性肾衰竭(尿毒症期),慢性肾小球肾炎。

医生给予小陈静脉滴注抗生素,吸氧,EPO 纠正贫血,控制血压,纠正酸碱、电解质失衡,使用利尿剂消除水肿,并补充必需氨基酸。5 天后拟行血液透析。

【学习要求】

(一) 基础医学

1. 肾脏的解剖结构及血供特点。

2. 肾脏的生理功能,肾小球滤过功能及影响因素,尿液生成的调节。

3. 血压的生理特点、影响因素等。

4. 组织液的生成、水肿的原理。

5. 慢性肾小球肾炎的病因、病理变化和病理分型。

6. 慢性肾衰竭的病理生理基础、分期等。

7. 肾功能检查的意义。

（二）临床医学和护理学

1. 水肿的鉴别诊断。

2. 肾小球疾病的分类。

3. 慢性肾小球肾炎的诊断标准及治疗原则。

4. 导致慢性肾小球肾炎肾脏损害加重的因素。

5. 慢性肾衰竭的临床分期、诊断标准及治疗原则。

6. 水、电解质及酸碱失衡的类型及处理。

7. 慢性肾炎、慢性肾衰竭的护理措施和健康指导。

8. 透析的原理、适应证及护理措施。

（三）人文社会科学

1. 慢性肾病的现状与流行趋势　慢性肾炎病情迁延，缓慢进展，最终将发展至慢性肾衰竭。以慢性肾衰竭为主的慢性肾脏病已经成为威胁人类健康的全球性公共卫生问题，患病率日益增高。自 1980 年以来，世界范围内需肾脏替代治疗的终末期肾病病人显著增加，不同国家、地区导致终末期肾病的基础疾病各不相同。在西方，糖尿病肾病是导致终末期肾病的首位原因，而我国排首位的是肾小球肾炎。如何早期发现慢性肾炎并采取有效措施延缓其进展，维持一定的肾功能，避免发展成为慢性肾衰竭成为当务之急。早期发现、及早干预，是治疗慢性肾脏病、延缓肾功能恶化、减少不良预后的关键。

2. 根据慢性肾炎及慢性肾衰竭在我国的发病状况，讨论在我国目前的医疗卫生体制下如何更有效地延缓慢性肾脏疾病肾功能减退的速度，如何延长慢性肾衰竭病人的生存时间、提高其生存质量（健康宣教和生活方式改变对预后的影响）。

（四）主要参考材料

1. 生理学　尿液的生成和排出。

2. 病理生理学　水肿、肾功能不全。

3. 病理学　泌尿系统疾病。

4. 诊断学　相应章节。

5. 内科护理学　肾小球疾病病人的护理，慢性肾衰竭病人的护理。

6. 内科学　肾小球肾炎、慢性肾衰竭。

（程　艳）

第二节　泌尿系统常见诊疗技术及护理

一、血液透析

血液透析（Hemodialysis，HD）是血液净化技术最常用的一种。将病人血液与含有一定化学成分的透析液分别引入透析器内半透膜的两侧，利用半透膜原理，通过扩散、对流作用，将体内各种有害以及多余的代谢废物和过多的电解质移出体外，达到净化血液、纠正水电解质紊乱及维持酸碱平衡的目的。

【血液透析原理】

　　血液透析装置包括透析器、透析机、透析供水系统、透析管道等(图1-4-1)。其中透析器,又称人工肾,是血液透析物质交换的场所,由半透膜和支撑材料组成。目前最常用的是中空纤维型透析器,中空纤维即透析膜,孔隙纤维腔内供血液通过,腔外为流向相反的透析液。透析膜的面积、厚度、孔径大小等会影响透析的效果,血流量和透析液流量也可影响透析效果。血液中尿素氮、肌酐、K^+、H^+、磷酸盐等可弥散进入透析液中,而病人所需的HCO_3^-等从透析液弥散到血液中得到补充。透析机与透析供水系统,即透析液配制供应装置及透析监测系统。透析机按一定比例稀释浓缩的透析液以达到生理要求,按设定温度和流量供应透析液,通过透析液一侧的负压实现预定脱水量,用血泵维持血流量,用肝素泵调节肝素用量。同时,透析机对以上各项功能的参数具有监护功能。

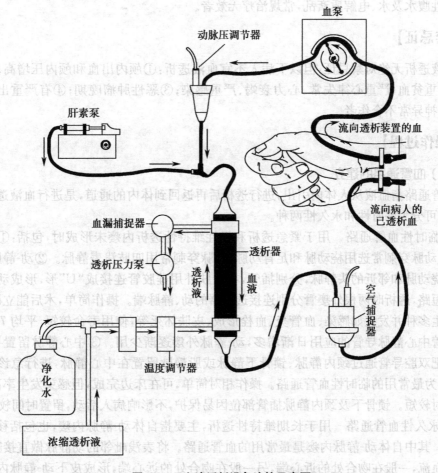

图1-4-1　血液透析设备连接示意图

【适应证】

　　1. 急性肾衰竭　①无尿或少尿48小时以上,伴有高血压、水中毒、肺水肿、脑水肿之一者;②BUN≥35.7mmol/L 或每日升高>10.7mmol/L;③Scr≥530.4μmol/L;④血钾≥

6.5mmol/L;⑤代谢性酸中毒,二氧化碳结合力<15mmol/L,药物纠正无效。

2. **慢性肾衰竭**　一旦慢性肾衰竭病人的内生肌酐清除率下降至 10ml/min 以下,开始出现尿毒症症状时应开始透析。另外,当发生严重并发症,如代谢性酸中毒、急性左心衰竭、高钾血症可提前开始透析。糖尿病肾病、结缔组织病肾病、高龄及儿童病人亦建议提前透析。

3. **急性药物或毒物中毒**　凡能够通过透析膜而被析出且毒物剂量不大、作用速度不太快的药物或毒物中毒可进行透析,应争取在服毒后 8～16 小时以内进行。以下情况应行紧急透析:①经常规方法处理后,病情仍恶化,如出现昏迷、反射迟钝或消失、呼吸暂停、难治性低血压等;②已知进入体内的毒物或测知血液中毒物浓度已达致死剂量;③正常排泄毒物的脏器因有原发疾病或已受毒物损害而功能明显减退;④合并肺部或其他感染。

4. **其他**　难治性充血性心力衰竭和急性肺水肿的急救;肝胆疾病,如肝功能衰竭、肝硬化顽固性腹水及水、电解质紊乱,常规治疗无效者。

【禁忌证】

血液透析无绝对禁忌证,但以下病人不宜血液透析:①颅内出血和颅内压增高;②严重休克、严重贫血、严重心律失常、心力衰竭、严重感染;③恶性肿瘤晚期;④有严重出血危险者;⑤精神异常不合作者。

【操作过程】

(一) 血管通路的建立

血管通路指血液从人体内引出,进行透析后再返回到体内的通道,是进行血液透析的必要条件,可分为临时性和永久性两种。

1. **临时性血管通路**　用于紧急透析和慢性维持性透析内瘘未形成时,包括:①血管直接穿刺,动脉穿刺常选用桡动脉和足背动脉,静脉穿刺常用四肢浅表静脉。②动-静脉外瘘,常选用桡动脉和邻近的头静脉,分别插管,在皮肤外用硅胶管连接成"U"形,形成动脉和静脉间的短路,透析时两根外瘘管分别连接透析器的动、静脉端。操作简单,术后能立即使用,但易发生多种并发症如感染、血管炎、血栓形成、皮肤坏死等,使用寿命较短,平均 7～10 个月。随着中心静脉导管的应用日渐增多,动-静脉外瘘逐渐少用。③中心静脉留置导管,经皮穿刺把双腔导管通过颈内静脉、锁骨下静脉或股静脉留置在中心静脉,进行急诊血液透析,已成为最常用的临时性血管通路。操作相对简单,可在床边完成,但感染发生率高,使用时间相对较短。锁骨下及颈内静脉插管部位因易保护,不影响病人活动,留置时间较长。

2. **永久性血管通路**　用于长期维持性透析,主要指自体动-静脉内瘘,也包括移植物血管内瘘。其中自体动-静脉内瘘是最常用的血管通路。将表浅毗邻的动静脉做直接吻合,形成两股血流,一股在吻合处的近心端,另一股在吻合处的远心端,形成皮下动-静脉内瘘。常用桡动脉与头静脉、肱动脉与头静脉等。优点是感染和血栓发生率较临时血管通路少,病人活动不受限制,使用时间长。缺点是手术复杂,手术 4 周后才能使用,且每次透析都需要穿刺血管,可发生皮下血肿、血栓、感染、动脉瘤等。

(二) 药品准备

包括透析用药(生理盐水、肝素、5%碳酸氢钠)、急救用药、透析液等。其中肝素使血液在透析器和透析管路中保持流动状态,是最常用的抗凝剂。它的不良反应有出血倾向、脂类代谢紊乱、骨质疏松、过敏性休克、血小板减少等。对于不同病人遵医嘱采用不同剂量和方法的肝素化。

1. 常规肝素化 即全身肝素化,适用于无出血倾向和无显著的脂质代谢和骨代谢异常的病人。首次肝素按 0.5mg/kg 剂量于透析前 10 分钟从瘘管的静脉端注入,维持量 10～20mg/h(根据部分凝血活酶时间 APTT 变化而定)。透析结束前半小时停用。

2. 小剂量肝素化 适用于有出血倾向、心包炎的病人。首次剂量约 0.2mg/kg,维持剂量每小时 0.2mg/kg,直至透析结束。

3. 低分子肝素 低分子肝素是从肝素分离或降解而来,其半衰期长,抗凝作用强,对活化凝血时间、部分凝血活酶时间影响小,对伴出血倾向病人应用较多。透析开始给予 60～80U/kg 静脉注射,透析过程无需追加剂量。

4. 无肝素透析 适用于有明显出血、高危出血倾向的病人。先用肝素 100mg 加入500ml 生理盐水闭路循环半小时,使用前排尽肝素的预冲液,再用无肝素生理盐水预冲,透析时每 15～30 分钟用 100ml 生理盐水冲洗管路 1 次。

(三)透析操作过程

1. 病人准备后,检查通路完好并开机,连接管路和透析器。

2. 保持静脉端向上做预冲,使透析器膜内预冲方向从动脉端向静脉端,确保血液和透析液侧空气的清除,血泵速度 100～150ml/min,排气后,接上透析液接头,关闭旁路。

3. 双手轻拍翻动透析器排气。

4. 再将透析器接通透析液,使透析器腔充满透析液。

5. 内瘘穿刺,静脉端肝素化。

6. 调节透析机治疗时间、超滤量等参数。

7. 连接动静脉与管路,调节血泵速度,打开肝素泵,开始透析。

【护理】

1. 操作前护理

(1)相关检查项目:长期透析病人需监测以下指标:血常规、肝肾功能、电解质、血糖、血脂等。还需了解病人的生命体征、有无水肿、有无出血倾向、体重及体重增长情况。检查血管通路是否通畅,局部有无感染、渗血、渗液情况。

(2)心理准备:向病人介绍透析的有关知识及术中配合要求,消除恐惧心理,取得配合。

2. 透析过程中的护理

(1)严密监测生命体征及透析各项监测指标,及时发现病人不适及并发症。

(2)穿刺血管动作轻巧,定时协助病人翻身,维持病人舒适。

(3)准确记录透析时间、脱水量及肝素用量等。

(4)预防及处理并发症

1)低血压:是常见并发症之一,多见于老年、女性病人。表现为恶心、呕吐、胸闷、面色苍白、出汗、意识改变等,可能跟超滤水分过多、过快、血容量不足、心源性休克、过敏反应有关,也可见于病人自主神经功能紊乱、服用降压药、对醋酸盐透析液不耐受。预防及处理措施包括:避免透析前服用降压药,透析期间只可少量进食;对醋酸盐不耐受者改为碳酸氢盐透析液;立即减慢血流速度,协助平卧,抬高床尾,吸氧;在血管通路中输注高渗葡萄糖溶液、生理盐水、碳酸氢钠、林格液等;监测血压变化,必要时加用升压药,若无效则停止透析。

2)失衡综合征:发生在透析中或透析后的以精神神经症状为主的临床综合征,多发生在严重氮质血症病人刚开始接受透析时,主要表现有头痛、烦躁不安、恶心、呕吐、血压升高,严重者可出现视物模糊、抽搐、昏迷甚至死亡。可能是血液透析后病人血中代谢产物下降速度快,而肌酐、尿素氮等通过血脑屏障较缓慢,导致渗透压不同,引起脑水肿、颅内压升高,以及血液与脑脊液氢离子浓度差等引起的一系列中枢神经系统症状。预防及处理措施:最初几次透析时间应短,脱水速率不宜快;血清尿素氮下降水平控制在 30%～40%;适当提高透析液钠浓度和葡萄糖浓度;减慢血流速度,卧床休息,吸氧;静脉滴注葡萄糖、右旋糖酐、新鲜血液等,再酌情对症处理,如降颅压、镇静药等。

3)透析反应:常于透析后 5～30 分钟发生,部分迟发至 1 小时左右,出现畏寒、发热、头晕、头痛、恶心、呕吐、皮肤瘙痒、荨麻疹等,重者可呼吸困难甚至休克死亡;部分病人透析前情绪紧张。预防及对症处理:吸氧、抗组胺药物等对症处理;还需做好心理护理,刚开始透析时间宜短,逐渐过渡,第 1 次 2 小时左右,后逐渐延长,经 1～2 周诱导,可进入规律透析。

4)其他:如心律失常、心包炎、心脏压塞、心力衰竭、出血、发热等。

3. 透析后护理

(1)穿刺部位压迫止血,对动-静脉瘘进行适当处理,维持清洁干燥,嘱病人做各种活动时均应小心,衣着勿过紧,外瘘管勿扭曲、受压、脱开,注意瘘管处有无渗血、出血、局部红肿及分泌物。勿在瘘管所在肢体上输液、测血压等,以防止阻塞。

(2)测量并记录生命体征、体重、出入液量,了解透析效果及病情控制情况。

(3)根据透析次数及间隔时间的长短和透析液的组成等来调整饮食,给予低盐、低钾、高维生素、适量蛋白和充足热量的饮食。蛋白质 1～1.2g/(kg·d),其中优质蛋白质占 50% 以上;热量至少 146.5kJ/(kg·d)[35kcal/(kg·d)]才能满足机体活动和治疗的需要;适量的蔬菜及水果以避免摄入过多钾,应补充维生素 B_1、维生素 B_6、叶酸等。还需控制液体的摄入量,每天饮水量一般相当于前 1 天尿量＋500ml 水。

二、腹膜透析

腹膜透析(peritoneal dialysis,PD)是利用人体腹膜作为半渗透膜,通过重力作用将配制好的透析液灌入病人的腹膜腔并停留一段时间,借助腹膜两侧存在的溶质浓度梯度差和渗透梯度差进行水和溶质的交换,反复更换透析液,以达到清除体内代谢产物、毒性物质及纠正水、电解质平衡紊乱的目的。常用的腹膜透析方法有间歇性腹膜透析(IPD)、持续性非卧床腹膜透析(CAPD)、持续循环腹膜透析(CCPD)等。目前以双联袋可弃式"Y"形管道系统的持续性非卧床腹膜透析应用最广泛。

【腹膜透析原理】

腹膜是覆盖在腹腔内壁及大部分腹腔脏器上的一层膜状组织,具有分泌、吸收、扩散和渗透作用,是一种半渗透的生物膜。利用简单的外科手术将一条柔软、可弯曲的管子(称为腹膜透析导管)经由腹壁插入腹腔中,一端留在腹腔内,中间一段埋在皮下,另一端留在腹壁外面。这根导管是提供透析液进出腹腔的通路,一般成人的腹腔可轻易地容纳 2000ml 的透析液。

【适应证】

同血液透析。

如有下列情况应优先考虑腹膜透析：①高龄、有心脑血管疾病或心功能较差者；②建立血液透析血管通路困难者；③凝血功能障碍、有明显出血倾向不能行血液透析全身肝素化者；④尿量较多者，腹膜透析更有助于维持尿量、保护残余肾功能。

【禁忌证】

1. 绝对禁忌证　腹膜有严重缺损；腹膜广泛粘连或纤维化；弥漫性腹腔感染。
2. 相对禁忌证　腹部手术 3 天内，腹腔有外科引流管；腹腔有局限性炎性病灶；腹部疝未修补；晚期妊娠、腹内巨大肿瘤及巨大多囊肾；硬化性腹膜炎、肠梗阻、肠麻痹；严重的全身性血管疾病导致腹膜滤过功能降低；不能合作者或有精神病者。

【操作过程】

1. 透析液准备　透析液可临时自行配制或使用商品化透析液。主要有以下几部分组成：①以葡萄糖维持渗透浓度，一般用 1.5% 葡萄糖腹膜透析液作为基础，若需增加体内水分清除，可采用 2.5% 葡萄糖。除非严重水肿或急性肺水肿，否则应尽量避免使用高浓度葡萄糖透析液，以免过度脱水，引起严重高糖血症或因高糖刺激腹膜导致腹膜丧失超滤功能。②以乳酸盐为碱基，维持腹膜透析液 pH 值 5.0～5.8，进入体内后经肝脏代谢为碳酸氢根离子，用来纠正酸中毒。③电解质浓度与正常血浆相近，可根据临床要求调整。④透析前检查透析液有效期、容量，液体有无浑浊、杂质、渗漏等。将透析液干燥加热至 37℃ 备用。

2. 腹腔插管　常用的腹膜透析导管置入方式分为手术法、穿刺法和腹腔镜法等三种，其中最常用的是手术法置管。用套管针在腹膜透析管体表定位处穿刺，然后通过套针将透析管送入腹腔直肠膀胱窝中，或手术分层切开腹膜，将腹膜透析管插入直肠膀胱窝中，即将透析导管末端置于腹腔最低处。对慢性肾衰竭需作长期腹膜透析者，可在腹壁下做一隧道，并用带涤纶套的腹膜透析管通过隧道穿出皮肤外，以助固定。一般于置管 2 周后进行腹膜透析，如病情需要也可于第 2 天尝试进行卧位或半卧位下腹膜透析治疗。

3. 腹膜透析　首先悬挂腹膜透析液，高于病人腹部 50～60cm，将引流袋置于低于病人腹部 50～60cm 的位置，夹闭入液管路。然后左手同时持短管和双联系统接口，右手拉开接口拉环弃去，取下短管的碘伏帽弃去，迅速将双联系统与短管相连，连接时将短管口朝下，旋拧外管路至与短管完全密合。接着，打开短管开关，保持接口处无菌，开始引流，同时观察引流液是否浑浊，引流完毕，关闭短管开关。再折断腹膜透析液出口塞，打开入液管路夹子，冲洗时间为 5 秒钟，约 30～50ml 冲洗液被引入引流袋，夹闭出液管路。最后打开短管开关使新的透析液灌入病人腹腔，灌注结束后关闭短管开关，夹闭入液管路。取一次性碘伏帽，将短管与双联系统分开，将短管口朝下，旋拧碘伏帽至完全闭合，将短管妥善固定。每次换液约 30 分钟，每日 3～4 次，每次用透析液 1500～2000ml（图 1-4-2）。

【护理】

1. 操作前护理　帮助病人了解腹膜透析过程、术中配合要求及术后注意事项；保持情绪稳定；透析前排空膀胱。

2. 操作中护理

(1)观察引流袋内引流液情况，并称重，记录生命体征、体重，透析液进出腹腔的时间、液量，透析液的颜色、性状等。如果引流量与灌入量相差太多，引流液浑浊，病人有发热、腹痛，应及时通知医生。

(2)操作中注意严格无菌操作；灌注时速度应慢，透析液温度适宜；排液不畅时，应检查管路有无打折、堵塞、漂浮。

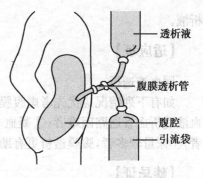

图 1-4-2　腹膜透析示意图

3. 操作后护理

(1)饮食护理：由于腹膜透析会丢失大量的蛋白质和氨基酸，应通过饮食补充。蛋白质摄入量为 1.2～1.5g/(kg·d)，其中 50% 为优质蛋白；水的摄入量根据每日的出量调整，约为 500ml＋前 1 天的尿量＋前 1 天腹膜透析超滤量。

(2)腹膜透析装置的护理：观察透析管出口处有无渗血、漏液、红肿等，一经发现，及时报告医生处理，敷料随湿随换；病人不可盆浴，淋浴前妥善保护导管及出口，淋浴后注意擦干消毒后重新包扎，保持导管及出口处清洁干燥。

(3)常见并发症的观察与护理

1)透析管引流不畅：为常见并发症，原因有导管移位、受压或扭曲；被纤维蛋白、血块或大网膜脂肪堵塞；肠腔或腹腔气体过多；透析后肠粘连等。处理方法：可变换体位或取半卧位；排空膀胱；按摩腹部；服用导泻剂或灌肠，促使肠蠕动；将盐水、肝素或尿激酶溶液注入透析管内，并留置 30～60 分钟，使堵塞导管的纤维块溶解；如以上处理无效，可在严格消毒下，送入硬质透析管内芯，疏通透析管或调整导管位置；无法复通者，应重新植入透析管。

2)腹膜炎：为最严重的并发症，以细菌性腹膜炎多见，病原体常为革兰氏阳性球菌。由于手术操作时污染、胃肠道炎症、腹膜透析管出口处感染及透析液污染等引起，表现为腹痛、寒战、发热、透析液浑浊等。腹膜炎可引起蛋白严重丧失，腹膜粘连、增厚，导致腹膜透析失效，导管堵塞，甚至危及生命。处理方法：用 2000ml 透析液连续冲洗 3～4 次；选用合适的抗生素，如甲氧苯青霉素、头孢菌素或氨基糖苷类，可加入透析液中也可全身应用，并增加透析次数。一般经数日至 1 周可得到控制。若 2～4 周感染仍无法控制，病情日趋严重或有腹腔真菌感染者，则应考虑拔除透析管，改用其他透析疗法。

3)腹痛、腹胀：高渗性透析液、透析液温度过低或过高、腹腔注入液量过多或进入空气过多、透析液 pH 值不当、腹腔感染、导管移位刺激等均可引起腹痛。在处理上应去除原因，并在透析液中加入 1%～2% 普鲁卡因 3～10ml，无效时酌减透析次数。

三、经皮肾穿刺活组织检查术

经皮肾穿刺活组织检查术简称肾穿刺活检术，是目前国内外应用最广泛的肾活检方法，指应用肾穿针经背部皮肤，选定穿刺点刺入活体肾组织，取出少量肾组织进行病理学分析。该技术对各种原发、继发或遗传性肾脏疾病的病理诊断、发展转归、治疗及判断预后有重要意义。

【适应证】

1. 原因不明的肾实质疾病。

2. 原发性肾病综合征,可依据肾穿病理报告判断病情严重程度,制订治疗方案。

3. 原因不明的蛋白尿、血尿,或具有家族发病倾向的肾脏疾病,为了不延误治疗,也应及时做肾穿刺检查。

4. 全身免疫性疾病伴有肾脏损害者。

5. 鉴别肾移植的排斥反应。

【禁忌证】

1. 有明显出血倾向或有其他脏器的严重病变,如中重度高血压、严重贫血、过度肥胖合并心力衰竭等。

2. 精神病或不配合者。

3. 终末期肾衰竭者。

4. 肾脏存在感染病灶,如肾脓肿、肾结核或活动性肾盂肾炎等。

5. 肾肿瘤或肾动脉瘤、多囊肾、孤立肾等也不宜进行肾穿刺。

【操作过程】

1. **体位** 病人取俯卧位,腹下垫枕头使肾脏顶向背侧。

2. **穿刺部位** 一般选择右肾下极为穿刺点。约第1腰椎水平,第12肋缘下0.5～2cm,距脊柱中线6～8cm。B超定位更为准确。

3. **穿刺方法**

(1)常规消毒皮肤,局部麻醉。

(2)于病人吸气末,屏气时,用探针试穿,刺入肾周脂肪囊直达肾被膜(过脂肪囊壁有穿透感,达肾被膜时能有顶触感,此时针应随呼吸同步运动),测皮肤与肾的距离,记下针刺深度,拔针。

(3)嘱病人吸气末屏气,在B超引导下参考腰椎穿刺针所测深度,将穿刺针刺入脂肪囊达肾被膜,观察肾脏上下极随呼吸移动的情况,当肾脏下极移到穿刺最佳的位置时,再令病人屏气,立即快速将针刺入肾脏3cm左右取组织,并迅速拔出,嘱病人正常呼吸。

(4)压迫穿刺点5分钟以上,再次消毒,覆盖无菌纱布以胶布固定。将取出的组织固定送检。

【护理】

1. 术前护理

(1)详细向病人介绍肾穿活检术的方法及目的、检查的必要性及安全性,操作过程中的配合方式,解除病人的心理负担,耐心解答病人提出的疑问,增强病人的信心。

(2)询问病人病史,特别是注意有无出血性疾病;全面体检,排除出血性疾病、全身感染性疾病及心脏疾病;检查是否有肾下垂;检查出凝血时间、凝血酶原时间及肝、肾功能情况;B超了解肾脏的大小、位置及活动度。

(3)指导病人行呼吸屏气训练：俯卧位，平静呼吸、吸气末屏气，持续至少 30 秒，使肾脏下移及固定，减少肾脏的损伤；练习卧床排尿，以防止术后不习惯床上排尿而引起尿潴留。

(4)穿刺前必须停用抗凝药，有出血倾向者根据医嘱术前 3 天可口服或肌内注射维生素 K_1。

(5)术前清洁肾区皮肤，术前晚不食牛奶等产气食物，术日晨禁食。穿刺前排空大小便。

(6)用物准备：肾穿刺包(无菌纱布、无菌镊子、注射器、盛有 1‰甲醛或戊二醛的小容器、无菌手套、洞巾、穿刺针、2％利多卡因)、胶布、棉签、75％酒精、2％碘酒、腹带、沙袋、垫枕及止血药物。

2. 术中配合

(1)协助病人俯卧，腹下垫一厚 10cm，长 50～60cm 的枕头，双臂前伸，头偏向一侧。

(2)穿刺区消毒、铺巾，协助医生局部麻醉。

(3)行 B 超穿刺定位及局麻时，可与病人交谈，转移注意力。在肾穿刺瞬间协助病人屏气，保证穿刺成功。

(4)安慰病人，使病人解除紧张情绪，配合穿刺。严密监测心率、心律、呼吸及血压的变化，观察病人穿刺中有无疼痛等不适情况，发生异常立即通知医生。

(5)术后穿刺点覆盖无菌纱布并按压 5～10 分钟，胶布固定，协助医生加压包扎，束以腹带，协助取平卧位，平车送回病房。

3. 术后护理

(1)术后绝对卧床 24 小时，避免因移动引起伤口出血；鼓励病人多饮水，每日 2000～3000ml 左右，以利排尿，防止血凝块堵塞。

(2)术后心电、血压监护，严密观察生命体征变化，每 30 分钟测血压、脉搏，4 小时后平稳可停止测量；必要时查尿常规，观察有无持续性肉眼血尿、有无穿刺部位疼痛、渗血渗液、血压下降等，如出现上述情况行床旁 B 超明确诊断并及时处理。

(3)做好卧床期间生活护理，特别是尿潴留时的排尿护理。

(4)术后常规应用抗生素及止血药，预防感染和出血。

(5)肾穿术后 48 小时复查双肾 B 超了解有无肾周血肿。

(6)无明显血尿及腰痛者，术后 6 小时可床上翻身，移除沙袋，24 小时可解除腹带，下床活动，但应避免剧烈活动。术后 3 天内不能淋浴或盆浴，以避免伤口感染。术后 2 周避免弯腰、转腰等腰部用力的动作以免伤口再度出血。

(程　艳)

第五章 | 血液系统疾病病人的护理

第一节　血液系统疾病 PBL 病例

"不幸中的万幸"
（白血病异基因造血干细胞移植）

🎯 **学习目标**

1. 掌握白血病病人的临床表现、常用化疗药物毒副作用及处理。
2. 熟悉急性白血病的骨髓象及治疗原则。
3. 了解白血病分类、病因及发病机制。
4. 学会运用护理程序对白血病病人进行护理。
5. 能够熟练地为白血病病人进行健康指导。

第一部分

2012 年 2 月,38 岁的牛女士感到胸口及背部不适,伴发热、胸闷气短,自己觉得可能是感冒了,于是在家服用"感冒灵颗粒(999 感冒灵)"和"银翘解毒片",但症状未见好转。可是正值春节来临,牛女士觉得手头的活儿还有很多没有做完,不愿到医院就诊,遂到家附近的社区诊所,医生给予"复方氨林巴比妥注射液(安痛定)"2ml、"柴胡注射液"4ml 肌内注射并给予"甲硝唑"、"牛黄解毒片"口服 2 天,慢慢体温降至正常,胸闷气短等症状好转。

第二部分

春节假期结束后,牛女士又立即投入到紧张繁忙的工作中,她是一名印刷厂的工人,每天还要照顾丈夫和儿子的饮食起居。2012 年 3 月初,牛女士觉得越来越难以支撑,胸部疼痛难忍,伴胸闷、气短、畏寒、咽痛、牙龈肿痛不适,咳嗽、咳少量白痰,自测体温 37.5℃,一日早上刷牙后出现牙龈渗血,不能自止,遂到医院就诊,医生建议进行血常规检查。检查结果回报:血红蛋白 78g/L,白细胞 145.4×10⁹/L,血小板 16×10⁹/L,医生建议牛女士住院进行进一步诊断及治疗。

第三部分

医生向牛女士详细询问了既往史、个人史和家族史。牛女士一向身体健康,但是近2个月来经常觉得疲劳、胸口及背部不舒服,以为是工作劳累、家庭负担重,并未在意。她以往无高血压、糖尿病病史,无病毒性肝炎、结核病、细菌性痢疾、伤寒等传染病史,无血液系统疾病相关病史。丈夫及女儿身体均健康。

第四部分

入院后,医生对牛女士进行了细致的体格检查和各项辅助检查。

体格检查:T 36.3℃,P 80次/分,R 22次/分,BP 120/70mmHg。贫血貌,全身皮肤散在少量出血点,全身浅表淋巴结未触及肿大,胸骨压痛,双肺底可闻及散在湿性啰音,肝肋下2指,脾肋下未触及。

血常规:白细胞计数 $114.1×10^9$/L,血红蛋白60g/L,血小板 $15×10^9$/L。

血清电解质:K^+ 3.4mmol/L,Na^+ 130.8mmol/L,Cl^- 90.9mmol/L,Ca^{2+} 1.96mmol/L。

粪便隐血试验(OB、免疫法):潜血,阳性。

出凝血检查:凝血酶原活动度114.0%,国际标准化比值(INR)0.93,凝血酶原比率0.94,活化部分凝血酶时间37.3秒,活化部分凝血酶比率1.10,凝血酶时间16.0秒,凝血酶比率0.94,凝血酶原时间12.5秒,纤维蛋白原降解产物 $1.1\mu g$/ml,D二聚体 $0.1\mu g$/ml,抗凝血酶Ⅲ116%,纤维蛋白原2.83g/L。

双肺胸片提示:双肺弥漫性斑片状渗出。

第五部分

医生告诉牛女士为了明确诊断,还要通过骨髓穿刺术进行骨髓检查。牛女士觉得自己病情也不严重,就是因为劳累患病,而且惧怕穿刺,立即拒绝做此项检查。后来主管护士小李找牛女士耐心解释该项检查的必要性和重要性,取得了牛女士的信任和配合,终于在第2天上午10时40分局部浸润麻醉下顺利进行了骨髓穿刺术,抽取骨髓液0.1ml涂片6张送检,并抽取10ml骨髓液送检染色体、免疫分型及基因检查。医生嘱咐牛女士术后多卧床休息,避免剧烈活动,防止伤口感染,穿刺处疼痛是暂时的,不会对身体有影响。经常观察穿刺处有无出血,如果有渗血,应立即找医生或护士。

第六部分

医生告诉牛女士,根据目前的表现及检查结果,考虑"急性白血病"。但因骨髓穿刺、免疫分型等结果仍未回报,还不能明确疾病诊断及分型。牛女士一听犹如晴天霹雳,虽说自己不懂医学知识,但是"白血病"三个字,她还是听过的。当时,牛女士黯然流泪,对着医生说:"我自己什么都不怕,就是担心我的孩子和丈夫。"

牛女士的丈夫和女儿从医院了解了情况,得知此病的死亡率高而且治疗费用极高,当时,对牛女士来说,生存真的是一种奢望。护士小李主动找家属进行心理疏导,告知白血病虽然预后较差,但是只要及时治疗,就有机会康复。女儿站在妈妈的面前,想哭却不能哭出来,反而微笑着安慰妈妈,女儿脸上的笑容像春风吹过牛女士的心底,让她重燃生存的希望。

第七部分

在亲友的支持下，牛女士很快变得坚强起来，积极配合治疗。医生说目前牛女士的病情还是很严重的：白细胞很高，合并"高白细胞淤滞症"，给予羟基脲等降低肿瘤负荷的治疗；血小板又低于 20×10^9/L，随时有颅内出血的可能；病人肺部病变，考虑白细胞淤滞肺部合并肺部感染。医生向牛女士及她的丈夫交代病情，他们表示全力配合医生的治疗。

经过积极治疗，3 天后牛女士觉得胸闷气短、头痛症状明显好转，胸骨压痛减轻，双肺呼吸音粗，湿啰音较前明显减少。

骨髓穿刺结果：①骨髓细胞特征：骨髓增生明显活跃。粒系、单核系异常增生。粒系占有核细胞的 25.5%，其中原粒细胞＋早幼粒细胞占 14.5%，嗜酸粒细胞占 10.0%，单核细胞占 63.0%，其中原、幼单核细胞占 61.5%。红系受抑制。淋巴细胞、单核细胞形态如常。巨核细胞偶见，血小板少见。POX（＋）。②结合外周血细胞形态：原始细胞 70%，血小板少见。实验室诊断：AML-M_4EO。

骨髓染色体核型分析：未见异常染色体克隆，所分析的核型均为正常女性核型。融合基因筛查报告显示：MLL/AF6、AML1/ETO、dupMLL、PML/RARα 等融合基因（－），HOX11 融合基因（＋）。

免疫分型显示：原始向髓系延伸的分布区域可见异常细胞群体，约占有核细胞的 90.5%，主要表达 HLA-DR、CD11b、CD13、CD15、CD33、CD38、CD64、CD123、MPO。淋巴系增殖受抑制。提示为异常髓系增殖，AML 可能性较大。

最终，牛女士被确诊为"急性髓系白血病 AML-M_4EO"，拟于第 2 日给予"IA"（去甲氧柔红霉素＋阿糖胞苷）方案化疗。

第八部分

牛女士化疗的第 1 天，整个化疗过程进行顺利，总输液量约 3000ml，护士小李经常到病房巡视病人，很关心地问牛女士有没有恶心、呕吐等表现，时不时观察心电监护。

化疗第 7 天，牛女士的精神差，不思饮食，休息欠佳，同时还有恶心、呕吐。血常规示：白细胞计数 1.6×10^9/L，中性粒细胞 0.5×10^9/L，血红蛋白 76g/L，血小板计数 23×10^9/L。医生叮嘱白细胞计数较低，粒细胞缺乏，已有呼吸道感染，继续抗感染治疗。护士小李嘱牛女士加强个人防护，漱口、坐浴，预防感染加重，减少活动，吃一些稀饭等易消化软食，预防出血及感染的发生。小李很敏锐地发现牛女士的变化，她变得越来越沉默寡言，也不爱和家人、病人们沟通。于是护士小李下班后就和牛女士拉起家常，谈到她的病情，原来牛女士担心钱花了，病却没有太大的起色，这两天自己感觉也很难受。护士小李谈到白血病虽然难治，但目前治疗方法发展快、效果好，应该树立信心，而且长期情绪低落、焦虑及抑郁等可致内环境失调，引起食欲减退、失眠及免疫功能下降使病情加重，然后还帮助牛女士用娱乐疗法、放松疗法进行自我心理调节，顺利地帮助她渡过了又一个难关。

第九部分

化疗后第 7 天，牛女士的双下肢有散在出血点，血小板计数 12×10^9/L，骨髓抑制明显，随时有颅内出血的危险，紧急联系血小板输注，反复嘱咐牛女士制动，进食易消化食物，保持大便通畅,避免情绪激动。经积极输血、抗感染、加强对症支持治疗后,牛女士病情逐渐好转。

化疗后第 15 天,主管医生再次对她进行了系统的检查,生命体征平稳,神志清楚,精神尚可,全身皮肤及黏膜苍白,浅表淋巴结未触及肿大,胸骨无压痛,双肺呼吸音清,未闻及干湿性啰音,肝脾未触及。血常规:白细胞计数 $3.2 \times 10^9/L$,血红蛋白 74g/L,血小板计数 $54 \times 10^9/L$。化疗结束后 20 天,病人骨髓抑制期结束,白细胞、血小板已明显上升,给予甲氨蝶呤 10mg＋阿糖胞苷 50mg＋地塞米松 10mg 鞘内注射以预防"中枢神经系统白血病"的发生。鞘内给药后护士小李嘱牛女士去枕平卧 6～8 小时,若有恶心、呕吐、头痛等不适,随时呼叫她。

第十部分

牛女士在医院住了 1 个月有余,想出院回家,主管医生说目前病情较平稳,骨髓检查也达到了完全缓解(CR),在保证血小板上升至安全水平可准予出院。医生向牛女士及其丈夫交代出院后注意事项:避免受凉感染,注意休息,每周复查 2 次血常规,1 周后返院治疗,如果回家后出现发热、乏力、头晕和出血等症状,及时就诊。1 周后,牛秀珍按时回到医院接受巩固强化治疗,行骨髓检查示:AML-M₄EO-CR 骨髓象。行白血病微小残留灶监测示:未见免疫表型明显异常的细胞(残留白血病细胞小于万分之一)。而后给予 2 次大剂量阿糖胞苷巩固强化治疗并积极寻找合适的骨髓供体以进行造血干细胞移植。不幸中的万幸是牛女士与其妹妹配型完全相合,最终,于 2012 年 8 月,牛女士在家人及朋友的支持下来到医院进行异基因造血干细胞移植。

【学习要求】

(一)基础医学

1. 血液的组成。
2. 血细胞的起源及分化。
3. 血细胞分化程度与白血病的关系。
4. 白血病的病因与临床分型。
5. 白血病的血象变化及骨髓细胞学检查。
6. 各类化疗药物的作用机制。
7. 造血干细胞移植的机制。

(二)临床医学和护理学

1. 白血病的鉴别诊断(类白血病反应、再生障碍性贫血等)。
2. 白血病的辅助诊断方法(骨髓检查、CT 检查、心电图检查等)。
3. 白血病的分型及其治疗原则。
4. 白血病化疗中常见的药物不良反应和护理措施。
5. 白血病的护理措施和健康指导。
6. 白血病病人的随访及 5 年生存期。

(三)人文社会科学

1. 白血病的现状与流行趋势 根据国外统计,白血病约占肿瘤总发病率的 3% 左右,是儿童和青年中最常见的一种恶性肿瘤。白血病的发病率在世界各国中,欧洲和北美发病率最高,其死亡率为 3.2~7.4/10 万人口。亚洲和南美洲发病率较低,死亡率为 2.8~4.5/10 万人口。随着分子生物学技术的发展,白血病的病因学已从群体医学、细胞生物学进入分子生物学的研究。尽管许多因素被认为和白血病发生有关,但人类白血病的确切病因至今未明。目前在白血病的发病原因方面,仍然认为与感染、放射因素、化学因素、遗传因素等有关。

2. 根据白血病在我国的发病状况,讨论在我国目前的医疗卫生体制下如何更有效地提高病人的生存时间和生存质量(健康宣教和生活方式改变对预后的影响)。

(四)主要参考材料

1. 生理学 血细胞。

2. 诊断学 视诊(皮肤黏膜)、触诊(胸骨、肝脾、淋巴结)等相关章节。

3. 内科护理学 白血病病人的护理。

4. 内科学 白血病。

(郑 婷)

第二节 血液系统常见诊疗技术及护理

一、造血干细胞移植的护理

造血干细胞移植(hematopoietic stem cell transplantation,HSCT)指对病人进行全身照射、化疗和免疫抑制预处理后,将正常供体或自体的造血干细胞经血管输注给病人,使其重建正常造血和免疫功能。造血细胞包括造血干细胞和祖细胞。造血干细胞具有增殖、多向分化及自我更新能力,维持终身持续造血。造血干细胞移植的方法可概括为:供体的选择→供体的准备→造血细胞的采集→病人预处理→造血干细胞输注。

【造血干细胞移植的分类】

1. 按造血干细胞取自健康供体还是病人自身,HSCT 被分为异体 HSCT 和自体 HSCT。异体 HSCT 又分为异基因移植和同基因移植。后者指遗传基因完全相同的同卵孪生间的移植,供受者间不存在移植物被排斥和移植物抗宿主病(graft versus host disease,GVHD)等免疫学问题。

2. 按造血干细胞的来源不同可分为骨髓移植(bone marrow transplantation,BMT)、外周血干细胞移植(peripheral blood stem cell transplantation,PBSCT)和脐血移植(cord blood transplantation,CBT)。其中 PBSCT 以采集 HSC 较简便,供体无需住院且痛苦少,受者 HSC 植入率高、造血重建快、住院时间短等特点,为目前临床上最常用的方法之一,逐步取代了骨髓移植。

3. 其他 根据供者与受者的血缘关系而分为血缘相关移植、非血缘移植。按人白细胞抗原配型相合的程度,分为 HLA 相合与部分相合。

【适应证】

1. 恶性疾病

(1)白血病:造血干细胞移植治疗急性白血病的疗效高于普通化疗,已得到充分证实。据国外资料报道,第1次完全缓解期(CR₁)的急性髓性白血病(AML)骨髓移植后3年无病生存率为50%左右,而同期化疗病人的3年无病生存率仅为18%~27%。异体造血干细胞移植有可能将慢性粒细胞白血病治愈,实际上也是目前根治慢性粒细胞白血病的唯一方法。移植时机的选择同样很重要,慢性期、加速期或急变期均可行移植术,但以慢性期疗效最佳,无病生存率可达50%~90%,而加速期或急变期进行移植者无病生存率明显下降。应根据病人的年龄和病情选择移植方式。

(2)其他恶性疾病:化疗及放疗对恶性淋巴瘤有较好疗效。但对某些难治性、复发病例或具有高危复发倾向的淋巴瘤可行自体或异体造血干细胞移植。多发性骨髓瘤多建议进行自体造血干细胞移植,但移植不能使骨髓瘤所致的骨质损害恢复正常。

2. 非恶性疾病　急性重型再生障碍性贫血实施异体造血干细胞移植的时机选择与疗效有着密切关系,越早移植疗效越好。一部分骨髓增生异常综合征病人通过异体造血干细胞移植可获得根治,尤其是年轻病人,早期接受移植可获得更佳疗效。此外,先天性免疫缺陷病、地中海贫血及镰形红细胞贫血、阵发性睡眠性血红蛋白尿以及系统性自身免疫性疾病等,都可通过造血干细胞移植防止病情发展、减轻症状。

【护理】

1. 移植前准备

(1)无菌层流室的准备:无菌层流病房具备过滤除菌层流通风(生物净化)装置,为骨髓移植病人提供洁净无菌的休养室,还应配有洁净病房的各附属室,如更衣室、风淋缓冲室、卫生间、治疗室、办公室等。无菌层流病房的设置与应用,是有效预防造血干细胞移植术后病人继发感染的重要保障,能有效地减少感染机会。使用前,室内一切物品及其空间均需经严格的清洁、消毒和灭菌处理,并在室内不同空间位置采样行空气细菌学监测,完全达标后方可允许病人进入。

(2)供者准备:异基因骨髓移植应选择供者,供、受者抽血做组织配型,混合淋巴细胞培养,选择组织相容的亲属为供者来源,移植前2周对供者进行循环采血。

(3)病人准备:病人进入无菌层流室前应做充分的准备。

1)身体准备:①相关检查:移植前应对病人进行全面身体检查,如心、肝、肾功能及人类巨细胞病毒检查。异体移植病人还需做组织配型、ABO血型配型等。检查病人各系统有无感染病灶、传染源及各重要脏器功能,无异常时可入室治疗。请口腔科、眼科、耳鼻咽喉科和外科(肛肠专科)会诊,彻底治疗或清除已有的感染灶,如龋齿、疖肿、痔疮等。②病人肠道及体表清洁处理:入室前3天开始服用肠道不吸收的抗生素;入室前1天剪短指(趾)甲,剃除全身毛发,洁脐;入室当天沐浴后用0.05%氯己定液浸泡擦浴30分钟,特别注意皮肤皱褶处、腋窝、会阴等部位,穿戴无菌衣裤、帽、袜,严格按规定入室。

2)心理准备:向病人解释造血干细胞移植的相关知识、无菌层流室的基本环境和规章制度,减轻病人疑虑和恐惧感。接受造血干细胞移植的病人需单独居住于无菌层流室内半个

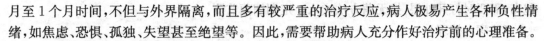

月至 1 个月时间,不但与外界隔离,而且多有较严重的治疗反应,病人极易产生各种负性情绪,如焦虑、恐惧、孤独、失望甚至绝望等。因此,需要帮助病人充分作好治疗前的心理准备。

2. 移植中配合 在无菌层流室进行造血干细胞输注。

(1)骨髓输注的护理:包括异体骨髓的输注和自体骨髓回输。

1)异体骨髓的输注:输注前应用抗过敏药物,如异丙嗪、地塞米松,应用呋塞米,以利尿、预防肺水肿。输注时用无滤网的输液器由中心静脉导管输入,速度要慢,观察 15～20 分钟无反应再调整滴速,100 滴/分左右,一般要求在 30 分钟内将 300ml 骨髓输完,最后的少量(约 5ml)骨髓弃去,以防发生脂肪栓塞。同时经另一静脉通道同步输入适量鱼精蛋白,以中和骨髓液内的肝素,但输注速度不宜过快,以免出现低血压、心动过速和呼吸困难等。在输注骨髓过程中,应密切观察病人的生命体征和各种反应,有无肺水肿、溶血及栓塞,如果发生应立即停止输入,并配合医生做好有关的救治工作。

2)自体骨髓的回输:自体骨髓液在病人进行预处理前采集,采集后加入保护液放入 4℃ 冰箱内液态保存,一般于 72 小时内,待预处理结束后,提前取出于室温下放置 0.5～1 小时复温后再回输给病人。方法同异体骨髓输注。

(2)外周血造血干细胞输注的护理

1)自体外周血造血干细胞的回输:为减少因冷冻剂或细胞破坏所引起的过敏反应,回输前 15～20 分钟应用抗过敏药;冷冻保存的造血干细胞需在床旁以 38.5～40℃ 恒温水迅速复温融化。解冻融化后的干细胞应立即用无滤网输液器从静脉导管输入,同时另一路静脉输等量鱼精蛋白以中和肝素。回输过程中为防止外周血干细胞中混有红细胞而引起的血红蛋白尿,需同时静滴 5% 碳酸氢钠和 0.9% 生理盐水、呋塞米和甘露醇,以维持足够的尿量,直至血红蛋白尿消失。

2)异体外周血造血干细胞输注:异体外周血造血干细胞移植,同异体骨髓移植一样,病人预处理后,再采集供体的外周血造血干细胞,采集后可立即输注给受者。但输注前先将造血干细胞 50～100ml 加生理盐水稀释到 200ml。余与自体外周血造血干细胞回输相同。

(3)脐带血造血干细胞输注:脐带血回输量较少,一般为 100ml 左右,因此要十分注意回输过程中勿出现漏液现象,一般采用微量泵推注。同时密切注意病人心率变化,随时调整推注速度。

3. 移植后护理

(1)无菌环境的保持及物品的消毒

1)对工作人员入室的要求:医护人员入室前应淋浴,穿无菌衣裤,戴帽子、口罩,用快速皮肤消毒剂消毒双手,穿无菌袜套,换无菌拖鞋,穿无菌隔离衣,戴无菌手套后才可进入层流室,每进入 1 间室更换 1 次拖鞋。入室一般 1 次不超过 2 人,避免不必要的进出室,有呼吸道疾病者不能入室,以免增加感染的机会。医务人员入室应依病人病情和感染情况,先进无感染病人房间,最后进感染较重的房间,每进 1 间室必须更换无菌手套、隔离衣、袜套、拖鞋,以免引起交叉感染。

2)病室及物品要求:病室内桌面、墙壁、所有物品表面及地面每天用消毒液擦拭 2 次;病人被套、大单、枕套、衣裤隔天高压消毒;生活用品每天高压消毒。凡需递入层流室的所有物品、器材、药品等要根据物品的性状及耐受性,采用不同方法进行消毒灭菌,无菌包均用双层包布,需要时打开外层,按无菌方法递入。定期细菌监测。

(2)病人护理

1)生活护理:提供无菌饮食,采用双蒸法。各种食物(如饭菜、点心、汤类等)需经微波炉消毒后食用。水果必须经消毒后用无菌刀削皮方可食用。口腔护理,每天 3~4 次;进食前后用 0.05%氯己定、3%碳酸氢钠交替漱口。加强眼、耳、鼻、皮肤、会阴及肛门等部位护理。

2)成分输血的护理:为促进 HSCT 的造血重建,必要时可根据病情遵医嘱输注浓缩红细胞或血小板等成分血。

3)用药护理:入室后病人继续口服肠道不吸收抗生素,药物需用紫外线消毒后服用。在应用细胞刺激因子过程中要注意观察有无发热、皮疹、胸痛、全身肌肉、关节酸痛、头痛等表现,如有异常及时报告医生,给予对症处理。

4)锁骨下静脉导管的护理:每次应用前均应常规检查局部伤口情况,严格执行无菌操作和导管的使用原则,防止导管滑脱与堵塞。导管局部换药每周 2~3 次。可用含 10~100U/ml 肝素的肝素盐水封管;现临床上多采用正压接头,生理盐水封管。

5)心理护理:虽然病人及家属在治疗前已有一定的思想准备,但对治疗过程可能出现的并发症仍有恐惧心理,常造成失眠、多虑等。另外,由于无菌层流室与外界基本隔绝,空间小、娱乐少,病人多有较强的孤独感。帮助病人与家属之间沟通和联系,可隔窗探视、传递书信、使用可视电话等,使病人得到关心,消除孤独感,增强治病信心及增加生活情趣,可以减轻病人的孤独感,提高对治疗的依从性。

6)病情观察:严密观察病人的自觉症状和生命体征,注意口腔黏膜有无变化,准确记录24 小时液体出入量,观察移植后有无并发症表现,如感染、GVHD、出血倾向、肝静脉闭塞病、间质性肺炎等,常见的各种并发症的发生及其护理见表 1-5-1。其他化疗药物的不良反应,详见教材第六章第四节"白血病病人的护理"。

表 1-5-1 造血干细胞移植常见并发症及其护理

并发症	临床特点	护理要点
感染	HSCT 最常见的并发症之一,也是移植成败的关键。感染率高达 60%~80%。感染可发生于任何部位,病原体可包括各种细菌、真菌与病毒。一般情况下,移植早期(移植后第 1 个月),多以单纯疱疹病毒、细菌和真菌感染较常见;移植中期(移植后 2~3 个月),以巨细胞病毒和卡氏肺囊虫为多;移植后期(移植 3 个月后),则要注意带状疱疹、水痘等病毒感染及移植后肝炎等	(1)无菌环境的保持:医护人员入室前应淋浴,穿无菌衣裤,戴帽子、口罩,用快速皮肤消毒剂消毒双手,穿无菌袜套,换无菌拖鞋,穿无菌隔离衣,戴无菌手套后才可进入层流室,以免引起交叉感染病室内桌面、墙壁、所有物品表面及地面每天用消毒液擦拭 2 次,定期细菌监测 (2)病人的无菌护理:提供无菌饮食,采用双蒸法。各种食物需经微波炉消毒后食用。口腔护理,每天 3~4 次;进食前后用氯己定、碳酸氢钠交替漱口。加强眼、耳、鼻、皮肤、会阴及肛门等部位护理
出血	预处理后血小板极度减少是导致病人出血的主要原因,且移植后血小板的恢复较慢。因此病人出血常较重且广泛	(1)每天监测血小板计数,观察有无出血倾向 (2)必要时遵医嘱输注经 25Gy 照射后或白细胞过滤器过滤后的单采血小板

续表

并发症	临床特点	护理要点
GVHD	GVHD 是异基因 HSCT 后最严重的并发症,由供体 T 淋巴细胞攻击受者同种异型抗原所致。急性 GVHD 发生在移植后 100 天内,尤其是移植后的第 1～2 周,又称超急性 GVHD。主要表现突发广泛性斑丘疹、持续性厌食、严重腹泻、黄疸与肝功能异常等。100 天后出现的则为慢性 GVHD,临床表现类似自身免疫性表现,如局限性或全身性硬皮病、皮肌炎、面部皮疹、干燥综合征、关节炎、胆汁淤积等。发生 GVHD 后治疗常较困难,死亡率甚高。单独或联合应用免疫抑制剂(MTX、CsA、ALG 等)和清除 T 淋巴细胞是目前预防 GVHD 最常用的两种方法	(1)遵医嘱正确应用各种治疗药物,如环孢素、甲氨蝶呤、糖皮质激素等,并要注意各种药物不良反应的观察 (2)输注各种血液制品时,必须在常规照射等处理后执行 (3)密切观察病情变化,如自觉症状、生命体征、皮肤黏膜、大小便性质及其排泄情况,及早发现 GVHD 并配合做好各种救治工作 (4)严格执行无菌操作

总之,HSCT 的成功开展使很多病人长期存活,部分病人移植后复发,自体 HSCT 的复发率较高,多发生在移植后 3 年内,复发者治疗较困难,预后也较差。大多数存活者身心健康状况良好,能恢复正常的工作、学习和生活。有 10%～15% 的存活者存在不同程度的心理社会问题,慢性 GVHD 是影响生存质量的主要因素。

二、骨髓穿刺术

骨髓穿刺术(bone marrow puncture)是一种采集骨髓液常用的诊疗技术,骨髓液检查内容包括细胞学、原虫和细菌学等几个方面,以协助诊断血液病、传染病和寄生虫病;同时可了解骨髓造血情况,作为化疗和应用免疫抑制剂的参考;通过复查评价疗效、判断预后;骨髓移植时也经骨髓穿刺采集骨髓液。

【适应证】

协助诊断各种贫血、造血系统肿瘤、血小板或粒细胞减少症、疟疾或黑热病等。

【禁忌证】

血友病等出血性疾病。

【操作过程】

1. 选择穿刺部位　髂前上棘穿刺点、髂后上棘穿刺点、胸骨穿刺点等。

2. 消毒麻醉　常规消毒皮肤,戴无菌手套,铺无菌孔巾,用 2% 利多卡因行局部皮肤、皮下及骨膜浸润麻醉。

3. 穿刺抽吸　将骨髓穿刺针固定器固定在一定长度,右手持针向骨面垂直刺入,当针尖接触骨质后则将穿刺针左右旋转,缓缓钻刺骨质,穿刺针进入骨髓腔后,拔出针芯,接上干燥无菌的 10ml 或 20ml 注射器,用适当力量抽吸骨髓液 0.1~0.2ml 滴于载玻片上,迅速送检做有核细胞计数、形态学及细胞化学染色检查,如需作骨髓液染色体、免疫分型及基因检查,再抽取 10ml。

4. 拔针　抽吸完毕,重新插入针芯,用无菌纱布置于针孔处,拔出穿刺针,按压 1~2 分钟后,胶布固定纱布。

【护理】

1. 术前准备

(1)病人准备:①解释:向病人及家属解释穿刺的目的、必要性、安全性、操作过程及注意事项,消除顾虑和恐惧,以取得病人的配合。②化验及药物过敏试验:术前按医嘱查出血及凝血时间。若用普鲁卡因作局部麻醉,病人需做皮试。

(2)用物准备:治疗盘、骨髓穿刺包(含骨髓穿刺针、10ml 或 20ml 注射器、7 号针头、孔巾、纱布等)、棉签、2%利多卡因、无菌手套、清洁干燥玻片 8 张、胶布等。

(3)环境准备:清洁、安静、温度适宜。

(4)体位准备:根据穿刺部位协助病人采取适宜的体位。若于胸骨、髂前上棘穿刺者取仰卧位,前者还需用枕头垫于背后,以使胸部稍突出;若于髂后上棘穿刺者取侧卧位或俯卧位。

2. 术中配合

(1)严格执行无菌操作规程。

(2)配合医生准确定位,如挣扎过激的病人,护士应用适当的力度固定病人的手脚,但切忌用束缚带捆扎,防止皮下出血;及时告诉病人家属操作过程中需要配合的要领。

(3)和病人说一些轻松愉快的话题,分散病人的注意力,使操作在轻松愉快的气氛中进行;应对疼痛,应用非语言沟通技巧,如轻拍病人的肩背部,鼓励病人勇敢,消除恐惧、紧张心理。

(4)取出骨髓液后正确快速地涂片送检。

3. 术后护理

(1)解释:嘱病人术后休息 1~2 小时,向病人说明术后穿刺处疼痛是暂时的,不会对身体有影响。

(2)观察:注意观察穿刺部位有无出血,如有渗血,立即更换无菌纱块,压迫伤口直至无渗血为止。

(3)保护穿刺处:嘱病人穿刺后 3 天内禁止沐浴,多卧床休息,避免剧烈活动,防止伤口感染。

三、静脉输液港技术

静脉输液港技术可建立起输液通道,减少反复静脉穿刺的痛苦和难度,同时可将各种药物通过导管直接输送到中心静脉,依靠局部大流量、高流速的血液迅速稀释和输送药物,防止刺激性药物对静脉的损伤。因此,输液港可长期留置,术后不影响病人的日常生活,且并发症较外周穿刺中心静脉置管术(PICC)少。

【适应证】

1. 需长期输液治疗或反复输注刺激性药物者。

2. 需长期或反复输血或血制品或采血者。

3. 需长期输注高渗性或高黏稠度液体,如长期胃肠外营养者。

4. 应用输液泵或压力输液治疗者。

5. 缺乏外周静脉通路者。

【禁忌证】

1. 植入部位近期有感染。

2. 已知或怀疑有菌血症或败血症。

3. 对输液港材料过敏。

4. 有严重出血倾向。

5. 预定的植入部位曾经放射治疗或行外科手术。

6. 病人体形不适宜任意规格植入式输液港的尺寸。

7. 患有严重肺部阻塞性疾病。

【输液港的应用与维护】

1. 输液港植入术后的护理

(1)了解术中病人情况,遵医嘱常规应用抗生素 3 天。

(2)加强病情观察:病人自觉症状、生命体征、伤口局部情况等。

(3)伤口护理:术后第 3 天更换伤口敷料,如有伤口渗血、渗液多或有感染,应及时更换敷料。7～10 天拆线。一般在术后 3 天,待伤口基本愈合后,可开始使用。

2. 输液港插针

(1)暴露穿刺部位,评估及清洁皮肤,操作者洗手。

(2)打开护理包;戴无菌手套;2 个注射器分别抽吸盐水(必要时用注射器抽肝素盐水备用);连接、冲洗蝶翼针和肝素帽。

(3)消毒皮肤:以输液港港体为中心先酒精再碘伏由内向外螺旋状消毒皮肤,消毒范围 10cm×12cm(范围大于敷料)3 次;更换无菌手套,铺洞巾。

(4)定位:左手(非主力手)触诊,找到输液港注射座,确认注射座边缘;拇指、示指、中指固定注射座,将注射座拱起。

(5)穿刺:右手持蝶翼针,垂直刺入穿刺隔,经皮肤和硅胶隔膜,直达储液槽基座底部。

(6)抽回血,用 10～20ml 生理盐水脉冲式冲管(推—停—推—停)。

(7)固定:用 10cm×12cm 的透明贴膜固定好穿刺针,用胶布固定好延长管。

(8)夹闭延长管,如需静脉用药,连接输液器;如无需输液,可用含 10～100U/ml 肝素的肝素盐水 3～5ml 封管,夹管并接肝素帽。

(9)注明敷料更换日期、时间、操作者姓名。

3. 输液港冲洗

(1)冲管时机:抽血或输注高黏滞性液体(输血、成分血、TPN、脂肪乳剂等)后,应立即冲洗导管,再接其他输液;输注两种有配伍禁忌的液体之间需冲管;输液期间每 6～8 小时用 20ml 生理盐水常规冲管 1 次。治疗间歇期每 4 周需冲管 1 次。

(2)冲管方法:脉冲式冲管,即推—停—推—停,有节律地推动注射器活塞,使盐水产生湍流以冲刷管壁;冲管过程中密切观察病人有无胸闷、胸痛、药物外渗等现象。冲管后及时关闭导管锁,连接肝素帽。

4. 输液港敷料更换

(1)去除敷料,用 75％乙醇、碘伏各 3 次消毒皮肤,75％乙醇擦拭凸出皮肤的针头、延长管。

(2)洗手、戴无菌手套。

(3)固定:无菌透明敷料固定,胶布妥善固定延长管及静脉输液管道。

(4)更换肝素帽。

(5)注明敷料更换日期、时间、操作者姓名。

5. 输液港拔针

(1)去除敷料,消毒皮肤,移去静脉输液管道。

(2)用 75％乙醇擦拭接口后,用 20ml 生理盐水冲管,夹管。

(3)再次 75％乙醇擦拭接口后,用肝素盐水 3～5ml 封管,夹管。

(4)用无菌纱布按压穿刺部位同时拔出针头,检查针头完整性。

(5)止血后消毒皮肤,覆盖无菌敷料,用胶布固定 24 小时。

6. 病人及家属的指导

(1)日常活动:待伤口痊愈,病人可洗澡,日常生活可如常;避免术侧肢体过度外展、上举或负重,避免撞击穿刺部位。

(2)定期冲管及复查:出院后每月到医院接受肝素稀释液冲洗导管 1 次,避免导管堵塞。每 3～6 个月复查胸片 1 次。

(3)自我监测:放置导管部位可能会出现瘀斑,需 1～2 周会自行消失。若输液港处皮肤出现红、肿、热、痛,则表明皮下有感染或渗漏;肩部、颈部及同侧上肢出现水肿、疼痛时,可能为栓塞表现,应立即回医院就诊。

(郑 婷)

第六章 内分泌与代谢性疾病及风湿性疾病病人的护理

第一节 内分泌与代谢性疾病及风湿性疾病 PBL 病例

一名男推销员的"糖路历程"

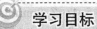 学习目标

1. 掌握糖尿病典型临床表现、糖尿病酮症酸中毒概念和护理措施。
2. 熟悉糖尿病急、慢性并发症的临床表现和治疗原则。
3. 学会应用护理程序的方法对糖尿病病人实施护理。
4. 熟练地为糖尿病病人进行健康指导。

第一部分

1983 年,45 岁的郭先生单位体检时发现空腹血糖 6.4mmol/L,三酰甘油 1.9mmol/L,总胆固醇 5.96mmol/L,低密度脂蛋白-C 3.30mmol/L,没有任何症状,体检报告结果:空腹血糖偏高,高脂血症,建议内分泌科进一步检查。于是他到当地省级某医院内分泌科就诊,医生给他查了 OGTT、HbA1c,结果示:空腹血糖 6.2mmol/L、餐后 0.5 小时 13.2mmol/L、餐后 1 小时 11.3mmol/L、餐后 2 小时 9.8mmol/L、餐后 3 小时 5.9mmol/L,HbA1c 6.1%。

第二部分

医生向郭先生询问了既往史、个人史和家族史。郭先生在一家私企从事推销工作,一向身体健康,记忆中很少有感冒、发烧。工作原因,有吸烟、饮酒史近 10 年,吸烟 10~20 支/天,啤酒 2~5 次/周,每次 1000ml 左右;身高 172cm,体重 75kg,平时因工作需要应酬、出差较多,很少参加体育活动。父亲 60 岁时死于肺癌,母亲患高血压 30 余年,糖尿病 20 年,有 1 个哥哥及 3 个姐姐,其中二姐有糖尿病。

医生让郭先生控制饮食和运动锻炼,使体重控制在理想范围[67×(1±10%)kg],建议戒烟,限制饮酒,并给他制定了饮食和运动锻炼计划,每周测血糖 2~4 次。因母亲和姐姐都有糖尿病,他严格遵照医生的医嘱,通过 3 个月的生活干预,体重下降了 3kg,多次测血糖在

正常范围,近 1 个月空腹和餐后 2 小时血糖均在正常范围。医生嘱咐郭先生,仍需坚持生活干预,虽然目前还不是糖尿病,但已有糖耐量异常,且母亲和一个姐姐有糖尿病,有糖尿病遗传倾向。

又过了 3 个月,郭先生体重又下降了 2kg,按医嘱监测血糖都在正常范围,血脂也正常,他很开心,认为自己的血糖已控制,医生给他制订的饮食和运动锻炼计划也不那么严格执行了,偶尔监测血糖也在正常范围,因此,他又回到了以前的生活状态。因要忙于工作,也不到医院去复查。接着体重也慢慢地又回到了原来的水平。

第三部分

1987 年,郭先生在无明显诱因下出现口干、多饮、多尿,当时自觉口干明显,每天需频繁饮水,每天饮水量超过 2000ml,仍觉口渴。同时尿量增多明显,白天大于 6 次,夜间 1～2 次;有体重减轻,家人也觉其消瘦明显,具体体重减轻不详。当时无心慌手抖,无性格脾气改变,无怕热多汗,无腹痛腹泻等,遂去当地医院就诊,查空腹血糖在 10.0mmol/L 左右,HbA1c 7.8%。诊断为"2 型糖尿病",予"阿卡波糖(拜唐苹)50mg,每日 3 次;瑞格列奈(孚莱迪 0.5mg,每日 3 次"控制血糖;服药后监测血糖较前好转,空腹血糖控制在 5.4～7.0mmol/L,餐后 2 小时控制在 6.8～9.0mmol/L,自觉口干、多饮、多尿等情况较前明显改善。此后他一直服用上述口服药治疗,因工作较忙,又加上要出差、应酬,烟酒当然免不了,服药常不规律,较少监测血糖,偶测血糖空腹常在 9.0mmol/L 左右。餐后 2 小时最高 15.0mmol/L,此后两年,自觉又有口干多饮症状明显,医生又给予增加了甲福明 0.25g,每日 3 次,就这样,血糖控制好了一段时间,又慢慢放松,断断续续地在门诊治疗。

第四部分

1993 年,郭先生因乏力、头晕到医院去检查,测血压 156/96mmHg,脉搏 88 次/分,查肝功能示丙氨酸氨基转移酶 98U/L,天门冬氨酸氨基转移酶 112U/L,空腹血糖控制在 8.9mmol/L,餐后 2 小时 14.2mmol/L,医生建议住院治疗,入院后,做了一系列检查。

尿常规:尿糖(+++)。

馒头餐试验:空腹血糖 7.9mmol/L;餐后 1 小时血糖 16.3mmol/L;餐后 2 小时血糖 13.9mmol/L;餐后 3 小时血糖 8.2mmol/L。空腹胰岛素 12.3mIU/L(参考范围 3.0～25.0mIU/L);1 小时胰岛素 27.8mIU/L;2 小时胰岛素 36.5mIU/L;3 小时胰岛素 17.3mIU/L。HbA1c 8.9%。

血清学监测显示:三酰甘油 2.82mmol/L;总胆固醇 6.92mmol/L;高密度脂蛋白胆固醇 0.70mmol/L;低密度脂蛋白胆固醇 3.94mmol/L。

尿微量白蛋白 19.0mg/24h。

血常规、便常规、肾功能均正常。

心电图显示:窦性心律,72 次/分,正常心电图。

X 线胸片检查:无异常发现。

超声检查显示:肝胆脾胰、泌尿系、心脏、颈动脉、四肢血管未见异常。

医生给予精蛋白生物合成人胰岛素注射液(诺和灵 30R)早 12U、晚 8U 餐前 15～30 分钟皮下注射,阿托伐他汀钙片(立普妥)20mg,每日1次口服;治疗1周后,肝功能恢复已接近正常,血糖控制也较理想,血压监测多次在140～155/86～96mmHg,医嘱给予硝苯地平缓释片口服降压治疗。在住院期间,护士教会了郭先生胰岛素注射技术,他也能在护士的指导下独立完成胰岛素注射,护士还向他宣教了胰岛素注射的注意事项、低血糖的临床表现和处理、自我监测血糖的重要性,建议他购买血糖仪进行血糖监测。郭先生表示只要对他的病情有利都会积极配合,他嘴上这么说,但心里总还是有个疙瘩,认为注射胰岛素不方便,回家后怎么办?

出院前,郭先生和医生商量能不能出院后不注射胰岛素,因为他经常要出差、应酬,带着胰岛素肯定不方便。医生说目前的病情必须注射胰岛素,而且要注意休息,等肝功能恢复一段时间后,胰岛功能也有所恢复,可以再考虑用口服降糖药治疗。郭先生听后很高兴,出院后也购买了血糖仪进行自我血糖监测,平时上班和外出包里总放着血糖仪、试纸、糖果、饼干等。

第五部分

就这样,他坚持胰岛素治疗半年多,肝功能复查多次均在正常范围,血糖控制也还理想,他仍按原方案治疗。但因工作需要,他免不了还是要去应酬,在一次陪客户用晚餐时,大约喝了500ml啤酒后(喝酒前他已注射了晚餐前的胰岛素),他感觉有点头晕、心慌、出冷汗,就借故到洗手间,随手从包里取出血糖仪和血糖试纸测血糖,当时测得血糖3.0mmol/L,赶紧从包里拿出2颗糖和1小包饼干吃下,大约过了5分钟,症状慢慢有所好转,但感觉很疲乏,走路两腿发酸,回到餐桌后勉强应付完晚餐。郭先生自注射胰岛素以来,第一次出现低血糖,回到家后,还是感觉很疲劳,家人也觉得他精神欠佳。他想起刚才低血糖时的不适感,感觉很可怕。自从这次后,他很害怕注射胰岛素,碰到应酬或去出差,他就索性不注射胰岛素。不定期地监测血糖,血糖偶尔也会较高,出现高血糖他又比较焦虑,因不想看到高血糖,慢慢地血糖监测也很少了。

第六部分

郭先生注射胰岛素不规律,常少注射或不注射,2000年4月份起感左手拇指麻木,偶有双手手指麻木不适、泡沫尿、视物模糊,无多食多饮多尿,无头晕头痛等不适症状。监测多次空腹血糖在7.6～9.4mmol/L之间,餐后2小时血糖在7.3～13.7mmol/L。为进一步控制血糖及评估并发症,拟"糖尿病"收住入院。测血压在(138～152)/(84～92)mmHg。

尿常规:尿糖(＋＋＋＋)。

馒头餐试验:空腹血糖7.3mmol/L;餐后1小时血糖17.3mmol/L;餐后2小时血糖14.2mmol/L;餐后3小时血糖7.9mmol/L;空腹C肽0.46ng/ml(参考范围0.81～3.85ng/ml);1小时C肽0.86ng/ml;2小时C肽1.78ng/ml;3小时C肽2.08ng/ml。HbA1c 12.6%。

血清学监测显示:三酰甘油3.42mmol/L;总胆固醇7.51mmol/L;高密度脂蛋白胆固醇0.58mmol/L;低密度脂蛋白胆固醇4.39mmol/L;尿微量白蛋白62.0mg/24h。

血常规、粪常规、肾功能均正常。

心电图显示:窦性心律,86次/分,左心室高电压,电轴偏左。

X线胸片检查:无异常发现。

超声检查显示:肝胆脾胰、泌尿系未见异常;左室舒张功能减退,二尖瓣轻度反流,双侧颈动脉、四肢血管硬化。

肌电图报告示:双侧上、下肢周围神经轻度受损。

医生诊断为:1. 2型糖尿病;

　　　　　　2. 高血压病;

　　　　　　3. 高脂血症;

　　　　　　4. 糖尿病周围神经病变;

　　　　　　5. 糖尿病肾病Ⅲ期;

　　　　　　6. 糖尿病视网膜病变;

　　　　　　7. 颈动脉、四肢血管硬化。

此时,郭先生感到自己的疾病严重了,变得有点紧张,也有点懊悔,觉得自己对糖尿病不够重视,退休不久,就查出了这么多的毛病,而且都是糖尿病的慢性并发症,想到这些经常晚上睡不好,情绪也很低落,血糖控制自然也很差。

第七部分

医生告诉郭先生,对疾病要有正确的态度,以前就是因为对糖尿病没有足够的重视,没有进行正规治疗,才使多种慢性并发症出现,好在还没到到最严重的程度。现在,虽然已经不可能让各脏器完全恢复正常状态,但是只要认真治疗,科学的饮食治疗,合理的运动锻炼,控制血糖、血压、血脂和对症处理还是可以保持较高质量的生活。经低盐低脂优质蛋白糖尿病饮食,合理的运动,精蛋白生物合成人胰岛素注射液控制血糖、阿卡波糖片降糖,硝苯地平缓释片联合缬沙坦降压,辛伐他汀降脂,甲钴胺营养神经等治疗,郭先生的手指麻木、视物模糊已明显好转,尿中泡沫已消失,空腹血糖控制在6.2～7.6mmol/L,餐后2小时血糖控制在6.8～11.3mmol/L,血压稳定在(130～142)/(78～88)mmHg,医生让郭先生出院后规范治疗,定期复查,预防各种感染。

在医生的劝说和有效的治疗下,郭先生逐渐克服了消极情绪,对自己的身体健康重视起来。坚持科学的饮食和锻炼,每天到公园快走或打太极拳0.5～1小时。遵照医生的嘱咐继续注射胰岛素和服用药物,定期门诊复查。偶有血糖偏高,经医生调整药物剂量基本能控制,多年来病情基本平稳。

第八部分

随着病程的延长、年龄的增大、记忆力的减退,郭先生有时会忘了注射胰岛素或忘了服药,自我监测血糖,血糖几度出现明显的波动,从2006年10月起出现下肢麻木、发凉,偶有刺痛,步行一段距离后(具体不详)双侧膝关节部疼痛,休息后好转,未予重视;又出现视物模糊和泡沫尿,无头痛头晕,当地医院门诊治疗,医生建议住院检查治疗,他没有同意。

2008年7月,因天气炎热,郭胜杰出去锻炼时改穿凉鞋,过了两天,晚上洗脚时发现左足踇趾有一处1cm×1cm大小的水疱,他自行将水疱弄破,第2天早晨起来发现左足踇趾略微红肿,无疼痛,走路不受影响,未予重视,晚上洗脚时发现该足趾红肿明显且发烫,但疼痛不明显,他就用家里备用的消毒药水擦了一下。半夜又突然出现腹泻数次(可能吃了不洁的食物),第3天早上醒来时他感觉身上发烫,没力气,再一看左脚,该足趾红肿更明显且已化脓,赶紧去当地医院就诊,测体温38℃,无畏寒、寒战。

查血常规:白细胞计数 $9.8×10^9/L$,中性粒细胞 80.9%。

尿液化验:尿酮体阳性;尿微量白蛋白 289.0mg/24h。

血清学监测:肾功能正常;超敏 C 反应蛋白 144.80mg/L;空腹血糖 19.2mmol/L;HbA1c 13.9%。

肌电图示:左右尺神经、腓浅神经传导减慢。

彩超提示:双侧颈动脉硬化伴粥样斑块形成,双下肢动脉彩超提示双下肢动脉硬化伴粥样斑块形成,双侧腘动脉管腔局部狭窄。

X线显示:左足正侧位片未见异常改变。

医生诊断:1. 2型糖尿病;

2. 糖尿病酮症酸中毒;

3. 糖尿病足伴感染;

4. 糖尿病周围神经病变;

5. 糖尿病肾病Ⅲ期;

6. 糖尿病视网膜病变;

7. 颈动脉、双下肢血管硬化伴粥样斑块形成。

经胰岛素降糖,联合应用抗生素,换药,前列地尔注射液(凯时)扩血管,甲钴胺营养神经,阿司匹林抗血小板聚集等治疗,好转出院。

【学习要求】

(一)基础医学

1. 胰岛的构造和功能。

2. 胰岛素和血糖的关系。

3. 糖尿病的病因及急、慢性并发症。

4. 糖尿病的病理生理基础、分型等。

5. 各种口服降糖药的作用机制。

6. 胰岛素的分类及作用特点。

(二)临床医学和护理学

1. 糖尿病的诊断(OGTT)。

2. 糖尿病的治疗原则。

3. 糖尿病饮食疗法和运动疗法的指导。

4. 糖尿病治疗中常见的降糖药物不良反应和护理措施。

5. 糖尿病低血糖、糖尿病足及糖尿病酮症酸中毒的处理流程、护理措施和健康指导。

6. 糖尿病日常自我管理的指导。

7. 糖尿病的一级预防和随访。

（三）人文社会科学

1. 糖尿病的现状及流行趋势 根据国际糖尿病联盟（IDF）统计，目前全球有糖尿病病人 2.85 亿，按目前增长速度估计到 2030 年全球将有近 5 亿人患糖尿病。而在我国，糖尿病患病率从 20 世纪 80 年代至今增加了 5～6 倍，估计现有糖尿病病人 9240 万，居世界第一位。因此，糖尿病已成为严重威胁人类健康的世界性公共卫生问题。

我国糖尿病流行的可能原因：城市化、老龄化、生活方式改变、肥胖和超重的比例增加、筛查方法改进、中国人的易感性、糖尿病病人生存期增加等。

2. 糖尿病目前在我国的发病率，讨论在我国目前的医疗卫生体制下如何更有效地降低人群的糖尿病发病率（健康宣教和生活方式改变对预后的影响）。

【主要参考材料】

1. 诊断学 相应章节。
2. 内科护理学 糖尿病病人的护理。
3. 内科学 糖尿病。

（袁静云）

第二节 内分泌与代谢性疾病及风湿性疾病常见诊疗技术及护理

血糖测量法

严格控制血糖可以减少或延缓糖尿病慢性并发症的发生和发展，因此，要将血糖控制在正常或接近正常的水平。为了达到糖尿病的控制目标，除了饮食、运动、药物等治疗外，糖尿病的血糖监测（包括病人自我血糖监测）也是治疗手段之一。用快速血糖仪进行毛细血管血糖监测是目前血糖自我监测的常用手段。

【监测时间】

1. 空腹血糖 是指隔夜空腹（至少 8～10 小时未进任何食物，饮水除外）早餐前采血所测的血糖值。
2. 餐后 2 小时血糖 是指从吃第一口饭开始计时，到 2 小时采血所测的血糖值。
3. 餐前血糖 是指三餐前采血所测的血糖值。
4. 随机血糖 是指一天中的任意时间采血所测的血糖值，与进餐时间无关。
5. 睡前血糖 一般在 22：00 左右采血所测的血糖值。
6. 夜间血糖 指在凌晨 1：00～3：00 之间采血所测的血糖值。

【操作流程】

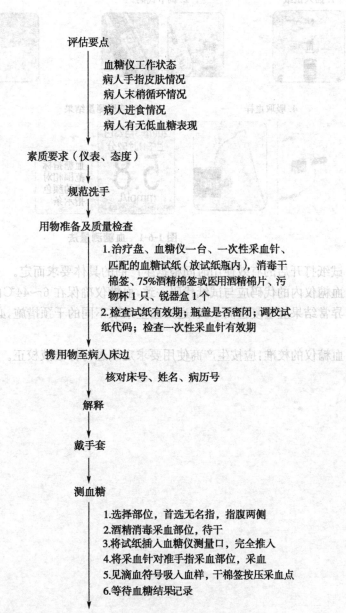

评估要点

血糖仪工作状态
病人手指皮肤情况
病人末梢循环情况
病人进食情况
病人有无低血糖表现

素质要求（仪表、态度）

规范洗手

用物准备及质量检查

1.治疗盘、血糖仪一台、一次性采血针、匹配的血糖试纸（放试纸瓶内）、消毒干棉签、75%酒精棉签或医用酒精棉片、污物杯1只、锐器盒1个
2.检查试纸有效期；瓶盖是否密闭；调校试纸代码；检查一次性采血针有效期

携用物至病人床边

核对床号、姓名、病历号

解释

戴手套

测血糖

1.选择部位，首选无名指，指腹两侧
2.酒精消毒采血部位，待干
3.将试纸插入血糖仪测量口，完全推入
4.将采血针对准手指采血部位，采血
5.见滴血符号吸入血样，干棉签按压采血点
6.等待血糖结果记录

整理用物（采血针放入锐器盒内，废弃试纸放入医疗垃圾袋内）

具体操作见图1-6-1。

【注意事项】

1. 手指清洁，用酒精消毒皮肤，预防感染。

2. 手指需干燥后采血，防止血液稀释。

3. 不可过分用力挤血。

4. 每次取出试纸后立即将瓶盖盖紧；试纸应放在阴凉、干燥处，切忌将试纸放入冰箱内；试纸一旦受潮，就不能再使用。

1. 插入试纸   2. 调节代码   3. 采集血样

  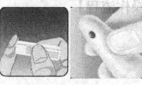

4. 吸取血样   5. 读取测量结果   6. 处理使用过试纸

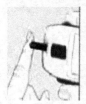 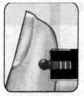 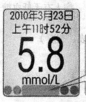 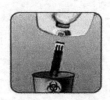

图 1-6-1　血糖测量法

5. 试纸打开后的有效使用时间根据生产商的具体要求而定。

6. 血糖仪内的代码应与试纸代码一致,血糖仪确保在 6～44℃的环境下测试。

7. 异常结果应重复检测 1 次,通知医生采取不同的干预措施,必要时抽静脉血测定血浆葡萄糖。

8. 血糖仪的校准:应按生产商使用要求定期进行标准液校正。

(袁静云)

第七章 神经系统疾病病人的护理

第一节　神经系统疾病PBL病例

"死"里逃生的李师傅
（脑出血）

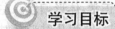 **学习目标**

1. 掌握TIA、脑血栓形成、脑出血和蛛网膜下腔出血的概念。
2. 熟悉脑血管病的分类及各种脑血管疾病的常见病因。
3. 能够详细描述各种脑血管病临床表现的特点及治疗要点。
4. 能够应用护理程序的方法对具体病例制订相应的护理计划。
5. 能够运用所学知识对脑血管疾病病人进行健康指导。

第一部分

　　李师傅虽然已接近退休年龄，但一直保持着对任何事情都过于"计较"的性格。他的最大业余爱好是下中国象棋，李师傅的快乐"午休"是午餐后与同事"杀"两局。2008年3月的一天，李师傅快速吃完带来的午餐后，就急不可耐地与还在吃盒饭的小张对弈。第一局李师傅很快就将还在享受午餐的小张杀败，于是他棋兴大发，急切地希望进一步扩大战果。这时小张已吃完盒饭，开始全力与李师傅搏杀。不一会儿，小张抓住李师傅一个疏忽，"偷吃"了李师傅的车。这时，李师傅要悔棋，小张却坚决不让。于是，两人的争执逐渐升级，其他观棋的同事们也你一言我一语地挖苦李师傅的悔棋行为。为此，李师傅的情绪非常激动，面红耳赤。突然，李师傅说头痛，并在剧烈咳嗽后出现呕吐。同事老刘立即拨打120电话，并通知了李师傅的老伴。10分钟后，急救中心医务人员到达，将李师傅送医院救治。

第二部分

　　在救护车上，李师傅头痛和呕吐加剧。10分钟后，当李师傅到达急诊室时已出现意识模糊，而且很快进入昏迷状态。医生查体发现李师傅处于深度昏迷状态，呼吸不规律并很快停止，血压210/105mmHg，心率110次/分。医生迅速的采取了抢救措施，20%甘露醇

250ml 静脉滴注,气管插管,呼吸机辅助通气等。

这时李师傅的老伴也赶到了医院,据李师傅老伴介绍,李师傅有高血压,近 1 年内总是时不时地出现头痛,有时走路也不稳,最近 1 个多月,总说左耳听不清楚。

医生详细询问了病人病史,并进行了神经系统检查。

10 年前,李师傅体检时发现患有高血压(当时血压 165/90mmHg),至本次发病前,曾间断性口服降压药,不常去医院检查,血压控制情况不详。近 1 年来,病人无明显诱因出现间歇性头痛,主要是双颞侧胀痛,以晨起时明显,可自行缓解,不伴恶心、呕吐,无意识障碍,无视物不清及复视等,尚不影响日常生活,未诊治。近 1 个月来,病人头痛逐渐加剧,以双颞侧、枕部为主,呈持续性,伴间断头晕,偶有恶心、呕吐(为喷射性),并出现走路不稳,说话含糊不清,语速减慢(家属描述为吟诗样),听力下降,但无发热,无抽搐及视物不清。

神经系统检查:意识不清,颈项抵抗,双瞳散大,对光反应迟钝,双侧巴宾斯基征(+)。

第三部分

经过及时抢救和用药治疗,第 2 天,李师傅恢复意识和自主呼吸。但李师傅出现了失语,听力明显下降。虽然已恢复意识,理解力、判断能力无明显异常,但仍无法配合医生完成问诊。

体格检查:体温 37.2℃,脉搏 80 次/分,血压 165/110mmHg。发育正常,体形偏胖。左眼睑下垂,左眼球向下外方斜视、固定,右眼球活动正常。颈项抵抗减弱。左瞳孔对光反射迟钝,右瞳孔对光反射正常。双侧皱额正常。右鼻唇沟变浅,伴有伸舌右偏。右侧软腭不能上提,左侧软腭上提减弱。双侧咽反射正常。其余脑神经检查(一)。右上肢和下肢肌力减弱,上肢更明显,肌张力右上肢略下降,右下肢正常;左侧肌力、肌张力正常,左侧巴宾斯基征(一),右侧巴宾斯基征(±)。深浅感觉对称存在。

实验室检查:白细胞总数和分类均正常,电解质及肾功能无异常;血气分析,SaO_2 维持在 98% 以上,PaO_2 96mmHg,$PaCO_2$ 42mmHg。

头颅 CT 和 MRI 显示:右颞叶、左脑桥小脑角和蛛网膜下隙出现密度改变,提示右颞叶、左脑桥小脑角和蛛网膜下腔出血。

根据头颅影像检查结果,医生对该病人实施脑部手术,开颅清除凝血块。

第四部分

术后 10 天,病人可以下床行走且步态稳健,听力比术前明显好转,精神状态明显改善。当医生询问发病当日情况时,病人仍不能说话,但可以通过书写与医生进行交流。病人完全不记得当日的事情,包括发生争执的过程,甚至当医生提及与他下象棋的小张时,病人回答并不认识此人。

【学习要求】

(一)基础医学

1. 大脑(神经系统)的解剖及生理功能。
2. 急性脑血管疾病的病理改变。
3. 脑细胞损害的常见病因,发生功能障碍的机制。
4. 脑出血疾病导致意识和认知功能障碍的机制。

（二）临床医学和护理学

1. 急性脑血管病的病因、诱因和发病机制。

2. 急性脑血管病的临床表现特点。

3. 辅助诊断方法（血液生化指标、B超检查、影像学检查等）。

4. 急性脑血管病的鉴别诊断、急救原则和治疗原则。

5. 急性脑血管病的护理措施和健康指导。

6. 急性脑血管病恢复期的康复训练。

（三）预防医学

1. 我国人群中，急性脑血管病的发病状况与发展趋势。

2. 从流行病学和预防医学的角度出发，指导预防急性脑血管病。

【主要参考材料】

1. 基础医学 解剖学、生理学、病理生理学、诊断学、药理学。

2. 内科护理学 神经系统疾病（急性脑血管病或脑卒中）病人的护理。

3. 内科学 神经系统疾病（急性脑血管病或脑卒中）。

4. 人文社会科学 护理心理学。

（刘雨佳）

第二节 神经系统常见诊疗技术及护理

一、腰椎穿刺术

腰椎穿刺术（lumber puncture）是将腰椎穿刺针通过腰椎间隙刺入蛛网膜下隙进行抽取和注射的一种临床诊疗技术。常用于测定颅内压、检查脑脊液的性质及椎管有无阻塞，协助中枢神经系统疾病的病因诊断；还可以向鞘内注射药物或放脑脊液，治疗中枢神经系统感染、恶性肿瘤等。

【适应证】

1. 诊断性穿刺

（1）脑血管病、中枢神经系统炎症、脑肿瘤、脊髓病变等疾病，通过脑脊液检查，帮助确定病变性质。

（2）脑脊液循环障碍需要确定循环障碍的部位者。

（3）某些造影检查，如气脑造影和脊髓造影。

2. 治疗性穿刺

（1）对颅内出血性疾病、炎症性病变和颅脑手术后的病人，通过腰椎穿刺引流炎性或血性脑脊液，以缓解症状和促进恢复。

（2）鞘内注射药物，如注入抗菌药物，控制颅内感染；注入地塞米松和 α-糜蛋白酶，减轻蛛网膜粘连；注入甲氨蝶呤、阿糖胞苷及高三尖杉酯碱，防治中枢神经系统白血病等。

【禁忌证】

1. 穿刺部位皮肤和软组织局灶性感染或有脊柱结核者。

2. 颅内病变伴有明显颅高压或已有脑疝先兆,特别是疑有后颅窝占位性病变者。

3. 病情危重,处于呼吸循环衰竭状态者。

4. 脊髓压迫症特别是未明确骨质有无破坏或高颈椎病变的病人。

【操作过程】

1. **体位**　嘱病人侧卧于硬板床上,背部与床面垂直,头向前胸部屈曲,两手抱膝紧贴腹部,使躯干呈弓形,增大椎间隙,便于穿刺。协助病人时,动作轻柔,勿过度弯曲以免影响病人呼吸。

2. **穿刺点**　一般取第 3~4 腰椎棘突间隙或第 4~5 腰椎棘突间隙作穿刺。两侧髂棘最高点连线与脊柱中线相交处为第 4 腰椎棘突,其上为第 3~4 腰椎间隙,其下为第 4~5 腰椎间隙。

3. **操作方法**

(1)常规消毒穿刺部位皮肤,打开无菌包,术者戴无菌手套,铺消毒洞巾,行局部麻醉。当术者进针时协助病人保持上述正确体位,防止体位变动,以免发生断针、软组织损伤及手术术野被污染。

(2)穿刺针由穿刺点垂直于脊平面刺入 4~6cm 深度时,可感到阻力突然消失,表明已穿过硬脊膜,此时将针芯抽出部分,如见脑脊液滴出,立即将针芯插回。

(3)测脑脊液压力,嘱病人全身放松,自然侧卧,然后协助术者接上测压管进行测压,如压力明显增高,则针芯不应完全拔出,使脑脊液缓慢滴出,以防脑疝形成。若脑压不高,拔出针芯放出脑脊液 3~5ml 备做检查;若了解蛛网膜下腔有无阻塞,可做 Queckenstedt 试验。即在测定初压后,由助手先压迫一侧颈静脉约 10 秒,然后再压另一侧,最后同时按压双侧颈静脉;正常时压迫颈静脉后,脑脊液压力迅速升高一倍左右,解除压迫后 10~20 秒,迅速降至原来水平,称为梗阻试验阴性,示蛛网膜下腔通畅。若压迫颈静脉后,不能使脑脊液压力升高,则为梗阻试验阳性,示蛛网膜下腔完全阻塞;若施压后压力缓慢上升,放松后又缓慢下降,示有不完全阻塞。凡颅内压增高者,禁作此试验。

(4)在整个操作过程中,随时观察病人面色、呼吸及脉搏等,如有异常立即告知医师作出处理。放液及测压完毕后,插入针芯,拔出穿刺针,穿刺点消毒后覆盖无菌纱布,用胶布固定。

【护理】

1. **操作前护理**

(1)病人准备:向病人说明穿刺目的、过程及注意事项,穿刺时所采取的特殊体位,以消除恐惧,取得合作;做好普鲁卡因皮试;穿刺前嘱病人排空大小便,在床上静卧 15~30 分钟。

(2)用物准备:常规治疗盘 1 套,无菌腰穿包 1 个。其他物品包括 1‰普鲁卡因 2ml、无菌手套、无菌试管及培养管、酒精灯、火柴、胶布、所需药物及氧气等。

2. **操作后护理**

(1)病人术后去枕平卧 4~6 小时,最好 24 小时内勿下床活动,并多饮水,以防发生头痛、恶心、呕吐、眩晕等不良发生。

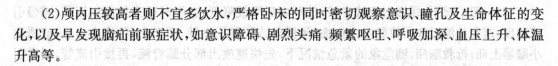

（2）颅内压较高者则不宜多饮水，严格卧床的同时密切观察意识、瞳孔及生命体征的变化，以及早发现脑疝前驱症状，如意识障碍、剧烈头痛、频繁呕吐、呼吸加深、血压上升、体温升高等。

二、脑室引流术

脑室引流术（ventriculopuncture）是对某些颅内压增高疾病病人进行急救或确定诊断的技术。它可以在紧急状况下，迅速降低因脑室系统的阻塞（积血、积水）和各种原因所致急性颅内压增高，甚至脑疝者的颅内压力，以抢救生命、监测颅内压；直接、客观、及时地反映颅内压变化的情况；引流血性或炎性脑脊液，促进病人康复。

【适应证】

1. 肿瘤和其他颅内病变引起的脑积水。

2. 自发性或外伤性脑室内出血，或脑内血肿破入脑室系统。

3. 后颅窝手术前为防止在切开后颅窝硬脑膜后小脑急性膨出，造成脑组织裂伤和继发性脑干损伤；在术后持续引流出血性脑脊液，避免脑室系统梗阻，并可调整颅内压力。

4. 开颅术中和术后颅内压监测。

【禁忌证】

1. 穿刺部位有明显感染、有明显出血倾向者。

2. 弥漫性脑肿胀或脑水肿病人。

【操作过程】

1. 协助病人取仰卧位，选定穿刺点（前额部，发际上 2cm，矢状线旁开 2cm）。头皮常规消毒，2％利多卡因局麻。

2. 颅骨钻孔，用脑室穿刺针穿刺，穿刺方向与矢状线平行，针尖对准两侧外耳道连线，一般进针 3～5cm 可进入侧脑室前角，见脑脊液流出时，表明穿刺成功，协助置管做脑脊液持续引流或颅内压监测。

3. 术中严密观察病人的神志、瞳孔及生命体征变化，尤其注意呼吸改变。

【护理】

1. 术前护理

（1）病人准备：向病人及家属解释脑室穿刺引流的目的、方法和术中、术后可能出现的反应与并发症，征得家属的同意与配合；躁动病人使用镇静剂；剃头，协助医生按脑室穿刺引流的不同部位备皮并定位。

（2）用物准备：消毒剂、麻醉剂、颅骨钻、脑室穿刺引流包、无菌引流袋、硅胶导管及抢救药品等，按需要备颅内压监测装置。

2. 术后护理

（1）病人回病房后，立即在严格无菌条件下接上引流袋，悬挂于床头。引流管的最高处距离侧脑室为 10～15cm，以维持正常颅内压。

（2）一般情况下，缓慢引流脑脊液，使颅内压平缓降低，必要时适当挂高引流袋，减慢引流速度，避免放液过快所致脑室内出血、硬膜外或硬膜下血肿、瘤卒中（肿瘤内出血）或诱发小脑幕上疝；抢救脑疝、脑危象的紧急情况下，先快速放出部分脑脊液，再接引流管，缓慢引流脑脊液。

（3）观察引流脑脊液的性质与量。术后出现血性脑脊液或原有的血性脑脊液颜色加深，提示脑室内继续出血，及时报告医生并协助做好紧急处理；一般脑脊液引流量不超过500ml/d，引流脑脊液量多时，注意按医嘱及时补充水、电解质。

（4）保持穿刺部位敷料干燥，引流处伤口敷料和引流袋应每日更换，污染时随时更换。引流期间按医嘱常规使用抗生素，防止颅内感染。

（5）保持引流管通畅，防止引流管受压、扭曲或阻塞，尤其是在搬运病人或帮病人翻身时，注意防止引流管滑脱。

（6）拔管前夹闭引流管24小时，密切观察病人有无头痛、呕吐等症状，无异常情况可拔去引流管。

（7）拔管后加压包扎伤口处，并密切观察渗漏情况。如果局部有脑脊液漏，及时报告医生配合相应处理。

三、高压氧舱治疗

高压氧舱治疗（hyperbaric oxygen therapy）是让病人在密闭的加压装置中吸入高压力（2～3个大气压）、高浓度的氧，从而增加血氧含量、提高血氧张力、收缩血管并加速侧支循环的形成；以利降低颅内压、减轻脑水肿，纠正脑广泛缺血后所致的乳酸中毒或脑代谢产物积聚，改善脑缺氧，促进觉醒反应和神经功能恢复。一般每日1次，每次2小时，10次为一疗程。

【适应证】

一氧化碳中毒，缺血性脑血管疾病，脑炎、中毒性脑病，神经性耳聋，多发性硬化、脊髓及周围神经外伤、老年痴呆等。

【禁忌证】

1. 恶性肿瘤，尤其是已发生转移者。
2. 出血性疾病，如颅内血肿、椎管或其他部位有活动性出血可能者。
3. 颅内病变诊断不明者。
4. 严重高血压（＞160/95mmHg）或心功能不全者。
5. 原因不明的高热、急性上呼吸道感染、急慢性鼻窦炎、中耳炎、咽鼓管通气不良者。
6. 肺部感染、肺气肿、活动性肺结核、肺空洞。
7. 妇女月经期或怀孕期。
8. 有氧中毒和不能耐受高压氧者。

【操作过程】

1. 加压

（1）调节好舱内温度。根据病人的实感温度，开放空调系统，一般夏季为24～28℃，冬季

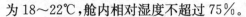

为 18~22℃,舱内相对湿度不超过 75%。

(2)做好相应准备,通知舱内人员"开始加压"。舱内、外需随时联系。

(3)控制加压速度,加压初期以稍慢为宜。边加压边询问病人的感觉,如有无耳痛或其他不适。如病人耳痛明显,应减慢加压速度或暂停加压,督促病人做好调压动作,并向鼻内滴 1% 麻黄碱,经处理疼痛消除后方可继续加压,切忌强行加压。若经过各种努力,调压仍不能成功,应减压出舱。

(4)加压时应将各种引流管关闭,对密闭式水封瓶等装置须密切观察、调整,防止液体倒流入体内。

(5)加压过程中应观察血压、脉搏、呼吸变化,危重病人应有医护人员陪护。如出现血压增高、心率及呼吸减慢,系正常加压反应,不必做特殊处理,告诉病人不要因此而惊慌;出现抽搐时,应防止外伤和咬伤。

2. 稳压

(1)当舱压升到所需要的治疗压力并保持不变时,称为稳压,也称高压下停留。在整个稳压期间,应使舱压保持恒定不变,舱内压力波动范围不应超过 0.005MPa。

(2)稳压时指导病人戴好面罩吸氧,并观察病人佩戴面罩及吸氧的方法是否正确,指导病人在安静和休息状态下吸氧,吸氧时不做深呼吸。

(3)吸氧时应随时观察病人反应,若发现病人出现烦躁不安、颜面或口周肌肉抽搐、出冷汗或突然干咳、气急,或病人自诉四肢麻木、头晕、眼花、恶心、无力等症状时,可能为氧中毒,应立即报告医生,并摘除面罩,停止吸氧,改吸舱内空气。必要时,医护人员应入舱处理或终止治疗。

(4)空气加压舱供氧压力一般为稳压压力+0.4MPa,供氧量一般为 10~15L/min 即可。注意通风换气,使舱内氧浓度控制在 25% 以下,二氧化碳浓度低于 1.5%。

3. 减压

(1)舱内人员做好准备后,开始减压,不得随意缩短减压时间。

(2)减压时应指导病人自主呼吸,禁忌屏气。因为屏气时肺内膨胀的气体无法经呼吸道排出,当肺内压力超过外界压力 10.67~13.33kPa 时,肺组织即可被撕裂造成严重的肺气压伤。

(3)采用开放式输液。因为减压时莫菲滴管内的气体发生膨胀,导致瓶内压力升高,气体可进入静脉,有造成空气栓塞的危险。

(4)减压时各种引流管都要开放,如胃管、导尿管、胸腔引流管、腹腔引流管、脑室引流管等;气管插管的气囊在减压前应打开,以免在减压时因气囊膨胀压迫气管黏膜而造成损伤。

(5)减压过程中舱内会出现雾气。因为气体膨胀吸热,舱内温度急剧下降,属正常物理现象。适当通风,并控制减压速度,可以减少或避免这种现象发生。同时提醒病人注意保暖。

(6)减压初期病人耳部可有胀感,当压力超过一定程度后,气体即可排出,胀感很快就可缓解或消失。一些病人还会出现便意、腹胀等,这是由于减压时胃肠道内气体膨胀、胃肠蠕动加快所致。

(7)减压出舱后,要询问病人有无皮肤瘙痒、关节疼痛等不适,以便及早发现减压病症状,及时进行处理。

(刘雨佳)

77

第二部分　内科护理学学习指导

第一章　呼吸系统疾病病人的护理

第一节　本章重点及难点解析

1. 呼吸系统疾病常见症状体征是咳嗽、咳痰、呼吸困难和咯血。

2. 评估咳嗽发生的急缓、性质、出现及持续的时间,痰液的颜色、性质、数量、气味、黏稠度、有无异常物质、有无分层现象,咳嗽与咳痰对机体的影响。频繁剧烈的咳嗽对病人的生活、工作和社会活动造成严重的影响。痰液黏稠、量多,而病人无力排痰以及意识障碍时,可导致窒息。促进有效排痰的方法有深呼吸和有效咳嗽、湿化气道、胸部叩击与胸壁震荡、体位引流和机械吸痰。要密切观察有无窒息和自发性气胸的表现。痰多病人禁用强力镇咳治疗,老年体弱者慎用强镇咳药。

3. 肺源性呼吸困难分为 3 种类型,即吸气性呼吸困难、呼气性呼吸困难和混合性呼吸困难。根据病情协助病人取坐位或半卧位,以病人自觉舒适为原则。合理氧疗是纠正缺氧、缓解呼吸困难最有效的治疗方法,氧疗要在呼吸道通畅的情况下进行。

4. 咯血是指喉及喉部以下的呼吸道任何部位的出血经口腔咯出,要与呕血相鉴别。估计咯血量,观察咯血的颜色和性状。咯血常引起病人紧张、恐慌和屏气,紧张可加重出血,屏气可诱发窒息;大量咯血可引起失血性休克和窒息;窒息是咯血直接致死的主要原因。预防窒息是大咯血护理的首要措施。大咯血时首先应保证气道通畅。垂体后叶素是治疗大咯血的首选药物,要控制滴速,密切观察有无恶心、便意、心悸、面色苍白等不良反应,伴有冠状动脉粥样硬化性心脏病、高血压、肺源性心脏病、心力衰竭者以及孕妇等忌用。禁用吗啡、哌替啶,以免抑制呼吸。年老体弱、肺功能不全者慎用强镇咳药,以免抑制咳嗽反射而发生窒息。

5. 急性上呼吸道感染的主要病原体是病毒,少数为细菌;分为普通感冒、急性病毒性咽炎和喉炎、急性疱疹性咽峡炎、急性咽结膜炎和急性咽扁桃体炎等几种类型;有些病人并发急性鼻窦炎、中耳炎、气管-支气管炎、风湿热、肾小球肾炎和病毒性心肌炎等。普通感冒和单纯的病毒感染不必应用抗菌药物,如并发细菌感染,遵医嘱用药。

6. 急性气管-支气管炎由生物、物理、化学刺激或过敏等因素引起,病毒或细菌感染是本病最常见的病因。主要表现为咳嗽、咳痰,全身症状较轻。指导病人遵医嘱用药,不能滥用抗菌药物。

7. 支气管哮喘简称哮喘,是由嗜酸性粒细胞、肥大细胞、T 淋巴细胞等多种炎性细胞和细胞组分参与的气道慢性炎症性疾病。主要特征包括气道慢性炎症,气道对多种刺激因素呈现的高反应性,广泛多变的可逆性气流受限以及随病程延长而导致的一系列气道结构的改变(即气道重塑)。其典型临床表现为反复发作性喘息、气急、胸闷或咳嗽,双肺可闻及散在或弥漫性以呼气相为主的哮鸣音,呼气相延长,可经过治疗缓解或自行缓解。分为急性发作期和非急性发作期,急性发作时严重程度分为轻度、中度、重度和危重 4 级。非常严重的哮喘发作,哮鸣音减弱,甚至完全消失,表现为"沉默肺",是病情危重的表现。

8. 治疗哮喘常用药物是糖皮质激素、β_2 受体激动剂、白三烯调节剂、茶碱类药物和抗胆碱药等。激素是控制哮喘最有效的药物,可通过吸入、口服和静脉用药,吸入用药全身不良反应少,是哮喘长期治疗的首选药物,少数可出现口咽念珠菌感染、声音嘶哑,吸入后要用清水漱口。短效 β_2 受体激动剂是治疗哮喘急性发作的首选药物,首选吸入给药,要按需间歇使用,不宜长期、单一用药,主要不良反应是心悸、骨骼肌震颤、低血钾等。长效 β_2 受体激动剂与吸入型糖皮质激素联合是目前最常用的哮喘控制性药物,但长效 β_2 受体激动剂不能单独用于哮喘的治疗。白三烯调节剂是除激素外唯一可单独应用的哮喘控制性药物。茶碱的主要不良反应是恶心、呕吐、心律失常、血压下降及尿多,偶可兴奋呼吸中枢,严重者可引起抽搐乃至死亡,注射速度要慢,不宜超过 0.25mg/(kg·min),每日最大剂量一般不超过 1.0g。

9. 对哮喘病人进行哮喘知识的健康教育、有效控制环境、避免诱发因素,要贯穿于整个哮喘治疗过程中,要指导病人做好自我病情监测、掌握正确的药物吸入技术。

10. 慢性支气管炎是指气管、支气管黏膜及其周围组织的慢性非特异性炎症。诊断标准是:以咳嗽、咳痰为主要症状,或有喘息,每年发病持续 3 个月或更长时间,连续 2 年或 2 年以上,并排除具有咳嗽、咳痰、喘息症状的其他疾病。吸烟是慢性支气管炎最重要的环境发病因素,感染是慢性支气管炎发生发展的重要原因。急性加重期的治疗为控制感染、镇咳祛痰和平喘,缓解期要戒烟、增强体质、预防感冒。

11. 慢性阻塞性肺疾病是以持续气流受限为特征的可以预防和治疗的疾病,其气流受限不完全可逆、呈进行性发展,与气道和肺组织对烟草烟雾等有害气体或颗粒的异常慢性炎症反应有关。肺功能检查对确定气流受限有重要意义,在吸入支气管扩张剂后,第 1 秒用力呼气容积(FEV_1)/用力肺活量(FVC)(FEV_1/FVC)<70% 表明存在持续气流受限。

12. 慢性阻塞性肺疾病病因同慢性支气管炎,吸烟是慢性阻塞性肺疾病最重要的环境发病因素,感染是慢性阻塞性肺疾病发生发展的重要原因之一。

13. 逐渐加重的气短或呼吸困难是慢性阻塞性肺疾病的标志性症状。主要并发症为慢性呼吸衰竭、自发性气胸和慢性肺源性心脏病。

14. 要教育和劝导慢性阻塞性肺疾病病人戒烟,脱离污染环境。支气管扩张剂是慢性阻塞性肺疾病稳定期控制症状的主要措施,长期家庭氧疗可提高生活质量和生存率。急性加重期要低流量吸氧、控制感染、应用支气管扩张剂等。指导病人进行缩唇呼气、膈式或腹式呼吸、吸气阻力器的使用等呼吸训练,以加强胸、膈呼吸肌的肌力和耐力,改善呼吸功能。

15. 慢性肺源性心脏病(简称肺心病)是由于肺组织、肺血管或胸廓的慢性病变引起肺组织结构和(或)功能异常,产生肺血管阻力增加,肺动脉压力增高,使右心室扩张或(和)肥厚,伴或不伴右心功能衰竭的心脏病。最常见病因为慢阻肺,最主要机制为形成肺动脉高压。肺、心功能代偿期主要是原发病的表现、肺动脉高压和(或)右心室肥大;肺、心功能失代偿期以呼吸衰竭为主要表现,有或无心力衰竭。应观察肺心病病人的病情变化,合理安排病人的休息与活动。做好肺心病病人的吸氧护理。对肺心病病人及家属做好疾病知识指导,教会病情监测方法。

16. 支气管扩张是指支气管及其周围肺组织的慢性炎症所导致的支气管壁肌肉和弹性组织破坏,管腔形成不可逆性扩张、变形。临床特点为慢性咳嗽、咳大量脓性痰和(或)反复咯血。病人多有童年麻疹、百日咳或支气管肺炎等病史。做好支气管扩张病人的饮食护理和病情观察,对支气管扩张病人及家属做好健康指导。

17. 肺炎是指终末气道、肺泡和肺间质的炎症,可由病原微生物、理化因素、免疫损伤、过敏及药物所致。细菌性肺炎是最常见的肺炎。肺炎按解剖分为大叶性肺炎、小叶性肺炎和间质性肺炎,按患病环境分为社区获得性肺炎和医院获得性肺炎。

18. 肺炎链球菌肺炎由肺炎链球菌引起,起病急,以高热、寒战、咳嗽、铁锈色痰和胸痛为特征。X线影像呈肺段或肺叶急性炎性实变。严重脓毒症或毒血症者易发生感染性休克,表现为血压下降、四肢厥冷、多汗、发绀、心动过速、心律失常、尿量减少等,而高热、胸痛、咳嗽等症状不突出。首选青霉素 G 治疗,卧床休息,补充足够的蛋白质、热量及维生素。加强口腔护理,预防口腔炎症和溃疡。密切监测病情变化,防止休克。不用阿司匹林或其他解热药,以免过度出汗、脱水及干扰真实热型,导致临床判断错误。鼓励饮水,每日 1~2L,失水者输液。PaO_2<60mmHg 或有发绀者给氧。禁用抑制呼吸的镇静药。对感染性休克者,安置仰卧中凹位,吸氧,建立两条静脉通道,加强心理护理。

19. 葡萄球菌肺炎是由葡萄球菌引起的急性肺化脓性炎症,常发生于有基础疾病者,多急骤起病,高热、寒战、胸痛、脓性痰,可早期出现循环衰竭。X线影像表现为坏死性肺炎。

20. 肺炎支原体肺炎是由肺炎支原体引起的呼吸道和肺部的急性炎症改变,常同时有咽炎、支气管炎和肺炎。起病缓慢,主要症状为乏力、咽痛、咳嗽、发热、食欲缺乏、腹泻、肌痛、耳痛等。咳嗽多为阵发性刺激性呛咳,咳少量黏液痰。发热可持续 2~3 周,体温恢复正常后仍有咳嗽。起病 2 周后,冷凝集试验阳性,滴度≥1∶32 并逐渐升高,有诊断价值。本病有自限性,多数病例不经治疗可自愈,大环内酯类抗生素是首选药物。青霉素或头孢菌素类等抗生素无效。

21. 结核病的病原菌为结核分枝杆菌,又称抗酸杆菌,对干燥、冷、酸、碱等抵抗力强。结核病在人群中的传染源主要是结核病病人,即直接涂片阳性者,主要通过咳嗽、喷嚏、大笑、大声谈话等方式把含有结核分枝杆菌的微滴排到空气中而传播。飞沫传播是肺结核最重要的传播途径。

22. 肺结核的主要临床表现是咳嗽、咳痰和痰中带血,发热多为长期午后潮热。

23. 胸部 X 线检查是诊断肺结核的常规首选方法;痰结核分枝杆菌检查是确诊肺结核的主要方法,也是制订化疗方案和考核治疗效果的主要依据,排菌是确定传染源的唯一方法;结核菌素试验应用于检出结核分枝杆菌的感染,而非检出结核病。

24. 肺结核化学治疗原则是早期、规律、全程、适量、联合。整个治疗方案分强化和巩固两个阶段。常用抗结核病药物为异烟肼、利福平、吡嗪酰胺、乙胺丁醇和链霉素。要了解用药品种、用药量和时间、坚持规律用药,指导遵医嘱正确用药,及时发现药物不良反应。

25. 结核病的三级预防,即控制传染源、切断传播途径和保护易感人群。

26. 原发性支气管肺癌(简称肺癌)发病率为肿瘤的首位,吸烟是肺癌死亡率进行性增加的首要原因。肺癌病人可出现咳嗽、痰中带血或咯血、气短或喘鸣,肺癌向肺外胸内扩展时可引起胸痛、声音嘶哑、咽下困难、胸腔积液、上腔静脉阻塞综合征、Horner 综合征等,锁骨上淋巴结是肺癌转移的常见部位,肺癌可出现非转移性胸外表现(称之为副癌综合征)。

27. 胸部 X 线检查是发现肺癌最重要的方法之一,可通过透视或正侧位 X 线胸片和 CT 发现肺部阴影,磁共振成像在发现小病灶(<5mm)方面不如 CT 敏感。肺癌的远期生存率与早期诊断密切相关,低剂量 CT 是筛查肺癌有价值的方法。

28. 肺癌的治疗主要根据肿瘤的组织学决定,已发生转移的肺癌主要依赖化疗或放化疗综合治疗,未发生转移的局限性肺癌可通过外科手术或放疗根治。

29. 要密切观察肺癌病人的心理状况,加强沟通和支持;观察疼痛的部位、性质、程度,遵医嘱按照 WHO 推荐的三阶梯疗法按时给予止痛药,而不是在疼痛发作时再给药。阿片类止痛药有便秘、恶心、呕吐、镇静和精神紊乱等不良反应。

30. 自发性气胸分为闭合性、交通性和张力性气胸 3 种类型,症状轻重与有无肺的基础疾病及功能状态、气胸发生速度、胸膜腔内积气量及其压力大小有关,继发性自发性气胸比原发性自发性气胸症状明显或程度更重。起病急骤,突然出现一侧胸痛,继之胸闷和呼吸困难,可伴有刺激性咳嗽。张力性气胸时迅速出现严重呼吸循环障碍。少量气胸时体征不明显,大量气胸时气管向健侧移位、患侧胸部隆起、呼吸运动与触觉语颤减弱、叩诊过清音或鼓音、心或肝浊音界缩小或消失、呼吸音减弱或消失。

31. 立位后前位 X 线胸片检查是诊断气胸的重要方法,典型表现是外凸弧形的细线条形阴影(称为气胸线),线外透亮度增高,无肺纹理,线内为压缩的肺组织。

32. 自发性气胸的治疗包括保守治疗、胸腔减压、经胸腔镜手术或开胸手术等。排气疗法包括胸腔穿刺抽气、胸腔闭式引流。急性自发性气胸病人应绝对卧床休息,吸氧(保证病人 $SaO_2 > 90\%$)。

33. 自发性气胸病情观察要点,见表 2-1-1。

表 2-1-1　自发性气胸病情观察要点

监测项目	监测要点
呼吸困难和缺氧	呼吸困难和缺氧的程度、有无口唇发绀、面色苍白
胸部体征	患侧胸廓是否饱满,肋间隙是否膨隆,气管是否向健侧移位,有无呼吸运动和语颤减弱及出现皮下气肿
胸痛	是否减轻,是否能够忍受
胸腔闭式引流	引流情况及效果
病人情绪	紧张或恐惧感是否减轻或消失

34. 胸腔闭式引流瓶内水柱无波动的处理,见表 2-1-2。

表 2-1-2　胸腔闭式引流瓶内水柱的观察与处理

病人表现	提示内容	处理
呼吸困难、胸闷	引流管堵塞	挤压引流管
呼吸平稳	肺膨胀良好	可拔除引流管

35. 呼吸衰竭临床表现缺乏特异性,明确诊断有赖于动脉血气分析:在海平面、静息状态、呼吸空气条件下,动脉血氧分压(PaO_2)<60mmHg,伴或不伴二氧化碳分压($PaCO_2$)>50mmHg,可诊断为呼吸衰竭。按照动脉血气分为Ⅰ型呼吸衰竭(即低氧性呼吸衰竭)和Ⅱ型呼吸衰竭(即高碳酸性呼吸衰竭),按照发病急缓分为急性呼吸衰竭和慢性呼吸衰竭。肺通气和肺换气任何一个环节的严重病变都可导致呼吸衰竭。

36. 呼吸困难是呼吸衰竭最早的症状,发绀是缺氧的典型表现,呼吸衰竭还可引起精神神经症状(包括肺性脑病)、循环系统表现、消化和泌尿系统表现。

37. 保持呼吸道通畅是治疗呼吸衰竭最基本、最重要的措施。Ⅰ型呼吸衰竭的通气功能基本正常,较高浓度(>35%)给氧可以迅速缓解低氧血症而不会引起CO_2潴留;Ⅱ型呼吸衰竭时因为CO_2潴留造成高碳酸血症,使呼吸中枢的化学感受器对CO_2反应性差,呼吸主要靠低氧血症对颈动脉体、主动脉体化学感受器的刺激来维持。若吸入高浓度氧,使血氧迅速上升,解除了低氧对外周化学感受器的刺激,会抑制呼吸,造成通气状况进一步恶化,导致CO_2上升,严重时可使病人陷入CO_2麻醉状态,因此,Ⅱ型呼吸衰竭给氧方法为低浓度(<35%)持续吸氧。氧疗有效的指标是呼吸困难缓解、发绀减轻、尿量增加。终止氧疗的指标为发绀消失、神志清楚;PaO_2>60mmHg、$PaCO_2$<50mmHg。

38. 呼吸兴奋剂的使用原则是必须保持呼吸道通畅,否则会促发呼吸肌疲劳,加重CO_2潴留;脑缺氧、脑水肿未纠正而出现频繁抽搐者慎用;呼吸肌功能基本正常,不可突然停药。

第二节 练习题

一、名词解释

1. 吸气性呼吸困难
2. 呼气性呼吸困难
3. 混合性呼吸困难
4. 体位引流
5. 支气管哮喘
6. 气道高反应性
7. 气道重构
8. 变异性哮喘
9. 肺源性心脏病
10. 社区获得性肺炎
11. 医院获得性肺炎
12. 继发型肺结核
13. 菌阴肺结核
14. 中央型肺癌
15. 周围型肺癌
16. Horner 综合征
17. 副癌综合征
18. 自发性气胸

19. 闭合性气胸
20. 交通性气胸
21. 张力性气胸
22. 胸腔闭式引流
23. Ⅰ型呼吸衰竭
24. Ⅱ型呼吸衰竭
25. 肺性脑病

二、填空题

1. 咳嗽伴有痰液称为_____;咳嗽无痰或痰量很少,称为_____。
2. 促进有效排痰的方法主要有_____、_____、_____和_____。
3. 肺源性呼吸困难分为3种类型:_____、_____、_____。
4. 引起哮喘发作的环境因素有以下几类:_____、_____、_____和_____。
5. 控制气道炎症最有效的药物是_____,其中,最常用的给药方式为_____给药。控制哮喘急性发作的首选药物是_____。
6. 氨茶碱用量过大或静脉注射(滴注)速度过快可引起_____、_____、_____、_____和心律失常,严重者引起抽搐乃至死亡。静脉注射速度不宜超过_____,注射时间宜在_____分钟以上,每日最大剂量一般不超过_____,以防中毒症状发生。
7. 哮喘病人需要吸入 β₂ 受体激动剂和糖皮质激素吸入剂时,应先吸入_____。
8. 当慢性支气管炎和(或)阻塞性肺气肿肺功能检查提示_____时,诊断为慢性阻塞性肺疾病。
9. _____是慢性支气管炎和慢性阻塞性肺疾病最常见的病因。
10. 长期家庭氧疗是指一昼夜吸入低浓度氧_____小时以上,并持续较长时间,使 PaO₂ _____或 SaO₂ 升至_____的一种氧疗方法。
11. 缩唇呼吸时吸气与呼气时间比为_____或_____,缩唇大小程度与呼气流量,以能使距口唇_____处,与口唇等高点水平的蜡烛火焰_____为宜。
12. 慢性肺源性心脏病最常见的病因是_____,发病的主要机制为_____。
13. 肺心病代偿期的主要表现是_____,失代偿期的主要表现是_____、_____。
14. 利尿剂的应用原则是:选用作用_____、剂量_____、疗程_____、_____和_____的药物。
15. 慢性肺源性心脏病病人在使用洋地黄类药物时,由于_____的因素,病人对洋地黄类药物耐受性下降,易发生_____等中毒反应,因此一般为常规剂量的_____或_____量。
16. 支气管扩张最常见的原因是婴幼儿期反复_____。
17. 支气管扩张的痰液静置后分三层,分别是_____、_____和_____。
18. 肺炎按照解剖分类分为_____、_____、_____。
19. 休克型肺炎病人的给氧流量为_____。
20. 结核病的化疗原则是_____、_____、_____、_____。

21. 结核菌的特点是_____、_____、_____及菌体结构复杂。

22. 肺癌常见的早期症状是_____。

23. Horner综合征引起病侧_____、_____、_____,同侧_____。

24. 肺癌的健康指导包括_____、_____、_____和_____。

25. 张力性气胸如发生皮下气肿,触诊时出现_____,听诊时出现_____。

26. 胸膜腔穿刺抽气法穿刺点常选择_____。

27. 二氧化碳潴留时中枢神经系统表现为先_____后_____。

28. 体位引流的适应证是_____,要在餐前_____小时或餐后_____小时进行,引流前_____分钟遵医嘱给予支气管扩张剂,原则上_____处于高处,_____向下,以利于分泌物排出,每次引流_____分钟。

29. 采集动脉血进行动脉血气分析,采集标本后_____分钟内送检。

30. 胸腔穿刺抽取胸腔内积液时选择_____为穿刺点,抽取胸腔内积气时选择患侧胸部_____为穿刺点,穿刺过程中观察病人有无_____、_____、_____、_____、_____和_____等胸膜反应。

31. 进行纤维支气管镜检查的病人,术前_____小时禁食禁水,以防误吸;术前_____小时遵医嘱给予_____或_____肌内注射,以减少呼吸道分泌物或镇静;术后_____小时内禁食禁水,_____恢复后可进温凉流质或半流质饮食。

32. Ⅱ型呼吸衰竭即 PaO_2 _____且 $PaCO_2$ _____。

三、简答题

1. 简述促进有效排痰的方法。
2. 简述咳嗽咳痰的用药注意事项。
3. 简述肺源性呼吸困难的特点和氧疗注意事项。
4. 简述窒息的预防和抢救配合。
5. 简述如何预防急性上呼吸道感染和急性气管-支气管炎。
6. 简述重症哮喘病人急性发作的临床表现。
7. 简述糖皮质激素、β_2 受体激动剂、茶碱类和抗胆碱药的用药护理。
8. 简述指导哮喘病人及家属识别和避免哪些诱发因素。
9. 简述慢性阻塞性肺疾病病人的饮食指导。
10. 说明缩唇呼吸和腹式呼吸的方法。
11. 简述慢性支气管炎的诊断标准。
12. 简述慢性肺源性心脏病病人的饮食护理。
13. 说明慢性肺源性心脏病病人应用利尿剂和洋地黄类药物的用药护理。
14. 简述慢性肺源性心脏病病人吸氧护理的注意事项。
15. 简述支气管扩张的临床表现。
16. 说明对支气管扩张病人病情观察内容。
17. 简述休克型肺炎病人的护理要点。
18. 简述常用抗结核药物的种类、使用方法和用药注意事项。
19. 简述原发性支气管肺癌病人的疼痛护理。
20. 简述自发性气胸病人的病情观察要点。

21. 简述胸腔闭式引流的护理要点。

22. 简述呼吸衰竭病人的给氧方法及护理。

四、病例分析题

1. 李先生,23 岁。1 天前运动后淋雨,出现打喷嚏、流清水样涕,有咽痛、干咳、低热。查体:咽部轻度充血,双肺呼吸音清,未闻及明显干湿性啰音。诊断为急性上呼吸道感染。医嘱建议休息、保暖、多饮水。

请回答:

(1)针对病人的病情应采取哪些护理措施?

(2)应该给予病人哪些健康指导?

2. 刘先生,30 岁。6 年来反复喘息、气急、咳嗽,上述症状可自行缓解。3 天前与同事聚会,食用海鱼后上述症状再次发作,自服药物未能缓解,速到医院就诊。听诊可闻及两肺弥漫性哮鸣音,以呼气相为主,监测昼夜 PEF 变异率为 30%。

请回答:

(1)病人可能的诊断是什么?

(2)引起该疾病的环境因素有哪些?

(3)如何指导病人的饮食?

3. 宋先生,69 岁。慢性阻塞性肺疾病病史 15 年,2 周前"感冒"后出现咳嗽、咳痰、气促,活动后心悸、呼吸困难、乏力,活动耐力下降。

护理查体:颈静脉充盈,四肢末梢发绀,剑突下可触及心脏搏动,双肺底可闻及湿啰音,心音遥远,三尖瓣区可闻及收缩期杂音。

请回答:

(1)病人目前存在哪些护理诊断/问题?

(2)如何指导病人的休息与活动?

4. 张女士,25 岁,因反复咯血、咳脓痰 5 年,再发 3 天入院。5 年前受凉后出现咳脓痰,每天量约 40ml,伴咯鲜血,量约每日 50~80ml,无高热、盗汗、胸痛。在当地医院抗感染治疗好转。此后反复发作。3 天前再次出现上述症状而入院。

护理查体:双肺可闻及湿啰音。血常规:白细胞 8.6×10^9/L,中性粒细胞 82%。X 线胸片:双下肺蜂窝状阴影,小点状密度增高阴影。

请回答:

(1)病人目前存在哪些护理诊断/问题?

(2)如何对病人进行健康指导?

5. 吴先生,60 岁,慢性咳嗽、咳痰 20 余年,气促 10 年,加重伴活动后心悸 2 周。近 2 周来发热、咳黄色痰。呼吸困难逐渐加重,活动后心悸乏力。神清,桶状胸,两肺呼吸音低,闻及少许湿啰音,剑突下心脏明显搏动,下肢水肿。

入院诊断:慢性肺源性心脏病。住院后病情加重,出现嗜睡,明显发绀,球结膜水肿。

动脉血气分析:pH 7.30,PaO_2 45mmHg,$PaCO_2$ 65mmHg。病人最后陷入昏迷状态。

请回答:

(1)病人为什么会昏迷?

(2)病人目前存在哪些护理诊断/护理问题?

（3）应给病人提供哪些护理措施？

五、选择题

A1 型题

1. 支气管扩张病变部位在肺下叶背部，体位引流应采取

    A. 俯卧位，腰部抬高   B. 平卧位   C. 仰卧位，腰臀部抬高

    D. 半坐卧位   E. 头低足高位

2. 病人在大咯血时突然出现窒息，此时应迅速将病人置于

    A. 俯卧位   B. 患侧卧位   C. 健侧卧位

    D. 头低脚高位   E. 头高脚低位

3. 大咯血病人最重要的潜在并发症是

    A. 肺部感染   B. 窒息   C. 心输出量减少

    D. 电解质紊乱   E. 组织灌注改变

4. 大量咯血病人应采取的体位是

    A. 患侧卧位   B. 健侧卧位   C. 端坐卧位

    D. 仰卧位   E. 俯卧位

5. 大咯血时首选的止血药物是

    A. 酚磺乙胺   B. 垂体后叶素   C. 卡巴克络

    D. 维生素 K   E. 抗血纤溶芳酸

6. 支气管哮喘的主要致病原因是

    A. 精神因素   B. 感染因素   C. 过敏因素

    D. 职业因素   E. 运动因素

7. 支气管哮喘发作时的典型症状是

    A. 胸闷、气短   B. 发绀

    C. 吸气性呼吸困难   D. 咳嗽、咳痰

    E. 反复发作性带有哮鸣音的呼气性呼吸困难

8. 轻度支气管哮喘发作首选药物是

    A. β_2 受体激动剂   B. 茶碱类   C. 白三烯调节剂

    D. 糖皮质激素   E. 抗胆碱药

9. 支气管哮喘吸入激素的主要不良反应是

    A. 骨质疏松   B. 口腔真菌感染   C. 水钠潴留

    D. 精神神经症状   E. 停药病情反复

10. 重症哮喘的处理方法，错误的是

    A. 祛除诱因   B. 控制感染   C. 纠正脱水

    D. 高浓度高流量吸氧   E. 保持呼吸道通畅

11. 支气管哮喘病人吸入沙丁胺醇过量会出现

    A. 食欲减退、恶心呕吐   B. 心动过缓、腹泻   C. 血压升高、心动过速

    D. 皮疹、发热   E. 肝、肾功能异常

12. 快速静脉注射氨茶碱可导致的最严重的后果是

    A. 头痛   B. 恶心呕吐   C. 心律失常

D. 失眠　　　　　　　　　　　E. 死亡

13. 对支气管哮喘病人进行健康教育,错误的是

A. 室内放置花草、美化环境　　　　　　　B. 不宜用羊毛毯、羽毛枕

C. 避免食用牛奶、鱼、虾等食物　　　　　D. 戒烟酒

E. 保持乐观情绪

14. 支气管哮喘发作时错误的治疗方法是

A. 应用糖皮质激素　　　　B. 吸氧　　　　　　C. 口服阿司匹林

D. 口服氨茶碱　　　　　　E. 吸入沙丁胺醇

15. 慢性支气管炎发生发展的重要因素是

A. 感染　　　　　　　　　B. 长期吸烟　　　　C. 大气污染

D. 过敏因素　　　　　　　E. 气候寒冷

16. 慢性支气管炎的主要诊断依据是

A. 血液检查　　　　　　　B. X线检查　　　　C. 肺功能检查

D. 痰液涂片检查　　　　　E. 病史和临床表现

17. 慢性支气管炎最常见的并发症是

A. 支气管哮喘　　　　　　B. 肺结核　　　　　C. 慢性阻塞性肺疾病

D. 胸膜炎　　　　　　　　E. 呼吸衰竭

18. 慢性支气管炎咳痰特点,错误的是

A. 常为白色、泡沫样痰　　　　　　　　　B. 合并感染时转为黏液脓性痰

C. 清晨时痰量较多　　　　　　　　　　　D. 常为粉红色泡沫样痰

E. 体位变动可刺激排痰

19. 预防慢性支气管炎的首要措施是

A. 戒烟　　　　　　　　　B. 预防感冒　　　　C. 参加体育活动

D. 增强体质　　　　　　　E. 保持心情愉快

20. 慢性阻塞性肺疾病的标志性症状是

A. 咳嗽　　　　　　　　　B. 咳痰　　　　　　C. 气短或呼吸困难

D. 咯血　　　　　　　　　E. 心悸

21. 为改善肺功能进行缩唇呼气训练时,要求蜡烛火焰距离病人口唇

A. 5～10cm　　　　　　　B. 15～20cm　　　　C. 25～30cm

D. 35～40cm　　　　　　　E. 45～50cm

22. 诱发肺心病失代偿期的最常见原因是

A. 呼吸道感染　　　　　　B. 过度劳累　　　　C. 补液过快

D. 摄盐太多　　　　　　　E. 心律失常

23. 肺心病呼吸衰竭时吸氧应

A. 高流量间断吸氧　　　　B. 按需吸氧　　　　C. 低浓度持续吸氧

D. 低浓度间断吸氧　　　　E. 高流量持续吸氧

24. 下列不属于肺心病常见并发症的是

A. 肺性脑病　　　　　　　B. 酸碱失衡及电解质紊乱　　C. 心律失常

D. 自发性气胸　　　　　　E. 休克和DIC

25. 支气管扩张典型的临床表现是
   A. 慢性咳嗽、大量脓痰和喘息
   B. 慢性咳嗽、大量脓痰和呼吸困难
   C. 慢性咳嗽、大量脓痰和胸痛
   D. 慢性咳嗽、大量脓痰和高热
   E. 慢性咳嗽、大量脓痰和(或)反复咯血

26. 支气管扩张病人咳嗽、咳痰加重的时间是
   A. 白天
   B. 早晨起床和晚上卧床时
   C. 深夜
   D. 进餐时
   E. 傍晚

27. 支气管扩张最常见的病因是
   A. 先天性发育缺陷
   B. 过敏体质
   C. 婴幼儿期支气管、肺组织感染
   D. 遗传因素
   E. 机体免疫功能失调

28. 确诊支气管扩张最有效的方法是
   A. 纤维支气管镜检查
   B. 胸透检查
   C. 高分辨率 CT 检查
   D. MRI 检查
   E. 血常规检查

29. 支气管扩张最重要的护理措施是
   A. 促进排痰
   B. 补充营养
   C. 保证休息
   D. 注意口腔卫生
   E. 保持情绪稳定

30. 最有利于支气管扩张病人排痰的措施是
   A. 机械吸痰
   B. 使用祛痰剂
   C. 指导有效咳嗽
   D. 体位引流
   E. 雾化吸入

31. 对支气管扩张病人进行口腔护理目的是
   A. 祛除口臭
   B. 增进食欲
   C. 促进唾液分泌
   D. 减少感染机会
   E. 减少痰量

32. 社区获得性肺炎最常见的病原体是
   A. 金黄色葡萄球菌
   B. 铜绿假单胞菌
   C. 克雷伯杆菌
   D. 肺炎杆菌
   E. 肺炎链球菌

33. 有关支原体肺炎,不正确的是
   A. 咳嗽多为阵发性刺激性呛咳
   B. 体征多不明显
   C. 耳镜可见鼓膜充血
   D. 常以青霉素 G 控制感染
   E. 冷凝集试验阳性

34. 与肺炎链球菌肺炎的发病无关的因素是
   A. 受凉
   B. 淋雨
   C. 过劳
   D. 醉酒
   E. 长期卧床

35. 判断休克性肺炎病人病情好转,最可靠的指标是
   A. 尿量增多
   B. 心率减慢
   C. 血压回升
   D. 体温接近正常
   E. 神志清楚

36. 口服红霉素时应向病人说明
   A. 可出现尿量减少
   B. 可出现耳聋耳鸣
   C. 呼吸、咳嗽时出现疼痛
   D. 在进食后服用

E. 尿液可出现红色

37. 病人发生窒息时,首要的护理措施是

A. 止血   B. 吸氧   C. 输血

D. 心理安慰   E. 维持气道通畅

38. 抢救肺结核大咯血窒息病人最关键的措施是

A. 立即注射呼吸兴奋药   B. 立即吸氧

C. 立即建立静脉通道   D. 立即清理病人呼吸道内血液

E. 立即进行人工呼吸

39. 判定结核菌素试验结果的最主要根据是

A. 局部有无瘙痒   B. 局部有无坏死   C. 硬结大小

D. 局部有无水疱   E. 红斑直径

40. 结核病最主要的传染源是

A. 浸润性肺结核病人   B. 原发性肺结核病人   C. 结核性胸膜炎病人

D. 血行播散性肺结核病人   E. 开放性肺结核病人

41. 肺结核病人痰菌检查连续多次阴性,提示

A. 空洞愈合   B. 可恢复正常工作   C. 病变痊愈

D. 可撤消隔离   E. 可停用抗结核药物

42. 成人肺结核最常见的类型是

A. 浸润型肺结核   B. 血行播散型肺结核   C. 原发型肺结核

D. 结核性胸膜炎   E. 慢性纤维空洞型肺结核

43. 服用异烟肼的主要不良反应是

A. 末梢神经炎   B. 听力障碍   C. 视神经炎

D. 关节疼痛   E. 胃肠道反应

44. 处理肺结核病人的痰纸最简便的方法是

A. 煮沸   B. 酒精消毒   C. 焚烧

D. 深埋   E. 等量1%含氯消毒剂浸泡

45. 肺结核大咯血护理措施不妥的是

A. 静卧休息   B. 暂时禁食   C. 心理安慰

D. 屏气以止血   E. 取患侧卧位

46. 切断肺结核传播途径最有效的措施是

A. 积极开展爱国卫生运动   B. 在全民范围内进行科普宣传

C. 帮助病人与防痨机构沟通   D. 全民接种卡介苗

E. 隔离并治疗痰菌涂片阳性病人

47. 发生支气管肺癌最重要的危险因素是

A. 大气污染   B. 长期吸烟   C. 职业性致病因素

D. 慢性肺部疾病   E. 遗传因素

48. 肺癌放疗期间应怎样保护照射野皮肤

A. 嘱病人选择紧身衣服   B. 用力擦洗

C. 使用肥皂进行擦洗   D. 照射部位皮肤粘贴胶布或涂抹酒精

E. 避免照射部位冷、热刺激和日光直射

49. 支气管肺癌早期表现为
A. 刺激性咳嗽 B. 吞咽困难 C. 声音嘶哑
D. 霍纳综合征 E. 恶病质

50. 肺癌病人在化疗期间应注意
A. 尿量增多 B. 心率变化 C. 血压下降
D. 体温升高 E. 多饮水,3000ml/d

51. 早期肺癌首选的治疗方法是
A. 药物治疗 B. 放射疗法 C. 放疗加化疗
D. 手术治疗 E. 免疫疗法

52. 关于气胸的处理,错误的是
A. 气胸量小于20%,症状轻微,不需排气
B. 如肺萎缩时间长,宜用高负压排气
C. 交通性气胸应作胸腔闭式引流
D. 血气胸可作低位胸腔插管引流
E. 复发性气胸,可用四环素注入胸腔造成粘连

53. 闭合性气胸的排气治疗,正确的是
A. 积气量少于该侧胸腔容量20%,不抽气
B. 积气量多时,应立即将气抽尽,恢复肺功能
C. 积气量多时,应立即闭式水瓶式引流
D. 积气量多时,可一日多次抽气,每次1L,直到抽尽
E. 积气量多时,可每日或隔日抽气1次,每次大于1L

54. 关于胸腔抽气减压术,错误的是
A. 当肺压缩>20%时,应考虑抽气减压
B. 每日或隔日抽气1次
C. 肺大部分复张后,余下积气可自行吸收
D. 每次尽可能将气体抽尽
E. 穿刺点一般在患侧第2肋间隙锁骨中线外侧

55. 关于闭合性气胸胸膜腔内压力变化的描述,正确的是
A. 胸膜腔内压力持续升高 B. 胸膜腔内压抽气后压力维持不变
C. 胸膜腔内压力明显超过大气压 D. 抽气后胸膜腔内压力下降不复升
E. 抽气后胸膜腔内压力下降,但又迅速回升

56. 关于张力性气胸的描述,错误的是
A. 常继发于慢性阻塞性肺疾病或肺结核
B. 胸腔压力超过大气压
C. 可使纵隔严重移位,影响心脏血液回流
D. 必须紧急抽气减压
E. 一般抽气减压后,胸腔内压力不再上升

57. 导致慢性呼吸衰竭急性发作的最主要诱因是

A. 呼吸道感染　　　　　　　B. 摄盐过多　　　　　　　C. 紧张焦虑

D. 吸烟　　　　　　　　　　E. 外伤

58. 对于缺氧伴高碳酸血症的慢性呼吸衰竭病人，最适宜的吸氧浓度是

A. 15%～20%　　　　　　　B. 25%～30%　　　　　　C. 35%～40%

D. 45%～50%　　　　　　　E. >50%

59. 建立人工气道后，最重要的护理措施是

A. 预防皮肤压疮　　　　　　　　　　　B. 观察并及时调整各种参数

C. 加强气道管理　　　　　　　　　　　D. 心理护理

E. 预防并发症

60. 引起慢性呼吸衰竭最常见的原发病是

A. 肺炎　　　　　　　　　　B. 肺结核　　　　　　　　C. 自发性气胸

D. 慢阻肺　　　　　　　　　E. 支气管肺癌

61. 慢性呼吸衰竭病人发生肺性脑病的先兆表现是

A. 呼吸频率加快　　　　　　　　　　　B. 心律不齐

C. 神志和精神状态异常　　　　　　　　D. 血压下降

E. 瞳孔缩小

62. 帮助支气管扩张病人进行体位引流时不正确的措施是

A. 引流前向病人讲解配合方法

B. 根据病变的部位选择合适的体位

C. 每次引流的时间可从 5～10 分钟开始，根据病人情况进行调整

D. 痰液较多病人应让其快速大量咳出

E. 若病人出现咯血、头晕等立即终止引流

63. 协助病人进行体位引流时，下列措施应除外的是

A. 引流前测量生命体征　　　　　　　　B. 让病灶部位处于高处

C. 引流过程中密切观察排痰情况　　　　D. 遵医嘱应用镇咳药物

E. 引流过程中进行胸部叩击

64. 采集动脉血进行血气分析时，错误的做法是

A. 以肝素抗凝　　　　　　　　　　　　B. 采集标本后 2 小时内送检

C. 拔针后压迫穿刺点 5～10 分钟　　　　D. 采集耳垂血前局部热敷 5 分钟

E. 抽血后将针头刺入无菌橡皮塞摇匀血液

65. 采集动脉血进行血气分析时，正确的说法是

A. 血气标本凝固不影响检查结果

B. 指导病人采血时不要屏气

C. 进针时应顺动脉血流方向刺入

D. 穿刺时针头在动脉搏动最强点上与皮肤呈 5°进针

E. 固定血管的手指不需要消毒

66. 胸腔穿刺抽液引起急性肺水肿是由于

A. 穿刺损伤肺组织　　　　　　　　　　B. 空气栓塞

C. 胸膜超敏反应　　　　　　　　　　　D. 穿刺损伤肺血管

E. 抽液过多、过快,胸膜腔内压突然下降

67. 有关胸腔穿刺的方法,下列不正确的是

A. 穿刺抽液时,穿刺点一般取肩胛线第 7～9 肋间或腋中线第 6～7 肋间

B. 穿刺抽气时,穿刺点取患侧锁骨中线第 2 肋间

C. 抽液完毕取出注射器后夹紧橡皮管

D. 抽液量每次不超过 1000ml

E. 抽气量每次可大于 1000ml

68. 胸腔穿刺抽液时病人出现头晕、出汗、面色苍白、四肢发凉,应立即

A. 减慢抽液速度

B. 停止抽液,观察病情变化

C. 遵医嘱皮下注射阿托品

D. 高浓度吸氧

E. 拔出穿刺针,包扎穿刺部位,病人平卧,观察病情变化

69. 胸腔穿刺抽液时,下列错误的是

A. 严格无菌操作

B. 抽液不宜过快、过多

C. 每周可以抽液 3 次

D. 抽液后胸腔内可以不用药

E. 穿刺时发生"胸膜反应"不影响继续抽液

70. 大量胸腔积液所致呼吸困难,最有效的治疗措施是

A. 持续吸氧 　　　　　　　　　　　B. 使用强效利尿剂

C. 遵医嘱使用糖皮质激素 　　　　　D. 立即胸腔穿刺排液

E. 遵医嘱使用氨茶碱

71. 胸腔穿刺抽液每次不宜过多过快,是为了避免

A. 发生感染 　　　B. 发生胸膜反应 　　　C. 发生胸膜肥厚

D. 发生复张性肺水肿 　　　E. 发生胸痛

A2 型题

72. 护士巡视发现某咯血病人出现表情恐怖、张口瞪目、两手乱抓等现象,首先应该

A. 准备抢救用品 　　　　　　　　　B. 行人工呼吸

C. 使用呼吸中枢兴奋药 　　　　　　D. 使用镇咳药

E. 立即置病人头低足高位

73. 王女士,35 岁,到一新开业商场购物,进商场不久即出现打喷嚏、流涕、咳嗽,接着出现呼吸困难。目前应采取的主要措施是

A. 加强心理护理 　　　　B. 马上离开商场 　　　C. 吸氧

D. 应用平喘药物 　　　　E. 应用糖皮质激素

74. 马先生,20 岁,哮喘发作,极度呼吸困难,一口气不能说一句话,伴发绀、大汗淋漓,对该病人首先必须

A. 专人护理、准备抢救物品 　　　　B. 帮助口服平喘药

C. 防止情绪激动 　　　　　　　　　D. 避免食用诱发哮喘的食物

E. 采血做血气分析

75. 章女士,35 岁。春暖花开季节哮喘发作,昨天看电影时银幕上出现春色满园的画面,章女士突然哮喘发作。对章女士主要的护理措施是

　　A. 休息　　　　　　　　　　B. 氧气吸入　　　　　　　　　C. 湿化气道
　　D. 使用色甘酸钠　　　　　　E. 心理护理

76. 赵先生,30 岁,反复支气管哮喘发作,准备给予糖皮质激素治疗,其给药途径最好选用

　　A. 气雾吸入　　　　　　　　B. 口服　　　　　　　　　　　C. 肌内注射
　　D. 静脉注射　　　　　　　　E. 静脉滴注

77. 李先生,66 岁,咳嗽、咳痰伴喘息 7 年,近 3 年发作频繁,每年持续 3 个月以上。最可能的诊断是

　　A. 支气管哮喘　　　　　　　B. 阻塞性肺气肿　　　　　　　C. 慢性支气管炎
　　D. 支气管扩张　　　　　　　E. 肺结核

78. 苗女士,58 岁,患慢性阻塞性肺疾病多年,现体重下降明显。应给予

　　A. 高热量、低蛋白、高脂肪饮食　　　　B. 低热量、高蛋白、高维生素饮食
　　C. 高热量、高蛋白、高维生素饮食　　　　D. 高热量、低蛋白、高维生素饮食
　　E. 低热量、低蛋白、高维生素饮食

79. 朱女士,62 岁,患慢性支气管炎。目前咳嗽、咳痰,痰液黏稠不易咳出,最主要的护理诊断/问题是

　　A. 活动无耐力　　　　　　　　　　　　B. 清理呼吸道无效
　　C. 营养失调:低于机体需要量　　　　　D. 气体交换受损
　　E. 体液过多

80. 张先生,58 岁。慢性支气管炎、肺气肿病史 30 年。今日中午在家抬重物时,突感右侧胸部刺痛,逐渐加重,伴气急、发绀。最可能出现了

　　A. 自发性气胸　　　　　　　B. 急性心肌梗死　　　　　　　C. 胸膜炎
　　D. 肺栓塞　　　　　　　　　E. 支气管肺癌

81. 赵女士,66 岁。咳喘 10 年,2 日前上呼吸道感染使病情加重,昨夜咳嗽加重,痰量增多。护理查体:神志清,口唇轻度发绀,桶状胸,双肺叩诊呈过清音,呼吸音低。动脉血气分析:PaO$_2$ 70mmHg,PaCO$_2$ 40mmHg,经治疗后缓解。健康教育时应嘱病人回家后坚持进行

　　A. 定量步行锻炼　　　　　　B. 呼吸功能锻炼　　　　　　　C. 长期家庭氧疗
　　D. 避免吸入有害气体　　　　E. 保持室内通风

82. 张女士,70 岁,咳嗽、咳痰伴喘息 28 年,诊断为慢性阻塞性肺疾病,护理查体:发现其桶状胸,剑突下可见心脏搏动。提示该病人出现

　　A. 左心室肥大　　　　　　　B. 右心室肥大　　　　　　　　C. 心包积液
　　D. 左心房肥大　　　　　　　E. 右心房肥大

83. 邹先生,67 岁,咳嗽、咳痰伴喘息 32 年,加重 1 年。4 天前受凉后出现咳嗽加重,咳大量脓痰,双下肢轻度水肿,尿量减少,诊断为"慢性肺源性心脏病"。此时该病人较少出现的临床表现是

　　A. 尿少　　　　　　　　　　B. 肝大　　　　　　　　　　　C. 下肢水肿

D. 颈静脉怒张　　　　　　　　　E. 咳粉红色泡沫样痰

84. 宁女士,55岁,肺心病史6年,入院时咳嗽、咳黄痰、呼吸困难、双下肢水肿,次日出现嗜睡、球结膜水肿。引起病人双下肢水肿的主要因素是

A. 左心衰竭　　　　　　　　　B. 右心衰竭　　　　　　　　　C. 左房衰竭
D. 全心衰竭　　　　　　　　　E. 血浆胶体渗透压下降

85. 杨先生,76岁。以支气管扩张入院。目前病人咳嗽,咳痰无力,听诊右下肺湿啰音明显。下列护理措施错误的是

A. 遵医嘱给予雾化吸入　　　　　　　　　B. 经鼻腔吸痰
C. 吸痰前适当调高吸氧浓度　　　　　　　D. 每天饮水1500ml以上
E. 采取右侧卧位进行体位引流

86. 张先生,60岁,慢性支气管炎20年,慢性阻塞性肺疾病5年。近日咳嗽加重,咳大量脓性黏痰。护理查体:体温37.5℃,气促,听诊可闻痰鸣音,伴喘息。最主要的护理诊断/问题是

A. 清理呼吸道无效　　　　　　B. 气体交换受损　　　　　　C. 体温过高
D. 低效性呼吸型态　　　　　　E. 活动无耐力

87. 刘女士,55岁,患慢性阻塞性肺疾病,经治疗后缓解。改善病人肺功能的最佳方法是

A. 有效咳嗽　　　　　　　　　B. 胸部理疗　　　　　　　　　C. 雾化吸入
D. 缩唇腹式呼吸　　　　　　　E. 氧疗

88. 李先生,35岁,淋雨后突然高热4天,伴寒战、咳铁锈色痰。护理查体:体温40℃,脉搏102次/分,呼吸22次/分,急性病容,呼吸急促,右下肺语颤增强、叩诊浊音、呼吸音减弱、闻支气管呼吸音及湿啰音。胸部X线片示右下肺大片密度均匀阴影。首要护理诊断/问题是

A. 体温过高　　　　　　　　　B. 气体交换受损　　　　　　C. 组织灌注异常
D. 舒适的改变　　　　　　　　E. 皮肤完整性受损

89. 王女士,58岁,高热,咳嗽,咳黄臭痰1周。护理查体:呼吸困难,气管右偏,左肺叩诊实音、呼吸音减弱。行胸腔穿刺,抽出带有恶臭的脓性液体。最可能的病原体是

A. 支原体　　　　　　　　　　B. 肺炎球菌　　　　　　　　C. 葡萄球菌
D. 结核菌　　　　　　　　　　E. 厌氧菌

90. 吴先生,86岁,以肺炎入院。平素体弱、抵抗力差。入院后经抗感染及一般治疗2天,病情未见明显好转。为防病情变化,应特别注意观察

A. 体温　　　　　　　　　　　B. 血压　　　　　　　　　　C. 呼吸系统症状
D. 肺部体征变化　　　　　　　E. 外周血中白细胞变化

91. 谢女士,65岁。慢支20余年。咳嗽伴高热4天来诊,痰呈砖红色、胶冻状。护理查体:右下肺叩诊浊音,可闻及支气管呼吸音及湿啰音。X线胸片示右下肺片状实变阴影,诊断为右下肺炎。最可能的病原体是

A. 肺炎球菌　　　　　　　　　B. 克雷伯杆菌　　　　　　　C. 支原体
D. 葡萄球菌　　　　　　　　　E. 病毒

92. 赵先生,38岁。受凉后突发高热、寒战伴右侧胸痛1天,胸部透视右中肺大片浅淡

阴影。诊断为右下肺炎,给予抗生素治疗,正确的疗程时间是

A. 4 天 　　　　　　　　B. 5 天 　　　　　　　　C. 6 天

D. 7 天 　　　　　　　　E. 8 天

93. 金先生,48 岁。突然高热、寒战 6 天,少尿 1 天。护理查体:口唇干燥,四肢厥冷,血压 80/60mmHg,中心静脉压 5cmH_2O。X 线胸片示左上肺野大片致密阴影。错误的护理措施是

A. 热水袋体表保暖 　　　　B. 取仰卧中凹位 　　　　C. 立即建立静脉通路

D. 高流量吸氧 　　　　　　E. 输液应先快后慢

94. 巫女士,27 岁。近 1 个月来咳嗽,咳白色黏痰,偶带血丝,午后低热,疲乏无力,伴有心悸、盗汗,体重下降 3kg。X 线胸片发现右上肺野云雾状淡薄阴影,无透光区。痰结核分枝杆菌检查连续 3 次阴性。错误的护理措施是

A. 住院隔离

B. 给予高热量、高维生素、高蛋白饮食

C. 按医嘱给予抗结核药物治疗,并观察药物不良反应

D. 做好保健指导

E. 对病人的食具、用品、痰等进行消毒

95. 钟先生,68 岁。因肺癌住院接受化疗,但效果不佳,病人时常伤心流泪,此时采取相关护理措施正确的是

A. 专业知识宣教 　　　　　B. 通知家属 　　　　　　C. 问其流泪原因

D. 讲述自己的事情 　　　　E. 给予安慰

96. 钱先生,49 岁。咳嗽 1 个月,X 线检查发现右肺门旁有一类圆形阴影,疑诊肺癌,首选的检查方法是

A. 血癌胚抗原测定 　　　　B. 放射性核素肺扫描 　　C. 痰液脱落细胞检查

D. 胸部 CT 检查 　　　　　E. 经皮肺活检

97. 詹女士,49 岁。刺激性咳嗽 5 个月,视物不清 10 天。胸片示左肺上叶尖段边直径 8cm 不规则块状阴影,考虑出现 Horner 综合征。此病变造成的临床表现不包括

A. 面部无汗 　　　　　　　B. 瞳孔缩小 　　　　　　C. 眼球内陷

D. 声音嘶哑 　　　　　　　E. 上眼睑下垂

98. 晋先生,57 岁,因肺癌进行放射治疗,少见的不良反应是

A. 骨髓抑制 　　　　　　　B. 胃肠道反应 　　　　　C. 免疫功能低下

D. 骨质疏松 　　　　　　　E. 局部皮肤的损伤

99. 张先生,70 岁,有慢性阻塞性肺疾病病史,动辄气促,长期氧疗。反复右侧气胸 4 次,此次气胸再发入院,经多次抽气,肺仍未完全复张。下一步治疗不适宜的是

A. 胸腔闭式引流 　　　　　B. 闭式引流负压吸引 　　C. 解痉平喘

D. 胸膜粘连疗法 　　　　　E. 胸膜修补术

100. 潘先生,28 岁。因气胸行右侧胸腔负压吸引闭式引流 2 天。见引流管无气泡逸出,也无水柱波动。应首先考虑

A. 肺已完全复张 　　　　　B. 引流管脱出胸壁 　　　C. 引流管阻塞

D. 吸引负压不够 　　　　　E. 肺已部分复张

101. 徐女士,39 岁,既往体健,外伤致多处骨折,3 天后发生呼吸困难,呼吸 40 次/分,脉

搏 130 次/分,血压 140/80mmHg。血气分析:pH 7.28,$PaCO_2$ 34mmHg,PaO_2 40mmHg,CO_2CP 16mmol/L,首先考虑的是

　　A. 急性左心衰　　　　　B. ARDS　　　　　　　C. 张力性气胸
　　D. 急性喉头水肿　　　　E. 支气管哮喘

102. 范女士,65 岁。慢性阻塞性肺疾病病史 20 年,加重 1 周入院。血气分析:PaO_2 50mmHg,$PaCO_2$ 75mmHg。吸入氧气后,出现呼之不应。急查血气分析示 PaO_2 85mmHg,$PaCO_2$ 100mmHg。出现意识障碍的原因可能是

　　A. 感染加重　　　　　　B. 气道阻力增加　　　　C. 暂时性脑缺血
　　D. 脑血管意外　　　　　E. 呼吸中枢受到抑制

A3/A4 型题

(103～107 题共用题干)

张女士,25 岁,支气管哮喘病史 8 年余,今日突然出现端坐呼吸,明显发绀,不能讲话,伴烦躁不安、大汗淋漓。护理查体:呼吸 32 次/分,脉搏 120 次/分,听诊双肺未闻及哮鸣音。

103. 该病人目前发生了

　　A. 气胸　　　　　　　　B. 哮喘重度发作　　　　C. 急性呼吸衰竭
　　D. 肺性脑病　　　　　　E. 充血性心力衰竭

104. 该病人的护理措施中错误的是

　　A. 去除诱因　　　　　　B. 保持呼吸道通畅　　　C. 高流量吸氧
　　D. 静脉补液　　　　　　E. 控制感染

105. 该病人使用糖皮质激素的方法首选

　　A. 尽量口服　　　　　　B. 肌内注射　　　　　　C. 静脉滴注
　　D. 从小剂量开始　　　　E. 不可与受体激动剂合用

106. 给该病人静脉使用氨茶碱,方法不妥的是

　　A. 浓度不宜过高　　　　　　　　　B. 速度不宜过快
　　C. 注意观察病人是否出现心律失常　　D. 安全用药浓度为 9～20μg/ml
　　E. 注意观察病人是否出现胃肠道症状

107. 该病人病情缓解,预约出院,护士指导其使用峰流速仪,错误的是

　　A. 病人用唇齿部分包住口含器后,以最快的速度呼气
　　B. 游标最终停止的刻度,就是此次峰流速值
　　C. 峰流速测定是发现早期哮喘发作最简便易行的方法
　　D. PEFR 50%～80%,为警告区,说明哮喘严重,需要立即到医院就诊
　　E. PEFR 可为疾病预防和治疗提供参考资料

(108～110 题共用题干)

杨先生,51 岁,农民,吸烟 30 年,咳嗽、咳白色黏液痰 6 年,每年持续 3 个月以上,近 3 天咳嗽加重,痰量增多,痰色呈黏液脓性,不易咳出,背部及两肺下野听诊闻及散在湿啰音。

108. 主要的护理诊断/问题是

　　A. 疼痛　　　　　　　　　　　　　B. 活动无耐力
　　C. 清理呼吸道无效　　　　　　　　D. 气体交换受损
　　E. 营养失调:低于机体需要量

109. 目前该病人病情处于

A. 潜伏期　　　　　　　　B. 急性发作期　　　　　　　C. 慢性迁延期

D. 临床缓解期　　　　　　E. 恢复期

110. 病人病情好转后,如对其进行健康教育首先要

A. 嘱病人加强营养　　　　　　　　　　B. 嘱病人加强劳动保护

C. 教会病人进行缩唇呼吸　　　　　　　D. 指导病人坚持锻炼

E. 劝戒烟

(111～113题共用题干)

赵先生,68岁,慢性肺源性心脏病病史5年,3天前出现咳嗽、咳黄色脓性痰、心悸、气短。护理查体:意识清,呼吸急促,发绀,颈静脉怒张,下肢水肿,听诊可闻及三尖瓣区收缩期吹风样杂音。

111. 最可能的诊断是

A. 慢性肺源性心脏病失代偿期　　　　　B. 慢性肺源性心脏病代偿期

C. 肺气肿　　　　　　　　　　　　　　D. 慢性支气管炎急性加重期

E. 肺性脑病

112. 该病人的饮食护理应

A. 限制钠盐摄入　　　　　B. 限制维生素摄入　　　　　C. 限制蛋白质摄入

D. 给予高脂饮食　　　　　E. 给予高糖饮食

113. 为确定该病人有无慢性呼吸衰竭,应做的检查是

A. 血常规　　　　　　　　B. 心电图　　　　　　　　　C. 血气分析

D. 超声心动　　　　　　　E. 肝功

(114～116题共用题干)

李女士,58岁,慢性肺源性心脏病病史4年,近日因受凉病情加重,出现严重的呼吸困难,昼睡夜醒,表情淡漠。

114. 该病人可能并发了

A. 自发性气胸　　　　　　B. 急性呼吸衰竭　　　　　　C. 肺性脑病

D. 右心衰竭　　　　　　　E. 急性肺部感染

115. 可改善呼吸困难的体位是

A. 平卧位　　　　　　　　B. 半卧位　　　　　　　　　C. 头低脚高位

D. 左侧卧位　　　　　　　E. 右侧卧位

116. 对该病人的护理措施正确的是

A. 低流量持续吸氧　　　　B. 高流量吸氧　　　　　　　C. 不用限制钠盐摄入

D. 给予高脂饮食　　　　　E. 多饮水

(117～119题共用题干)

吴女士,45岁,咳嗽,咳大量脓性痰伴反复咯血,咳痰量每天150ml,咯血量每天约5ml。幼年时曾患过麻疹。

117. 为进一步明确诊,需做的检查是

A. X线检查　　　　　　　B. 痰培养　　　　　　　　　C. PPD试验

D. 纤维支气管镜　　　　　E. 高分辨率CT

118. 目前最主要的护理诊断/问题是

A. 气体交换受损　　　　　　　　　B. 低效型呼吸型态

C. 清理呼吸道无效　　　　　　　　D. 营养失调:低于机体需要量

E. 知识缺乏

119. 病人突然出现咯血量增多,医嘱给予垂体后叶素治疗,用药护理错误的是

A. 静脉滴注速度应快　　　　　　　B. 冠心病病人禁用

C. 用药期间应密切监测血压　　　　D. 女性病人可能会出现腹痛

E. 可收缩小动脉,减少肺血流量

(120~121 题共用题干)

李先生,60 岁,因慢性阻塞性肺疾病、肺部感染、呼吸衰竭入院。护理查体:神清,气促,不能平卧,痰黏稠、呈黄色,不易咳出。血气分析:PaO_2 50mmHg,$PaCO_2$ 70mmHg。

120. 氧疗时,氧流量应为

A. 2L/min　　　　　　　B. 4L/min　　　　　　　C. 5L/min

D. 6L/min　　　　　　　E. 8L/min

121. 帮助李先生排痰,较好的措施为

A. 体位引流　　　　　　　　　　　B. 鼻导管吸痰

C. 超声雾化吸入　　　　　　　　　D. 建立人工气道

E. 使病人仰卧位、头后仰,托起下颌并将口打开

(122~124 题共用题干)

林女士,23 岁。午后低热、咳嗽,痰中带血 2 个月,伴纳差、乏力、消瘦,消炎镇咳药无效。以“肺结核”为诊断收入院。

122. 病人出现咯血,约 500ml,应给予的体位为

A. 平卧位　　　　　　　B. 头低足高位　　　　　　C. 俯卧位

D. 端坐位　　　　　　　E. 患侧卧位

123. 病人在咯血过程中,突然出现咯血中断、烦躁不安、表情恐怖、张口瞪目、双手乱抓、大汗淋漓、唇指发绀。首优的护理诊断/问题是

A. 恐惧　　　　　　　　　　　　　B. 有窒息的危险

C. 知识缺乏　　　　　　　　　　　D. 营养失调:低于机体需要量

E. 气体交换受损

124. 首优的护理措施是

A. 准备抢救用品　　　　B. 行人工呼吸　　　　C. 使用呼吸中枢兴奋药

D. 使用镇咳药　　　　　E. 置病人头低足高位

(125~126 题共用题干)

周先生,63 岁,慢阻肺病史 10 年,活动气急 6 年。今晨大便时突然左胸痛,气急显著加重。急诊入院。

125. 确诊最有价值的辅助检查是

A. B 超　　　　　　　　B. 心电图　　　　　　　C. 胸部 X 线透视或摄片

D. 血气分析　　　　　　E. 核素肺扫描

126. 确诊为并发自发性气胸,拟选择胸腔闭式引流治疗,主要目的是

A. 尽早使肺复张,维护已经严重受损的肺功能

B. 尽早使肺复张,缩短住院时间

C. 尽早使肺复张,防止形成慢性气胸

D. 尽早使肺复张,防止胸腔继发感染

E. 尽早使肺复张,防止循环系统受损和引发并发症

(127~128 题共用题干)

梅女士,78 岁。慢性咳嗽、咳痰 20 余年,近 5 年来活动后气急,1 周前感冒后痰多,气急加剧,近 2 天来嗜睡。血液检查:白细胞 $18.6×10^9/L$,中性粒细胞 90%,动脉血气分析示 pH 7.29,$PaCO_2$ 80mmHg,PaO_2 48mmHg。

127. 病人出现头部胀痛、神志恍惚、躁狂、谵语,首先考虑的是

A. 呼吸性酸中毒 　　　　　B. 肺性脑病 　　　　　C. 窒息先兆

D. 休克早期 　　　　　　　E. 脑疝出现

128. 若经药物治疗无效,病人自主呼吸停止,应立即给予

A. 平卧体位 　　　　　　　B. 清理呼吸道 　　　　　C. 气管插管+机械通气

D. 高浓度吸氧 　　　　　　E. 体外心脏按压

(129~130 题共用题干)

张先生,58 岁,因不明原因痰中带血 1 个月需要做纤维支气管镜检查。

129. 以下正确的护理措施是

A. 嘱纤维支气管镜检查是无创伤性操作,不要紧张

B. 嘱术前 8 小时禁食禁水

C. 取出活动性义齿

D. 遵医嘱术前 1 小时给予阿托品

E. 嘱术后即可进食、饮水

130. 以下错误的护理措施是

A. 术前半小时遵医嘱给予地西泮肌内注射

B. 术前病人签署知情同意书

C. 术前准备吸引器和复苏设备

D. 术后鼓励病人轻咳嗽,排出检查中产生的异物

E. 术后进食前试验小口喝水,无呛咳再进食

B 型题

(131~134 题共用备选答案)

A. 沙丁胺醇 　　　　　　　B. 普萘洛尔 　　　　　　C. 色甘酸钠

D. 氨茶碱 　　　　　　　　E. 糖皮质激素

131. 支气管哮喘轻度发作首选

132. 原因未明的哮喘宜选

133. 预防接触变应原引起的哮喘宜选

134. 支气管哮喘病人禁用

(135~136 题共用备选答案)

A. 肺不张 　　　　　　　　B. 慢性肺源性心脏病 　　　C. 感染性休克

D. 肺性脑病　　　　　　　　E. 阻塞性肺气肿

135. 阻塞性肺气肿常见的并发症是

136. 慢性支气管炎常见的并发症是

(137～139 题共用备选答案)

A. 肺动脉高压　　　　B. 慢性肺源性心脏病　　　　C. 感染性休克

D. 肺性脑病　　　　　　　　E. 慢阻肺

137. 慢性肺源性心脏病常见的并发症是

138. 慢性肺源性心脏病最常见的病因是

139. 慢性肺源性心脏病最主要的发病机制是

(140～142 题共用备选答案)

A. 铁锈色痰　　　　　　B. 大量脓痰　　　　　　C. 粉红色泡沫痰

D. 恶臭痰　　　　　　　　E. 白色泡沫样痰

140. 厌氧菌感染

141. 支气管扩张

142. 慢性支气管炎

(143～144 题共用备选答案)

A. 吸烟、感染、理化因素等　　　　B. 多基因遗传病

C. 支气管-肺组织感染和支气管阻塞　　　　D. 溶血性链球菌感染

E. 结核分枝杆菌感染

143. 支气管扩张的发病因素是

144. 慢性支气管炎的致病因素是

(145～149 题共用备选答案)

A. 周围神经炎　　　　　　B. 听力障碍　　　　　　C. 球后视神经炎

D. 肝损害　　　　　　　　E. 胃肠道反应

145. 异烟肼的主要不良反应是

146. 链霉素的主要不良反应是

147. 对氨基水杨酸的主要不良反应是

148. 利福平的主要不良反应是

149. 乙胺丁醇的主要不良反应是

(田桂莲　李光耀　刘春娜　薛宏伟)

第二章 循环系统疾病病人的护理

第一节　本章重点及难点解析

1. 循环系统疾病易引起的症状和体征有心源性呼吸困难、心源性水肿、胸痛、心悸、心源性晕厥。

2. 心源性呼吸困难是指由于各种心血管疾病引起病人呼吸时感到呼吸费力并伴有呼吸频率、深度与节律的异常。心源性呼吸困难分为劳力性呼吸困难、夜间阵发性呼吸困难、端坐呼吸和急性肺水肿。常见的护理诊断/问题有气体交换功能受损、活动无耐力。护理过程中要为病人选取适当的体位,利于病人的呼吸,遵医嘱进行氧疗。告知病人有明显呼吸困难时应卧床休息,可遵循卧床休息→床边活动→病室内活动→病室外活动→上下楼梯的活动步骤来增强病人活动耐力。

3. 心源性水肿是由于心功能不全引起体循环静脉淤血,致使机体组织间隙有过多的液体积聚。最常见的病因为右心衰竭或全心衰竭,也可见于渗液性心包炎或缩窄性心包炎。其特点是早期出现在身体下垂部位,如卧床病人的背骶部、会阴或阴囊部,非卧床病人的足踝部、胫前。主要护理诊断/问题有体液过多、有皮肤完整性受损的危险。

4. 前负荷及后负荷　前负荷又叫容量负荷,即心脏在舒张期遇到的负荷,以心腔的舒张末期容量为指标。后负荷又叫压力负荷,指心脏收缩时遇到的负荷,即心脏射血时遇到的阻力。

5. 心脏负荷与心衰的关系,见图 2-2-1。

6. 观察慢性心力衰竭的临床表现、心功能分级,配合医生做好急性心力衰竭的抢救并实施相应的护理。

7. 指导病人正确使用抗心衰药物,例如:洋地黄类药物,服用地高辛前自测脉搏,当脉搏低于 60 次/分时暂停服药,并及时就诊。做好慢性心力衰竭病人的三级预防,为病人制订健康教育方案。

8. 临床上最常见的心律失常是室性期前收缩。室性期前收缩二联律指每个窦性搏动后跟随一个室性期前收缩;三联律指每两个窦性搏动后出现一个室性期前收缩;同一导联内室性期前收缩形态相同者为单形性室性期前收缩,形态不同者称多形性或多源性室性期前收缩。

室性期前收缩发生在舒张晚期、落在前面 T 波的终末部称为 R on T 现象。急性心肌梗死病人若出现多源性室性期前收缩或 R on T 现象,可转为室性心动过速而诱发心室纤颤,应严密观察。

9. 心脏冲动传导途径,即窦房结→结间束→房室结→房室束→希氏束→左右束支→浦肯野纤维。

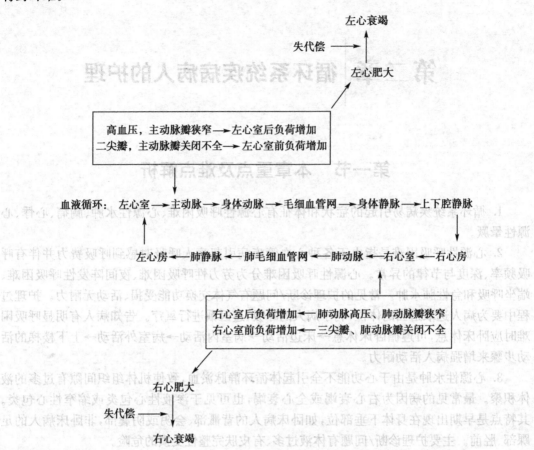

图 2-2-1　心脏负荷与心衰的关系示意图

10. 心律失常的分类,见图 2-2-2。

11. 高血压病又称原发性高血压,主要表现为体循环动脉血压升高及伴发的心、脑、肾损害等。其诊断标准是:收缩压≥140mmHg 和(或)舒张压≥90mmHg。高血压病的心血管风险分层是根据血压程度分级,并结合病人的心血管危险因素和靶器官损害情况进行危险度分层标准

12. 高血压病的发病机制与降压药物的作用原理,见图 2-2-3。

血管紧张素Ⅱ的作用机制为:①小动脉平滑肌收缩;②水钠潴留,血容量增加;③增加去甲肾上腺素分泌。

13. 观察高血压急症的临床表现,配合医生做好高血压急症的抢救并实施相应的护理。

14. 冠心病的危险因素是本节的重点,包括年龄、性别、血脂异常、高血压、吸烟、糖尿病和糖耐量异常、肥胖及其他因素。

15. 心绞痛的临床表现主要为发作性胸痛及救护是本节的重点,注意疼痛部位、性质、诱因、持续时间及缓解因素,心绞痛发作时的处理包括就地休息、吸氧、舌下含服硝酸甘油等。心肌梗死的临床表现(疼痛、全身症状、胃肠道症状、心律失常、低血压和休克、心力衰竭等)、特征性心电图,护理措施包括监护要点、休息与活动指导、饮食护理、病情观察、用药护理及健康指导。

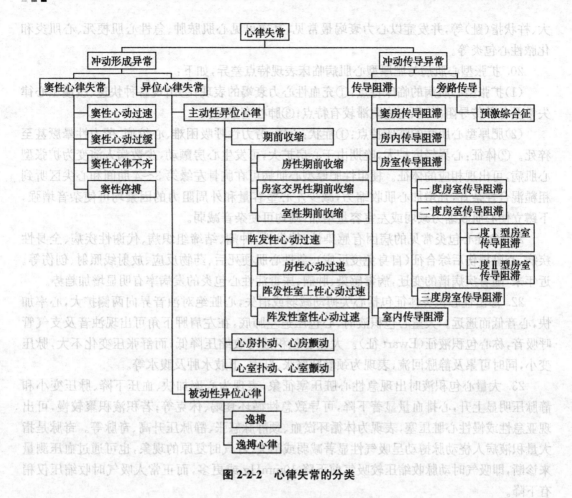

图 2-2-2 心律失常的分类

图 2-2-3 高血压病的发病机制与降压药物的作用原理示意图

16. 心脏瓣膜病的重要病理生理变化,如二尖瓣狭窄,当瓣口面积减少≤2cm²→左房压力升高→左房代偿性肥大;当瓣口面积<1.5cm² 时→左房压力升高→肺循环淤血、肺循环压力增高→劳力性呼吸困难,右室压力负荷过重→右心肥厚大→右心衰竭。

17. 风湿性心脏瓣膜病二尖瓣狭窄的临床表现及并发症:肺淤血→呼吸困难、肺静脉压突然升高→支气管静脉破裂→突然咯大量鲜血、急性肺水肿→咳大量粉红色泡沫痰、支气管黏膜淤血水肿及左心房压迫→咳嗽、声嘶。

18. 风湿性心脏瓣膜病的护理尤其要注意预防附壁血栓脱落以及阿司匹林和长效青霉素的用药护理。

19. 感染性心内膜炎的临床表现以发热最常见,绝大多数病人有病理性心脏杂音,周围体征包括瘀点、指(趾)甲下线状出血、Osler 结节、Roth 斑及 Janeway 损害,动脉栓塞可发生于机体的任何部位,常见于脑、心、脾、肺、肾、肠系膜和四肢,感染的非特异性症状如贫血、脾大、杵状指(趾)等,并发症以心力衰竭最常见,其次可见心肌脓肿、急性心肌梗死、心肌炎和化脓性心包炎等。

20. 扩张型心肌病与肥厚型心肌病临床表现特点差异,如下:

(1)扩张型心肌病的临床特点:①充血性心力衰竭的表现;②出现各种快速、缓慢型心律失常及各种传导阻滞,以室内阻滞较有特点;③肺栓塞多见。

(2)肥厚型心肌病的临床特点:①症状:心悸、劳力性呼吸困难、心绞痛、劳力性晕厥甚至猝死。②体征:心界轻度扩大,晚期由于心房扩大,可发生心房颤动,少数病人演变为扩张型心肌病,可出现相应的体征。梗阻性肥厚型心肌病可在胸骨左缘第3~4肋间和心尖区听到粗糙混合性杂音,凡增加心肌收缩力、减少左心室容量和外周阻力的因素均可使杂音增强,下蹲立使心肌收缩力减弱或左室容量增加,则均可使杂音减弱。

21. 急性心包炎常见的病因有感染性、特发性、肿瘤、结缔组织病、代谢性疾病、全身性疾病、心脏损伤后综合征(自身免疫反应)、急性心肌梗死后、药物反应、放射线照射、创伤等。近年来,随着疾病谱的变迁,病毒感染、肿瘤、尿毒症性心包炎的发病率有明显增加趋势。

22. 渗出性心包炎体征包括心尖搏动减弱或消失,心脏绝对浊音界向两侧扩大,心率加快,心音低而遥远。大量心包积液时,心包压迫左肺底,在左肩胛下角可出现浊音及支气管呼吸音,称心包积液征(Ewart 征)。大量心包积液时收缩压降低,而舒张压变化不大,脉压变小,同时可累及静脉回流,表现为颈静脉怒张、肝大、下肢水肿及腹水等。

23. 大量心包积液时出现急性心脏压塞征象,表现为心率加快、血压下降、脉压变小和静脉压明显上升,心排血量显著下降,可导致急性循环衰竭、休克等;若积液积聚较慢,可出现亚急性或慢性心脏压塞,表现为体循环淤血、颈静脉怒张、静脉压升高、奇脉等。奇脉是指大量积液病人桡动脉搏动呈吸气性显著减弱或消失、呼气时复原的现象,也可通过血压测量来诊断,即吸气时动脉收缩压较吸气前下降 10mmHg 或更多,而正常人吸气时收缩压仅稍有下降。

24. 射频消融术的原理是在心脏电生理技术的基础上,将特制导管电极置于引起心律失常的病灶或异常传导径路部位,通过释放射频电流(高频交流电,频率多在 300kHz~1MHz),促使该区域内心肌细胞发生凝固性坏死,以阻断和消除快速性心律失常异常传导路径和起源点,从而达到根治目的的一种心脏介入性治疗技术。

第二节 练 习 题

一、名词解释

1. 心源性晕厥

2. 心力衰竭

3. 肝颈静脉反流征阳性

4. 期前收缩

5. 房室传导阻滞

6. 高血压急症

7. 高血压脑病

8. 心绞痛

9. 风湿性心脏瓣膜病

10. "二尖瓣面容"

11. 感染性心内膜炎

12. 肥厚型心肌病

13. 急性心包炎

14. 慢性缩窄性心包炎

15. 心包积液征

16. 冠状动脉造影术

17. 射频消融术

二、填空题

1. 根据病人心源性呼吸困难的类型和程度为病人采取合适的体位,若采取_____体位,可使横膈下移,增加肺活量;采取_____体位,可减少回心血量,均有利于改善呼吸困难。

2. 在我国,慢性心力衰竭的最常见病因包括_____和_____。

3. 心房颤动病人特征性的体征是_____、_____和_____。

4. 按照 2010 版《中国高血压防治指南》,成人正常血压为收缩压≤_____ mmHg 和舒张压≤_____ mmHg;高血压病诊断标准收缩压≥_____ mmHg 和（或）舒张压≥_____ mmHg。

5. 目前常用降压药物可归纳为六大类,即_____、_____、_____、_____、_____和_____。

6. 高血压病人一般应采用中度限盐饮食,即钠摄入控制在_____左右,折合食盐为_____。

7. 指导高血压病人用药时,要强调遵医嘱用药,不可自行_____或_____。

8. 缓解心绞痛的首选药物是_____,最佳用药方式为_____。

9. 心绞痛的诱发因素常见有_____、_____、_____、_____等。

10. 硝酸酯类药物的不良反应有_____、_____、_____、_____。

11. 风湿性心瓣膜病主要累及_____人群,多见于_____。

12. _____是二尖瓣狭窄最常见的早期症状,二尖瓣狭窄的特征性体征是_____。

13. 急性感染性心内膜炎常见致病菌是_____,亚急性则是_____。

14. 感染性心内膜炎发生动脉栓塞最常见部位是_____,其次为_____、_____等。

15. 心肌病病人应食用_____盐、_____脂、_____维生素、清淡易消化的饮食,少量多餐。盐的摄入量每天不超过_____g 为宜

16. 心包疾病出现心脏压塞时,病人往往被迫采取_____体位;胸痛时指导病人卧床休息,勿用力_____、_____或突然改变体位,以免引起疼痛加重。

17. 心导管检查术后有可能出现的并发症有_____、_____、_____等。

三、简答题

1. 简述心源性呼吸困难的护理措施。

2. 如何对慢性心力衰竭的病人进行健康指导?

3. 简述如何对右心衰竭病人进行护理评估。

4. 如何观察洋地黄中毒的表现?

5. 简述洋地黄中毒的处理方法。

6. 简述急性肺水肿的抢救配合及护理。

7. 简述心律失常病人的健康指导。

8. 如何指导高血压病人合理饮食?

9. 请简述使用降压药物时的护理注意事项。

10. 心绞痛发作时有何表现? 如何护理?

11. 简述心肌梗死的临床表现。

12. 感染性心内膜炎者如何正确进行血培养标本采集?

13. 简述扩张型心肌病的护理评估要点。

14. 简述肥厚型心肌病病人胸痛护理要点。

15. 护理评估时,如何从临床表现上区分急性心包炎的不同类型?

16. 冠状动脉介入治疗术后常见的负性效应有哪些?

四、病例分析题

1. 赵女士,67 岁,30 年来反复于劳累或受凉后出现胸闷、心悸、气急,休息后缓解。曾多次在当地医院诊治,诊断为"风湿性心脏瓣膜病,二尖瓣狭窄伴关闭不全",长期服用地高辛、氢氯噻嗪、硝酸异山梨酯等药物。平素常感冒、咽痛。两天前受凉后胸闷气急加重,夜间不能平卧,双下肢水肿,咳嗽、咳白色泡沫样痰。

请回答:

(1)该病人心功能为几级? 护理评估应注意哪些要点?

(2)主要护理诊断/问题有哪些? 并提出相应的护理措施。

2. 刘先生,53 岁,某公司业务员,2 小时前病人突感头痛、心悸、恶心、呕吐,逐渐加重,并出现视物模糊、烦躁,急诊入院。该病人丧偶,独立生活,生活不规律,饮酒 1~2 两/日,吸烟 15 支/日,高血压病史 5 年,间断服用降压药,未定期监测血压,近日工作繁忙,睡眠不足 5 小时/日。

护理查体:体温 37℃,脉搏 100 次/分,呼吸 18 次/分,血压 200/130mmHg,身高 175cm,体重 95kg。初步诊断为高血压急症。

请回答:

(1)病人主要的护理诊断/问题有哪些?

(2)对病人应采取哪些护理措施?

(3)请针对病人的实际情况,为其制订具体的健康教育计划。

3. 李先生,49 岁,公司经理。心前区剧烈疼痛 12 小时,急诊入 CCU。病人于上午 9 时正在公司开会时,突感胸骨后刀割样疼痛,向左肩部放射,休息和舌下含服硝酸甘油不能缓解,晚上疼痛加剧,伴恶心、呕吐、大汗淋漓。既往身体健康,其母患有冠心病 20 余年。

护理查体:体温 38.9℃,脉搏 110 次/分,呼吸 25 次/分,血压 120/70mmHg。神清,痛苦面容。

辅助检查:心电图示 $V_1 \sim V_6$ 导联出现异常 Q 波,T 波倒置;$V_1 \sim V_6$、I、aVL 导联 ST 段弓背向上抬高;实验室检查示 CPK、CPK-MB、AST、LDH 均增高,WBC 12×10^9/L。

请回答：

（1）请写出病人主要的护理诊断/问题（3个）。

（2）如何指导病人合理休息与活动？

4. 李女士,61岁,近半年无明显诱因出现反复发作心慌、气短,活动后加重,休息后可缓解,伴胸闷、乏力,纳差,腹胀,双下肢水肿,近10天来上述症状加重,不能平卧,轻微活动后即感呼吸困难。

护理查体:体温36.2℃,脉搏89次/分,呼吸18次/分,血压130/85mmHg。神清,颈静脉充盈,双肺底可闻及少许湿啰音,心界扩大,心律不齐,心尖可闻及收缩期隆隆样杂音,主动脉瓣第一听诊区可闻及SM期杂音,双下肢凹陷性水肿。

辅助检查:心电图示心房颤动,ST-T改变;血沉13mm/h,抗"O"75IU/ml;X线胸片示双肺淤血,心影增大。

临床诊断:风湿性心脏瓣膜病(二尖瓣中重度狭窄并关闭不全,主动脉瓣中重度关闭不全),心功能Ⅳ级。

请回答：

（1）该病人目前最主要的护理问题是什么？

（2）针对该病人的病情反复反作,你应该如何进行健康指导？

5. 郭先生,41岁。2年前始感劳累后心悸、胸痛,休息后好转,未进一步诊治。1月前在搬重物时突然晕厥,休息约2～3分钟后逐渐好转。2小时前大便时发生晕厥,5分钟后苏醒,被急送入院。既往无特殊病史。

护理查体:体温36.7℃,P80次/分,呼吸15次/分,血压120/80mmHg。神志尚清,自动体位。颈静脉无怒张,甲状腺不大。双肺无啰音,心界不大,心率86次/分,律齐,胸骨左缘3～4肋间可闻及粗糙的喷射性收缩期杂音,屏气后增强。肝脾不大,双下肢无水肿。

辅助检查:心电图示Ⅱ、Ⅲ、aVF、aVL、V_4、V_5见病理性Q波,V_3及V_4巨大倒置T波。

请回答：

（1）此病人的医疗诊断最可能是什么,写出诊断依据？

（2）要进一步明确病人的诊断,还需要做什么检查？

（3）写出3个主要的护理诊断/问题,并给出相应的护理措施。

五、选择题

A1型题

1. 循环系统疾病病人出现呼吸困难的情况主要见于

A. 心肌梗死　　　　　　B. 左心衰竭　　　　　　C. 右心衰竭

D. 心律失常　　　　　　E. 冠心病

2. 当病人出现急性肺水肿咳粉红色泡沫痰时,吸氧的湿化液应选用

A. 无菌蒸馏水　　　　　B. 无菌生理盐水　　　　C. 10%～30%乙醇

D. 30%～50%乙醇　　　 E. 50%～70%乙醇

3. 下列不是心源性水肿早期出现的部位的是

A. 足踝部　　　　　　　B. 背骶部　　　　　　　C. 肘部

D. 阴囊部　　　　　　　E. 胫前

4. 右心衰竭最常见的症状是

A. 恶心呕吐　　　　　　　B. 劳力性呼吸困难　　　　C. 咳嗽、咳痰、咯血

D. 少尿　　　　　　　　　E. 疲倦乏力

5. 右心衰引起的水肿首先出现在

A. 颜面部　　　　　　　　B. 腰部　　　　　　　　　C. 脚踝部

D. 胸部　　　　　　　　　E. 眼睑

6. 心力衰竭病人使用利尿剂时应特别注意

A. 心率变化　　　　　　　B. 血压变化　　　　　　　C. 电解质变化

D. 肾功能变化　　　　　　E. 肝功能变化

7. 洋地黄中毒最严重、最主要的不良反应是

A. 恶心、呕吐　　　　　　B. 视物模糊、黄视　　　　C. 心律失常

D. 血药浓度增高　　　　　E. 心力衰竭

8. 急性肺水肿氧疗时给予氧流量是

A. 1～2L/min　　　　　　B. 4～5L/min　　　　　　C. 6～8L/min

D. 9～10L/min　　　　　　E. 11～12L/min

9. 下列急性肺水肿的抢救措施错误的是

A. 指导病人取坐位或半卧位两腿下垂　　　　　B. 给予持续低流量吸氧

C. 遵医嘱毛花苷丙缓慢静脉注射　　　　　　　D. 皮下注射或静推吗啡

E. 给予血管扩张剂缓慢静脉滴注

10. 给病人服用洋地黄类药物前应测量

A. 体温　　　　　　　　　B. 脉搏　　　　　　　　　C. 呼吸

D. 血压　　　　　　　　　E. 体重

11. 洋地黄中毒引起的快速性心律失常首选的抗心律失常药为

A. 普罗帕酮　　　　　　　B. 维拉帕米　　　　　　　C. 胺碘酮

D. 普萘洛尔　　　　　　　E. 苯妥英钠

12. 窦性心动过速的频率是

A. 50～60 次/分　　　　　B. 70～90 次/分　　　　　C. 100～150 次/分

D. 160～200 次/分　　　　E. >300 次/分

13. 一度房室传导阻滞是指 P-R 间期超过

A. 0.11 秒　　　　　　　　B. 0.12 秒　　　　　　　　C. 0.20 秒

D. 0.40 秒　　　　　　　　E. 0.32 秒

14. 临床上最常见的心律失常是

A. 心房颤动　　　　　　　B. 病窦综合征　　　　　　C. 室性期前收缩

D. 房室传导阻滞　　　　　E. 室上性心动过速

15. 慢性心房颤动的常见并发症是

A. 阿-斯综合征　　　　　 B. 完全性房室传导阻滞　　C. 动脉栓塞

D. 感染性心内膜炎　　　　E. 肺炎

16. 以下可自行缓解的心律失常是

A. 窦性心动过缓　　　　　B. 心房扑动　　　　　　　C. 室性期前收缩伴冠心病

D. 心室扑动　　　　　　　E. 三度房室传导阻滞

17. 与高血压发病有关的饮食因素是

A. 高钠饮食   B. 高钾饮食   C. 高钙饮食

D. 低蛋白饮食   E. 低钠饮食

18. 高血压急症的处理原则最首要的是

A. 吸氧   B. 心电监护   C. 肌内注射地西泮

D. 脱水治疗   E. 立即降低血压

19. 长期高血压易导致出现并发症的脏器包括

A. 心、脑、肾   B. 心、肺、脑   C. 心、肝、肺

D. 肝、肾、脑   E. 肝、肾、肺

20. 诊断冠心病最有意义的辅助检查是

A. 心电图   B. 超声心动图   C. 胸部 X 线检查

D. 心内膜活检   E. 冠状动脉造影

21. 心绞痛发作时典型的心电图表现是

A. S-T 段压低≥0.1mV   B. S-T 段抬高＞0.1mV   C. 高尖 T 波

D. 宽而深的 Q 波   E. P-R 间期延长

22. 心绞痛发作时的首要护理措施是

A. 吸氧   B. 立即停止活动   C. 立即描记心电图

D. 建立静脉通路   E. 观察疼痛的性质

23. 以下与心室颤动的发生密切相关的心律失常是

A. 心房颤动   B. 心房扑动   C. 室性心动过速

D. 室上性心动过速   E. 房室传导阻滞

24. 多数急性心肌梗死病人最早出现和最突出的症状是

A. 发热   B. 胃肠道反应   C. 心力衰竭

D. 剧烈而持久的胸骨后疼痛   E. 心律失常

25. 急性心肌梗死最基本的病因是

A. 冠状动脉粥样硬化   B. 机体缺氧   C. 劳累过度

D. 兴奋过度   E. 饱餐

26. 急性心肌梗死 24 小时内避免使用

A. 吗啡   B. 哌替啶   C. 呋塞米

D. 洋地黄制剂   E. 硝酸甘油

27. 引起心脏后负荷加重的瓣膜病为

A. 主动脉瓣狭窄   B. 主动脉瓣关闭不全   C. 二尖瓣狭窄

D. 二尖瓣关闭不全   E. 三尖瓣关闭不全

28. 持久性心房颤动最常见的并发症是

A. 房室传导阻滞   B. 室性期前收缩   C. 肺感染

D. 感染性心内膜炎   E. 动脉栓塞

29. 风湿性心瓣膜病最常受累的瓣膜是

A. 二尖瓣   B. 三尖瓣   C. 肺动脉瓣

D. 主动脉瓣   E. 静脉瓣

30. 与乙型溶血性链球菌反复感染有关的心脏病是

A. 慢性肺源性心脏病   B. 慢性风湿性心脏病   C. 冠心病

D. 高血压性心脏病   E. 感染性心内膜炎

31. 周围血管征多见于

A. 二尖瓣狭窄   B. 二尖瓣关闭不全   C. 主动脉瓣关闭不全

D. 主动脉瓣狭窄   E. 三尖瓣关闭不全

32. 风心病发生动脉栓塞时,最容易发生的部位是

A. 肢体动脉   B. 肠系膜动脉   C. 肺动脉

D. 肾动脉   E. 脑动脉

33. 感染性心内膜炎最常累及

A. 二尖瓣   B. 三尖瓣   C. 主动脉瓣

D. 肺动脉瓣   E. 冠状窦口

34. 感染性心内膜炎最常见并发症

A. 心肌脓肿   B. 心力衰竭   C. 急性心肌梗死

D. 化脓性心包炎   E. 心肌炎

35. 感染性心内膜炎最常见症状

A. 发热   B. 背痛   C. 乏力

D. 食欲缺乏   E. 面色苍白

36. 在对梗阻性肥厚型心肌病病人进行护理评估时,最有意义的体征应该是

A. 心尖区可闻及舒张期吹风样杂音

B. 胸骨左缘第 3~4 肋间收缩期喷射样杂音

C. 胸骨右缘舒张期叹气样杂音

D. 心包摩擦音

E. 心包叩击音

37. 缩窄性心包炎最常见的体征是

A. 颈静脉怒张、肝大、腹水   B. 心包叩击音   C. Kussmaul 征

D. 心浊音扩大   E. 心脏杂音

38. Kussmaul 征常见于

A. 心肌梗死   B. 高血压   C. 心内膜炎

D. 缩窄性心包炎   E. 心力衰竭

39. 急性渗出性心包炎最突出的症状是

A. 胸痛   B. 吞咽困难   C. 上腹闷胀

D. 呼吸困难   E. 声音嘶哑

40. 下列不属于心脏压塞体征的是

A. 颈静脉怒张   B. 心包摩擦音   C. 肝大

D. 脉压降低   E. 奇脉

41. 对于渗出性心包炎最具有诊断价值的检查是

A. 血常规   B. 心电图   C. X 线检查

D. 超声心动图   E. 血沉

42. 诊断急性纤维蛋白性心包炎最具特征的体征是
A. 心界随体位改变   B. 心包摩擦音   C. 心音低钝
D. 奇脉   E. 颈静脉怒张,肝大

43. 导管射频消融治疗的适用范围不包括
A. 心房内折返性心动过速   B. 阵发性室上性心动过速   C. 室性心动过速
D. 心房扑动   E. 心室扑动

A2 型题

44. 张先生,60 岁,高血压心脏病并发心力衰竭,医嘱应用噻嗪类药物治疗,护士病情观察时应警惕的不良反应为
A. 心率过快   B. 低钾血症   C. 低血糖
D. 心律失常   E. 高钠血症

45. 风心病二尖瓣狭窄病人,因发生"急性肺水肿"急诊入院,给予乙醇湿化吸氧,静脉注射吗啡 5mg,呋塞米 20mg 等治疗。此时乙醇湿化吸氧的目的是
A. 清除呼吸道分泌物   B. 兴奋呼吸中枢   C. 扩张支气管
D. 降低肺泡内泡沫的表面张力   E. 稀释痰液

46. 刘先生,60 岁,诊断为风湿性心脏病二尖瓣狭窄、心力衰竭,进行了强心、利尿、扩血管的治疗,使用前需要测心率的药物是
A. 呋塞米   B. 硫糖铝片   C. 地高辛
D. 普萘洛尔   E. 硝苯地平

47. 张女士,55 岁,既往有冠心病史 8 年,间断胸闷 1 周,1 天前于夜间突然被迫坐起,咳嗽、气急、咳大量粉红色泡沫痰。考虑该病人发生了左心衰、急性肺水肿,给氧方式应采用
A. 高流量,30%～50%乙醇湿化   B. 低流量,30%～50%乙醇湿化
C. 低流量,10%～20%乙醇湿化   D. 高流量,10%～20%乙醇湿化
E. 持续低流量吸氧

48. 刘女士,65 岁,既往有高血压史 20 年,间断胸闷 1 周,1 天前于夜间突然呼吸困难被迫坐起,呼吸可达 30～40 次/分,咳嗽、咳痰,咳大量粉红色泡沫痰。考虑其发生了急性肺水肿,为减少回心血量、减轻呼吸困难首先应采取
A. 高浓度吸氧   B. 利尿   C. 端坐,双腿下垂
D. 平卧,抬高下肢   E. 皮下注射吗啡

49. 魏女士,68 岁,既往有高血压、冠心病史,因呼吸困难、咳嗽、咳白色浆液性泡沫状痰,到当地医院就诊,医生给予地高辛、氢氯噻嗪等药物治疗。该病人服用利尿剂的时间应尽量避免在
A. 早晨   B. 上午   C. 中午
D. 下午   E. 夜间

50. 郭女士,60 岁,右心衰竭,现已卧床 3 周,有骶尾部皮肤破溃,双下肢水肿,体质虚弱、消瘦,对病人进行饮食指导应采取
A. 低脂肪、高蛋白、高维生素   B. 低盐、高蛋白、高维生素   C. 高热量、低蛋白、低盐
D. 高脂肪、低蛋白、高维生素   E. 高热量、高蛋白、高盐

51. 徐女士,45 岁,因胸闷、咳嗽、咳痰、呼吸困难、尿少就诊,既往冠心病,考虑病人出现

了心力衰竭,在饮食护理上病人要采取低盐饮食,目的是

    A. 减轻肾脏负担   B. 改善呼吸困难   C. 提高心肌收缩力

    D. 减少液体潴留   E. 避免肝脏受损

52. 于先生,25 岁,因心悸、心率快,来医院检查。下列检查可明确心律失常的是

    A. 心电图   B. 心音图   C. 超声心动图

    D. 放射性核素检查   E. 心脏 X 线

53. 吴先生,25 岁,突感心悸、胸闷,听诊心率 180 次/分,律齐,第一心音强度一致,血压正常,意识清楚,该病人最可能的诊断是

    A. 心房颤动   B. 心室颤动   C. 房性心动过速

    D. 室上性心动过速   E. 室性心动过速

54. 范先生,50 岁,肺癌晚期。住院期间突然出现意识丧失,血压测不清,颈动脉搏动消失。心电图显示为心室颤动,此时应首选的治疗措施是

    A. 静脉注射利多卡因   B. 同步直流电复律   C. 非同步直流电复律

    D. 安装起搏器   E. 应用洋地黄类药物

55. 于先生,20 岁,自诉心慌,心电图:提前出现形态异常的 QRS 波群,时限 0.12 秒,T 波与 QRS 主波方向相反,其前无相关 P 波。该病人的心电图诊断为

    A. 房性期前收缩   B. 室性期前收缩   C. 房性心动过速

    D. 预激综合征   E. 心房颤动

56. 言女士,65 岁,因做家务时突发心前区疼痛,伴胸闷来我院就诊,诊断为急性心肌梗死。护士为其进行心电监护,为防突发心律失常,护士应了解易发生心室纤颤的心律失常是

    A. 心房颤动   B. 室性心动过速   C. 室上性心动过速

    D. 窦性心动过速   E. 一度房室传导阻滞

57. 那先生,30 岁,因头晕、胸闷 1 日就诊,以扩张性心肌病收入院。曾有晕厥史。护理查体:心界扩大,心率 38 次/分。心电图提示三度房室传导阻滞。最恰当的处理是

    A. 静脉滴注异丙肾上腺素   B. 注射阿托品   C. 静脉滴注氢化可的松

    D. 安装临时性心脏起搏器   E. 安装永久性心脏起搏器

58. 薛女士,54 岁,公司职员,近日体检发现血压 160/95mmHg,自诉工作压力大时有头痛、失眠等不适,对该病人的健康指导的重点是

    A. 尽早应用降压药物,规律用药   B. 卧床休息,协助生活料理

    C. 生活方式指导,身心休息为主   D. 应用药物为主,辅以适当运动

    E. 避免劳累,不宜继续工作

59. 王先生,65 岁,近 2 日劳累,1 个多小时前因情绪激动,突然剧烈头痛、烦躁、气急、胸闷、视力模糊。护理查体:血压 200/120mmHg,心率 110 次/分钟。不妥的护理措施是

    A. 绝对卧床休息,避免不良刺激   B. 保持呼吸道通畅

    C. 迅速建立静脉通路   D. 迅速将血压降至理想水平

    E. 避免用力排便

60. 服用降压药治疗高血压的病人,在起床时突然晕倒,片刻后清醒,首先考虑发生了

    A. 高血压脑病   B. 脑出血   C. 心源性休克

    D. 阿-斯综合征   E. 直立性低血压

61. 李先生,64岁。因突发心前区疼痛,疼痛难忍,并伴有胸闷、憋气、恶心、呕吐、出冷汗,来医院就诊,休息及含服硝酸甘油不能缓解,最可能是

A. 急性胃炎　　　　　　　B. 急性心肌梗死　　　　　　C. 急性胰腺炎

D. 急性胆囊炎　　　　　　E. 心肌炎

62. 郭先生,60岁。持续心前区疼痛2小时入院,心电图示:Ⅱ、Ⅲ、aVF导联ST段抬高,实验室检查提示本病最特异和最敏感的标志物是

A. 血白细胞　　　　　　　　　　　B. 血肌钙蛋白I或肌钙蛋白T

C. 血脂　　　　　　　　　　　　　D. 空腹血糖

E. 血沉

63. 王先生,53岁。突发剧烈心前区疼痛伴胸闷憋气,心电图示:V₁~V₅导联出现Q波,ST段弓背向上抬高,住院后病情一直不稳定,16小时后死亡,其主要死亡原因可能是

A. 发热　　　　　　　　　B. 心源性休克　　　　　　　C. 心律失常

D. 心室壁瘤　　　　　　　E. 心力衰竭

64. 王先生,62岁。心电图示:V₁~V₅导联出现Q波,且ST段弓背向上抬高。应用尿激酶治疗,其作用在于

A. 溶解冠脉内血栓　　　　B. 促进心肌能量代谢　　　　C. 疏通心肌微循环

D. 增强心肌收缩力　　　　E. 减轻心肌前负荷

65. 裴女士,67岁。突然出现心前区疼痛伴大汗3小时,急诊就医,心电图示:Ⅱ、Ⅲ、aVF导联出现宽而深的Q波,且ST段抬高。住院期间发生室性期前收缩,应首选的药物是

A. 胺碘酮　　　　　　　　B. 普鲁卡因　　　　　　　　C. 吗啡

D. 阿托品　　　　　　　　E. 利多卡因

66. 王先生,55岁。突发心前区剧烈疼痛伴有胸闷,心电图示:Ⅱ、Ⅲ、aVF导联出现宽而深的Q波,且ST段抬高。此病人首要护理诊断/问题是

A. 有便秘的危险　　　　　B. 疼痛　　　　　　　　　　C. 自理缺陷

D. 恐惧　　　　　　　　　E. 知识缺乏

67. 王先生,46岁。因心前区疼痛就诊,关于其处理,不恰当的是

A. 采取舒适的体位　　　　　　　　B. 做好心理护理,消除恐惧感

C. 采用深呼吸等放松技术　　　　　D. 做好健康指导

E. 立即自服止痛药

68. 王女士,53岁,因胸闷、咳嗽、咳痰、尿少就诊,既往有"风湿性心脏病"病史。初步考虑病人出现了相关并发症,其最常见的诱发因素是

A. 摄入高钠盐　　　　　　B. 呼吸道感染　　　　　　　C. 严重脱水

D. 劳累过度　　　　　　　E. 精神紧张

69. 秦女士,39岁,风湿性心脏病二尖瓣狭窄10余年,心房颤动5年。今晨大便时突发右侧偏瘫,最可能的原因是

A. 心室颤动　　　　　　　B. 脑血栓形成　　　　　　　C. 脑栓塞

D. 脑出血　　　　　　　　E. 心力衰竭

70. 秦女士,35岁,反复发生扁桃体炎、关节疼痛,近来出现心慌、胸闷,诊断为慢性风湿性心瓣膜病、二尖瓣狭窄。该病最早出现的症状是

    A. 心悸   B. 咯血   C. 劳力性呼吸困难

    D. 肝区疼痛   E. 下肢水肿

71. 小琳,18岁,诊断为风湿热1年,医生考虑此病人的病变已侵犯到心脏。本病最常见的并发症是

    A. 充血性心力衰竭   B. 贫血   C. 心源性休克

    D. 室性心律失常   E. 下肢静脉血栓

72. 王女士,47岁,因"反复发生扁桃体炎、关节疼痛,心慌、胸闷10余年"入院,病人咳嗽、咳白色泡沫痰,诉胸闷、气促,不能平卧,予低盐饮食的目的是

    A. 提高心肌收缩力   B. 减轻肾脏负担   C. 减轻肺水肿

    D. 减少心脏负担   E. 避免肝脏受损

73. 刘女士,36岁,因"风湿性心脏病、二尖瓣狭窄"入院,病人咳嗽、咳大量白色泡沫痰,诉胸闷、气促,不能平卧,进行强心、利尿、扩血管治疗。利尿剂的最佳使用时间是

    A. 早晨   B. 中午   C. 下午

    D. 傍晚   E. 夜间

74. 刘女士,50岁,有风湿性心脏病二尖瓣狭窄、心力衰竭,遵医嘱进行强心、利尿、扩血管治疗。使用前需测心率的药物是

    A. 硝酸甘油   B. 地高辛   C. 普萘洛尔

    D. 利多卡因   E. 肠溶阿司匹林

75. 李女士,39岁,因"反复发生扁桃体炎、关节疼痛,心慌、胸闷10余年"入院。与此病发病有密切关系的细菌是

    A. 金黄色葡萄球菌   B. 乙型溶血性链球菌   C. 粪链球菌

    D. 革兰氏阴性杆菌   E. 大肠埃希菌

76. 刘女士,66岁,风湿性心脏病病史30年,数分钟前突然晕倒,意识丧失,皮肤苍白,口唇发绀,大动脉搏动摸不到,呼吸停止。病人可能出现了

    A. 脑栓塞   B. 急性左心衰竭   C. 癫痫大发作

    D. 心脏骤停   E. 心律失常

77. 靳先生,65岁,风湿性心脏病心房颤动2年,清晨起床如厕时摔倒,家人发现其口角歪斜,自述左侧上肢麻木。入院时神志清楚,左侧偏瘫,头部CT可见低密度影。该病人当前的主要护理措施是

    A. 心理护理,减轻焦虑   B. 观察生命体征变化   C. 记24小时液体出入量

    D. 头部冷敷   E. 遵医嘱使用利尿剂

78. 张先生,42岁,慢性风湿性心瓣膜病15年,近1年来活动后心慌气短。主要的护理诊断/问题是

    A. 有感染的危险   B. 气体交换受损   C. 活动无耐力

    D. 清理呼吸道无效   E. 潜在并发症:急性肺水肿

79. 程女士,48岁,患风湿性心瓣膜病10余年,2日前出现右下肢剧痛,局部皮肤苍白、发凉,足背动脉搏动消失。应首先考虑

    A. 风湿活动致关节肌肉疼痛   B. 下肢动脉栓塞   C. 下肢静脉血栓形成

    D. 脑栓塞   E. 脑血栓形成

80. 张女士,38岁,"风湿性心脏病、二尖瓣狭窄"5年余,1周前受凉后出现乏力、稍微活动后心慌、憋气,护士应如何指导病人休息

    A. 活动不受限制   B. 从事轻体力劳动

    C. 增加睡眠时间,可起床做轻微活动   D. 卧床休息,严格限制体力活动

    E. 严格卧床休息,采取半卧位

81. 黄女士,61岁,"风湿性心脏病"10余年,现已卧床4个月余,每天需做下肢被动活动和按摩。其主要的目的是

    A. 促进肢体血液循环   B. 防止肌肉萎缩   C. 防止下肢静脉血栓形成

    D. 防止足部发生压疮   E. 使病人舒适促进睡眠

82. 刘先生,27岁,已确诊为肥厚性心肌病。其母亲在39岁时就因心脏病而去世,病人通过查文献得知,此病与遗传性有关,且有猝死的危险,因此认为自己死亡是迟早的事,不愿配合治疗,对生活失去信心。针对此病人,护士首先应该做的是

    A. 与病人建立有效的沟通   B. 全面评估病人的身心状况

    C. 将此情况报告主管医生   D. 将此情况报告护士长

    E. 向病人介绍疾病的治疗进展

83. 小峰,20岁,肥厚型心肌病。他问护士:"为什么我如此年轻,就会患上一般中老年人才容易患的心脏病?"。护士的解释最科学的是

    A. 由于生活方式的改变,现在心血管病开始年轻化

    B. 年轻人喜欢喝酒,此病发生与酒精中毒有关

    C. 肥厚型心肌病是一种与家族遗传有关的疾病,所以发病较年轻

    D. 心肌病主要是因为病毒感染引起的,病毒可以入侵年轻人

    E. 长期从事体力活动的人,心脏负担重,容易得心脏病

84. 赵先生,25岁。发热伴心前区疼痛数日,吸气时明显,诊断为急性心包炎。护士在评估其心电图时,发现其特征性的改变为

    A. QRS波群低电压   B. 病理性Q波

    C. 胸导联ST段抬高,弓背向上   D. 除aVR外,各导联ST段抬高,弓背向下

    E. T波高尖

85. 方先生,30岁。因发热伴胸痛、气急入院,诊断为急性心包炎,有关此病人的用药护理中正确的是

    A. 绝对不用洋地黄制剂

    B. 必须用洋地黄制剂

    C. 若病人合并心房颤动,且心室率明显增快时可使用洋地黄制剂

    D. 若病人合并心衰时就应该用洋地黄制剂

    E. 如病人胸痛剧烈时就应该用洋地黄制剂

A3/A4型题

(86～87题共用题干)

叶女士,平素重体力劳动后出现呼吸困难,休息后可缓解,近1个月病人进行轻微体力劳动后即可出现呼吸困难,不可耐受,需长时间休息才能缓解,目前卧床休息。

86. 病人出现呼吸困难最为可能的原因是

A. 左心衰竭引起肺淤血   B. 右心衰竭引起体循环淤血

C. 心包积液   D. 心脏压塞

E. 心肌梗死

87. 对该病人的护理中,下列不妥的是

A. 病人输液时要控制输液量和输液速度

B. 严重呼吸困难时,应协助病人取平卧位

C. 可遵循卧床休息—床边活动—病室内活动—病室外活动—上下楼梯的活动步骤来增强活动耐力

D. 活动中出现心悸、心前区不适、呼吸困难时,应停止活动

E. 病人卧床期间应加强主动或被动的肢体活动

(88~94题共用题干)

赵女士,47岁,患风湿性心脏病二尖瓣狭窄7年余,今日上呼吸道感染后出现心力衰竭表现:乏力、稍微活动就心慌、憋气,伴有食欲减退,肝区胀痛,双下肢轻度水肿,双肺底湿啰音,心率108次/分。

88. 该病人心功能为

A. Ⅰ级   B. Ⅱ级   C. Ⅲ级   D. Ⅳ级   E. Ⅴ级

89. 为减轻心脏负荷采取的护理措施是

A. 活动不受限制   B. 增加休息时间,一般体力活动

C. 从事轻体力活动   D. 卧床休息,限制活动量

E. 严格卧床休息,采取半卧位

90. 给予地高辛治疗,其目的是

A. 减慢心率   B. 扩张动脉   C. 扩张静脉

D. 增强心肌收缩力   E. 利尿作用

91. 在服药过程中,下列不属于洋地黄中毒表现的是

A. 脉率减慢为78次/分   B. 脉律转为不规则   C. 黄视、绿视

D. 视力模糊   E. 恶心、呕吐

92. 用药一段时间后发现病人再次出现乏力、腹胀、肠鸣音减弱等症状,心电图出现明显U波,该病人可能发生了

A. 低血钾   B. 高血钾   C. 低钠血症

D. 高钠血症   E. 洋地黄中毒

93. 针对上题出现的情况采取的措施是

A. 加大洋地黄用量   B. 静脉注射呋塞米   C. 补充氯化钾

D. 肌注硫酸镁   E. 静脉注射碳酸氢钠

94. 该病人首要的护理诊断/问题是

A. 恐惧   B. 活动无耐力   C. 体液过多

D. 气体交换受损   E. 知识缺乏

(95~97题共用题干)

于女士,35岁,风湿性心脏病,夜间突然惊醒,被迫坐起,烦躁不安,咳嗽、气急,咳粉红色泡沫痰。

95. 该病人可能是发生了

A. 心源性休克   B. 心律失常   C. 心脏骤停

D. 脑栓塞   E. 急性肺水肿

96. 以下护理措施不恰当的是

A. 端坐位、双腿下垂   B. 给予鼻导管吸氧   C. 静脉注射呋塞米 20mg

D. 胸外心脏按压   E. 硝酸甘油静脉滴注

97. 该病人给予吸氧,通过吸氧应将血氧饱和度维持在

A. 50%～60%   B. 60%～70%   C. 95%～98%

D. 70%～80%   E. 80%～90%

（98～102 题共用题干）

小敏,中学生,15 岁。约半月前感冒发热 3 天,一直有疲劳感,昨日起感心慌、胸闷、乏力加剧,查脉搏 55 次/分,律不齐。心电图示:P-R 间期固定,部分 P 波后有 QRS 波脱漏现象,临床考虑"急性病毒性心肌炎"收入监护病房治疗。该同学担心功课要求出院。

98. 根据心电图提示该病人的心律失常为

A. 一度房室传导阻滞   B. 二度Ⅰ型房室传导阻滞

C. 二度Ⅱ型房室传导阻滞   D. 三度房室传导阻滞

E. 交界性逸搏心律

99. 首要护理诊断/问题是

A. 活动无耐力   B. 知识缺乏   C. 焦虑

D. 潜在并发症:心力衰竭   E. 潜在并发症:心脏停搏

100. 对该病人首要采取的护理措施是

A. 绝对卧床休息   B. 消除紧张情绪   C. 准备临时心脏起搏仪器

D. 给予易消化食物   E. 进行健康教育

101. 住院第 3 天,病人突然发生晕厥,四肢抽搐,心音消失,几秒后发作停止,逐步恢复神志,此时应考虑发生了

A. 癫痫发作   B. 低血糖反应   C. 阿-斯综合征

D. 直立性低血压   E. 梅尼埃病

102. 下列最易诱发上述病情变化的生活行为是

A. 高钠饮食   B. 适当床上活动   C. 用力大便

D. 防止便秘   E. 保持情绪平稳

（103～105 题共用题干）

马女士,50 岁。因"先天性心脏病、心房纤维颤动、左侧肢体偏瘫"收入院。

103. 该病人常见的脉搏为

A. 洪脉   B. 速脉   C. 细脉

D. 缓脉   E. 丝脉

104. 此脉搏属于

A. 频率异常   B. 波形异常   C. 节律异常

D. 强弱异常   E. 动脉壁弹性异常

105. 护士为其测量心率、脉率的正确方法是

A. 先测心率,再测右侧脉率

B. 先测左侧脉率,再测心率

C. 一人同时测心率和脉率,共测 1 分钟

D. 一人听心率,一人测右侧脉率,同时测 1 分钟

E. 一人听心率,一人测左侧脉率,同时测 1 分钟

(106~107 题共用题干)

赵先生,42 岁,诊断为高血压 2 年,间断服药,血压时高时低,近 1 周头痛、头晕,门诊检查:血压 175/110mmHg,X 线、心电图、B 超检查正常。

106. 针对该病人进行健康教育最重要的是

A. 卧床休息,减少活动　　　B. 低钠低脂饮食　　　C. 必须遵医嘱用药

D. 保持环境安静　　　E. 控制饮食总热量

107. 告知病人在用药期间,如出现头晕、眼花、恶心时,应采取的措施是

A. 原地站立不动　　　B. 立即停药　　　C. 立即平卧,抬高下肢

D. 加大药量　　　E. 立即测量血压

(108~110 题共用题干)

沈先生,63 岁,冠心病心绞痛 4 年,近 1 个月来发作频繁,休息或含服硝酸甘油效果欠佳,今上午锻炼时,突感胸痛剧烈,含服硝酸甘油 30 分钟不缓解,伴大汗,送急诊。

108. 接诊护士给病人做了如下处理,不妥的是

A. 病人卧床休息　　　B. 准备气管插管　　　C. 建立静脉通路

D. 给病人吸氧　　　E. 做心电图,测血压、脉搏

109. 护士对该病人评估后,应首先考虑该病人可能发生了

A. 顽固性心绞痛　　　B. 硝酸甘油耐药　　　C. 心源性休克

D. 急性心肌梗死　　　E. 严重心律失常

110. 该病人存在的首要护理诊断/问题是

A. 气体交换受损　　　B. 活动无耐力　　　C. 有感染的危险

D. 有体液不足的危险　　　E. 疼痛

(111~112 题共用题干)

赵先生,49 岁,患风湿性心脏瓣膜病,因发生感染,心功能Ⅲ级而入院。给予抗感染和抗心力衰竭治疗。近日出现乏力、腹胀、心悸、心电图出现 U 波增高。

111. 目前赵先生最可能出现的并发症是

A. 高钾血症　　　B. 低钾血症　　　C. 高钠血症

D. 低钠血症　　　E. 洋地黄中毒

112. 护士给赵先生做健康指导,告之预防该疾病复发最佳的方法是

A. 坚持锻炼,防止呼吸道感染　　　B. 减少运动,多休息

C. 坚持限制钠盐饮食　　　D. 减轻心理压力,增强康复信心

E. 定期复查,必要时进行血细菌培养

(113~116 题共用题干)

刘女士,58 岁,"风湿性心脏病、二尖瓣狭窄、心力衰竭"8 年,冬季加重。1 周前受凉后出现咳嗽、咳黄脓痰、发热,近 3 天来心悸、气短加重。护理查体:体温 38.8℃、呼吸 29 次/

分,血压 100/70mmHg,神清,口唇、面颊、甲床发绀,颈静脉怒张,心率 120 次/分,律不齐,两肺布满干湿啰音,肝肋下 3 指,双下肢呈凹陷性水肿。

113. 该病人发生心衰的主要诱因是

A. 水肿   B. 过度劳累   C. 心律失常

D. 呼吸道感染   E. 未使用利尿剂

114. 护士协助病人服用洋地黄时,应特别注意

A. 咳嗽有无减轻   B. 体温是否恢复正常

C. 测心率有无低于 60 次/分   D. 尿量是否正常

E. 水肿是否消除

115. 护士指导该病人休息,正确的是

A. 活动不受限制   B. 从事轻体力劳动

C. 严格卧床休息,采取半卧位   D. 卧床休息,限制活动量

E. 增加睡眠时间,可起床做轻微活动

116. 洋地黄治疗 1 周后,该病人出现食欲明显减退、恶心、呕吐、视力模糊,心率为 50 次/分,心律不齐。应考虑病人出现了

A. 心力衰竭加重   B. 颅内压增高   C. 洋地黄中毒

D. 心源性休克   E. 低钾血症

(117～119 题共用题干)

赵先生,57 岁,风心病、二尖瓣狭窄、全心衰竭 5 年,近 1 周服用地高辛、β受体阻滞剂、ACEI 治疗。2 天前爬山后出现咳嗽咳痰、发热伴心悸、气短入院。护理查体:体温 38℃,呼吸 28 次/分,血压 100/70mmHg,神情,半卧位,口唇、面颊、甲床发绀,可见颈静脉怒张,心界扩大,心率 120 次/分,律齐,两肺满布干、湿啰音,肝肋下 2 指,无腹水,双下肢可凹性水肿。实验室检查:WBC 增高伴核左移。

117. 病人心力衰竭发生的主要诱因是

A. 心身过劳   B. 肺部感染   C. 地高辛用量不当

D. 心律失常   E. β受体阻滞剂用量不当

118. 责任护士遵医嘱发给病人地高辛时,下列护理评估不必要的是

A. 听诊心率   B. 询问有无食欲缺乏、恶心

C. 听心率是否发生改变   D. 询问有无四肢麻木

E. 询问有无头疼、黄视、绿视

119. 症状控制后,责任护士向病人及家属进行健康教育,不妥的是

A. 积极防治风湿热,避免心衰诱因   B. 定期门诊复查

C. 食谱选择不受限制,以促进食欲为主   D. 遵医嘱按时服药

E. 适量运动,以不出现心悸、气短为度

(120～122 题共用题干)

詹先生,24 岁,因劳力性呼吸困难、胸痛、心悸而诊断为肥厚型心肌病。

120. 护士应警惕病人可能出现的最严重并发症是

A. 晕厥   B. 室上性心律失常   C. 心房颤动

D. 心房扑动   E. 猝死

121. 对此病人治疗需要减慢心率,最常用的药物是

A. 利尿剂　　　　　　　　　B. 硝酸甘油　　　　　　C. β受体阻滞剂

D. 洋地黄　　　　　　　　　E. 转换酶抑制剂

122. 护士遵医嘱用药时,应注意该疾病尽量避免使用的药物是

A. 利尿剂　　　　　　　　　B. 钙通道阻滞剂　　　　C. β受体阻滞剂

D. 洋地黄　　　　　　　　　E. 转换酶抑制剂

(123～124 题共用题干)

小海,19 岁。发热、胸痛 2 天,5 小时前突发呼吸困难、发绀、血压迅速降至 80/55mmHg,颈静脉怒张、心音遥远、肺部无啰音。

123. 护士在做护理查体时,下列有助于诊断的是

A. 心界扩大　　　　　　　　B. 端坐呼吸　　　　　　C. 奇脉

D. 肝脏扩大　　　　　　　　E. 心房扑动

124. 对此病人实施心包穿刺,应注意第 1 次抽液不能超过

A. 100ml　　　　　　　　　B. 200ml　　　　　　　C. 300ml

D. 400ml　　　　　　　　　E. 500ml

(125～126 题共用题干)

小辉,19 岁。发热 3 天,突发心前区疼痛,伴咳嗽、气促,咳嗽或深呼吸时胸痛加重。

125. 下列体征对诊断最有意义的是

A. 脉搏短绌　　　　　　　　B. 奇脉　　　　　　　　C. 心包摩擦音

D. 血压下降　　　　　　　　E. 心音遥远

126. 护士在查房期间发现病人突然呼吸困难、端坐呼吸,急查血压明显下降,这时判断其最可能出现的情况是

A. 肺栓塞　　　　　　　　　B. 心功能不全　　　　　C. 纤维蛋白性心包炎

D. 心肌炎　　　　　　　　　E. 心包积液

(127～128 题用题干)

小刚,20 岁,发热、胸痛 2 天。6 小时前突发呼吸困难、发绀、血压迅速降至 75/55mmHg,颈静脉怒张、心音遥远、肺无啰音。诊断为急性心脏压塞。

127. 该病人抢救时最为有效的治疗是

A. 吸氧　　　　　　　　　　B. 多巴胺　　　　　　　C. 毛花苷丙

D. 心包穿刺抽液　　　　　　E. 补充血容量

128. 在对该病人实施抢救治疗的过程中,护理措施正确的是

A. 嘱病人随意呼吸　　　　　B. 嘱病人做深大呼吸　　C. 嘱病人做腹式呼吸

D. 嘱病人勿深呼吸　　　　　E. 嘱病人屏息

B 型题

(129～131 题共用备选答案)

A. 乏力、食欲减退、恶心、表情淡漠、嗜睡

B. 乏力、腹胀、肠鸣音减弱、心电图出现 U 波增高

C. 食欲下降、颈静脉怒张、双下肢可凹性水肿

D. 劳力性呼吸困难

E. 阿-斯综合征

129. 心力衰竭病人经大量利尿剂治疗后,出现低钾血症的表现为

130. 右心衰竭引起体循环淤血的临床表现为

131. 心源性呼吸困难最早出现的临床表现是

(132~134 题共用备选答案)

A. 新斯的明　　　　　B. 利多卡因　　　　　C. 腺苷

D. 阿托品　　　　　　E. 维拉帕米

132. 阵发性室上性心动过速的首选药物是

133. 室性心动过速首选的治疗药物是

134. 缓慢性心律失常的治疗药物是

(135~136 题共用备选答案)

A. 睡眠状态　　　　　B. 心肌梗死　　　　　C. 发热

D. 使用阿托品　　　　E. 甲状腺功能亢进

135. 健康人窦性心动过缓的常见病因是

136. 室性心动过速的最常见病因是

(137~140 题共用备选答案)

A. 卡托普利　　　　　B. 硝苯地平　　　　　C. 氢氯噻嗪

D. 螺内酯　　　　　　E. 美托洛尔

137. 可引起低血钾的是

138. 常见不良反应是干咳的是

139. 可引起心动过缓的降压药是

140. 引起反射性心动过速的是

(史铁英　刘美丽　李　丹　余红梅　单　岩)

第三章 消化系统疾病病人的护理

第一节 本章重点及难点解析

1. 不同疾病引起的呕吐性质不同,上消化道出血时呕吐物呈咖啡色或鲜红色;消化性溃疡并发幽门梗阻时呕吐物为大量隔夜宿食;肠梗阻时呕吐物带粪臭味;急性胰腺炎呕吐物含胆汁。

2. 由于大量呕吐导致失水,可能引起病人体液不足,甚至出现电解质紊乱和酸碱平衡失调,因此在护理呕吐病人时,应定期测量病人生命体征变化,准确记录24小时液体出入量,动态观察水电解质、酸碱平衡状态;密切观察呕吐病人的意识状态,一旦病人出现烦躁、神志不清甚至昏迷,应协助病人侧卧位,头偏向一侧,以免误吸。

3. 护理腹痛病人应注意腹痛的性质、程度、持续时间和伴随症状,需要有针对性的治疗和护理。急性剧烈腹痛诊断未明时,不可随意使用镇痛药,以免掩盖症状,延误病情。诊断明确的腹痛,可根据病人的具体情况选择有效的止痛方法,包括药物止痛和非药物止痛。

4. 黄疸是由于血清中胆红素浓度增高使巩膜、皮肤、黏膜以及其他组织和体液发生黄染的现象。正常血清中胆红素浓度小于 $17.1\mu mol/L$,胆红素浓度在 $17.1\sim34.2\mu mol/L$ 时,为隐性黄疸,胆红素浓度超过 $34.2\mu mol/L$ 时称为显性黄疸。

5. 黄疸的发病机制

(1)溶血性黄疸:循环血液中红细胞破裂→血红蛋白释放→非结合胆红素(UCB)升高→进入肝内 UCB 增多→转变结合胆红素(CB)增加→尿胆原升高→粪胆素升高→门静脉吸收入血→肾→尿胆素增高。

(2)肝细胞性黄疸:病毒性肝炎、肝硬化→肝细胞对胆红素的摄取、结合及排泄下降→血中的 UCB 升高。

未损伤的肝细胞→UCB 转变成 CB→部分 CB 经损伤的肝细胞反流入血液→血中 CB 也升高。血中 UCB、CB 同时升高。

(3)阻塞性黄疸:胆总管结石、胆汁性肝硬化→胆管扩张→小胆管和毛细胆管破裂→胆汁中的 CB 反流进入血液→血液中以 CB 升高为主。

6. 消化性溃疡主要指发生于胃及十二指肠的慢性溃疡,是一多发病、常见病。临床特点为慢性过程,周期发作,节律性疼痛。基本原理是由于黏膜自身保护因素与黏膜侵袭因素之间失去平衡的结果,目前认为胃溃疡的形成因素着重于胃黏膜保护因素的削弱,而十二指肠溃疡的形成因素则着重于黏膜损伤因素的增强,其中胃酸占主要地位。损伤因素包括幽门螺杆菌(Hp)感染、胃酸和胃蛋白酶的消化、非甾体类抗炎药物的损伤;胃排空延缓、十二指肠液反流导致胃黏膜自身防御力下降。

7. 胃酸是由壁细胞分泌,胃酸分泌增加,是致溃疡的一个重要因素。刺激壁细胞分泌胃酸的因素是副交感神经兴奋时其末梢神经所产生的乙酰胆碱、胃泌素细胞所分泌的胃泌素和壁细胞邻近的肥大细胞所产生的组胺。这三种递质各自与壁细胞膜上相应的乙酰胆碱受体、胃泌素受体和组胺 H_2 受体结合,使壁细胞分泌胃酸,构成致溃疡因素。

8. 胃癌是人类最常见的恶性肿瘤之一,居消化道肿瘤的首位,其产生与饮食因素、幽门螺杆菌感染、遗传因素、癌前状态有关。胃癌有直接蔓延、淋巴结转移、血行播散和种植转移4 种扩散方式,其中淋巴结转移最常见。胃镜检查及胃黏膜活组织检查是目前胃癌最可靠的诊断手段;便潜血试验持续阳性有辅助诊断意义。

9. 炎症性肠病(IBD)的病因和发病机制尚未完全明确。近年来最受关注的因素认为,肠黏膜免疫炎症反应在 IBD 发病中起重要作用,而对本病免疫炎症反应的促发及持续原因有不同的解释。研究指出,本病是由多因素相互作用所致,主要包括环境、遗传、感染和免疫因素。氨基水杨酸制剂柳氮磺吡啶(SASP)是治疗本病的常用药。氨基水杨酸或激素类药物对孩子的生长发育有影响,故孕妇禁用。

10. 肝硬化是一种由不同病因引起的慢性进行性弥漫性肝病。临床上可出现多系统受累,以肝功能损害和门静脉高压为主要表现,晚期出现上消化道出血、肝性脑病、继发感染等并发症。其中上消化道出血为肝硬化最常见,也是最凶险的并发症。肝性脑病是肝硬化最严重的并发症和最常见的死亡原因。

11. 肝硬化的发病机制是长期或反复的生物、物理、化学或免疫损伤等作用致广泛的肝细胞变性坏死、假小叶形成、门静脉高压形成。

12. 肝硬化病人的护理重点在于严密观察肝硬化失代偿期的表现,尤其是侧支循环的建立与开放;观察病人腹水的表现,做好腹水的护理;指导病人正确饮食,做好饮食的护理及健康宣教。

13. 原发性肝癌指发生自肝细胞或肝内胆管上皮细胞等肝组织细胞的恶性肿瘤。发生最早、最常见的转移途径是肝内血行转移。肝区疼痛是肝癌最常见也是最早出现的症状。可发生肝性脑病、上消化道出血、肝癌结节破裂出血、继发感染等并发症,其中肝性脑病是原发性肝癌终末期最严重的并发症。

14. 原发性肝癌的转移途径

(1)血行转移:肝内血行转移发生最早、最常见,是肝癌切除术后早期复发的主要原因。肝外血行转移最多见的是肺,也可转移至胸腔、肾上腺、肾及骨等部位。

(2)淋巴转移:转移至肝门淋巴结最为常见,约 20%。也可转移至胰、脾、主动脉旁及锁骨上淋巴结。

(3)种植转移:较少见,从肝表面脱落的癌细胞可种植在腹膜、膈、盆腔等处,引起血性腹水、胸水。女性种植在盆腔可发生卵巢转移癌。

15. 甲胎蛋白(AFP)结合 B 超检查是早期诊断肝癌的主要方法,是普查的首选方法。诊断标准为:在排除妊娠、肝炎、生殖腺(卵巢、睾丸)胚胎瘤等假阳性的基础上,AFP>$500\mu g/L$,持续 4 周;或 AFP>$200\mu g/L$ 以上的中等水平持续 8 周;或 AFP 由低浓度逐渐升高不降。手术切除是目前根治原发性肝癌的最好手段。肝动脉化疗栓塞治疗是原发性肝癌非手术治疗的首选方案。

16. 肝性脑病是指由严重肝病引起的、以代谢紊乱为基础的中枢神经系统功能失调综合征，主要临床表现是意识障碍、行为失常和昏迷。肝炎后肝硬化是其最常见原因。肝性脑病往往有明显的诱因，如上消化道出血、高蛋白饮食、药物使用不当、感染、严重创伤、过多过快放腹水、低血糖、便秘、饮酒、尿毒症、外科手术等。

17. 肝性脑病的发病机制至今尚未完全阐明。一般认为，肝性脑病主要是由于脑组织的功能和代谢障碍引起的。其病理生理基础是在肝功能严重障碍或门体静脉分流情况下，正常情况下能被肝脏有效代谢的产物，未经肝脏解毒，直接进入大脑，使大脑功能紊乱。

18. 肝性脑病病人的临床表现可分为四期，一期（前驱期），以轻度性格改变和行为失常为主；二期（昏迷前期），以意识模糊、行为失常为主；三期（昏睡期），以昏睡和严重精神错乱为主；四期（昏迷期），神志完全丧失，不能唤醒。前三期都可引出扑翼样震颤，四期（昏迷期）病人不能合作，扑翼样震颤无法引出。一期（前驱期）脑电图多数正常，后三期脑电图异常或明显异常。肝性脑病昏迷病人的护理，要重点关注饮食的护理。

19. 扑翼样震颤是肝性脑病特有的体征，检查时嘱病人双臂平伸，肘关节固定，手掌向背侧伸展，手指分开，可见手向外侧偏斜，掌指关节、腕关节，甚至肘关节、肩关节出现急促而不规则地扑击样抖动。

20. 急性胰腺炎的发病机制

(1)胆道疾病占我国急性胰腺炎病因的 50% 以上，其中以胆石症最常见。由于解剖上 70%～80% 左右的胰管与胆总管汇合成的共同通道开口于十二指肠壶腹部，形成了"共同通道"学说。正常情况下胰管内压高于胆管内压，当结石、感染、蛔虫等因素导致壶腹部狭窄和(或)Oddi 括约肌痉挛、水肿，使胆道内压力高于胰管内压力，胆汁易逆流入胰管；胆道内结石在移行过程中损伤胆总管、壶腹部或胆道感染引起的暂时性 Oddi 括约肌松弛，都易导致富含肠激酶的十二指肠液反流入胰管。

(2)酗酒可能通过酒精刺激胃酸分泌，继而促进胰泌素与缩胆囊素分泌，引起胰腺外分泌增加；引起 Oddi 括约肌痉挛和十二指肠乳头水肿，胰液排出受阻，胰管内压增加；引起高三酰甘油血症或直接损害胰腺组织；长期酗酒者常有胰液内蛋白含量增高，易沉淀形成蛋白栓，导致胰液排出受阻。暴饮暴食可刺激胰液与胆汁大量分泌，短时间内大量食糜进入十二指肠，引起 Oddi 括约肌痉挛和十二指肠乳头水肿，胰液排出受阻。

(3)胰管梗阻使胰管内压力增高，导致胰管小分支及胰腺腺泡破裂，胰消化酶溢入间质。

以上各种原因导致胰液外溢、胰腺腺泡内酶原激活，引起胰腺自身消化，导致急性胰腺炎；另外胰腺导管内通透性增加，活性胰酶渗入胰腺组织，加重急性胰腺炎。

21. 急性胰腺炎发生腹痛的机制主要有：①炎症刺激和牵拉胰腺包膜上的神经末梢；②胰腺的炎性渗出液和胰液外渗刺激腹膜与腹膜后组织；③炎症累及肠道，引起肠麻痹及肠胀气；④胰管阻塞或伴胆道疾病引起疼痛。

22. 上消化道大量出血是指屈氏韧带以上的消化道病变引起的出血，在数小时内其失血量超过 1000ml 或循环血容量的 20%。上消化道大量出血临床上最常见的病因有消化性溃疡、食管胃底静脉曲张破裂、急性胃黏膜损害和胃癌。护理中做好上消化道出血的病情观察，正确估计出血量，配合医生做好上消化道大量出血的抢救并实施相应的护理，指导病人预防上消化道出血的诱因。

第二节 练习题

一、名词解释

1. 恶心
2. 呕吐
3. 呕血
4. 黑便
5. 黄疸
6. 胃溃疡
7. 十二指肠溃疡
8. 癌前病变
9. 溃疡性结肠炎
10. 肝硬化
11. 脾功能亢进
12. 门静脉高压症
13. 栓塞后综合征
14. 肝性脑病
15. 急性胰腺炎
16. 上消化道大量出血
17. 肠源性氮质血症

二、填空题

1. 尿毒症病人呕吐常发生于_____时;幽门梗阻病人呕吐物特征为_____;中枢性呕吐的特点_____。

2. 昏迷病人呕吐时最重要的护理措施是_____。

3. 消化性溃疡的主要并发症包括_____、_____、_____、_____;其中最常见的并发症是_____,最严重的并发症是_____。

4. 临床确诊消化性溃疡首选_____。

5. 胃溃疡腹痛的节律为_____;十二指肠溃疡腹痛的节律为_____。

6. 胃癌的扩散方式包括_____、_____、_____、_____。其中以_____最常见。

7. 胃癌的癌前病变有_____、_____、_____和_____。

8. 溃疡性肠病包括_____、_____。

9. 治疗溃疡性结肠炎一般首选的药物为_____。

10. 肝硬化病因中,我国最常见的是_____,国外最常见的是_____。

11. 肝硬化的并发症有_____、_____、_____、_____。其中最常见的是_____。

12. 肝癌转移途径中,发生最早、最常见的是_____。

13. _____是原发性肝癌终末期最严重的并发症。

14. _____是早期诊断肝癌的主要方法。

15. 肝性脑病病人灌肠应选用_____和_____。禁用_____灌肠。

16. 肝性脑病病人蛋白质的摄入选择以_____为好。

17. 急性胰腺炎病人应禁食、禁饮_____天为宜。重症者还要进行_____，以免_____。

18. 急性胰腺炎疼痛部位常为_____，向腰背部呈带状放射，_____可减轻，进食后疼痛加重，_____不能缓解。

19. _____和_____是上消化道出血的特征性表现。上消化道出血每日_____ml可致便潜血试验阳性；_____ml以上可致黑便，胃内积血达_____ml以上可致呕血。

20. 上消化道出血量在_____ml以内时，可无明显症状；出血量超过_____ml，可出现头晕、心慌、乏力等全身症状；若短时间内出血量超过_____ml，可出现急性周围循环衰竭表现。

21. 嘱纤维结肠镜检查病人在检查前3日开始进_____饮食，检查前1日进_____，当日进_____饮食或禁食。

22. 胶囊内镜检查后应记录胶囊排出时间。_____后胶囊未排出者，应行腹部X线检查，以防胶囊滞留，若_____未排出则认为胶囊滞留。

23. 双气囊三腔管压迫止血时间一般在_____日以内，若出血已停止需保留导管继续观察_____小时，确定未再出血方可考虑拔管。

三、简答题

1. 如何指导病人缓解腹痛？

2. 如何指导腹泻病人正确饮食？

3. 如何对慢性胃炎的病人进行健康指导？

4. 如何指导消化性溃疡病人正确服用抗酸剂和胃肠黏膜保护？

5. 简述消化性溃疡病人的饮食护理。

6. 如何对胃癌病人实施心理护理？

7. 胃癌病人的健康指导包括哪些内容？

8. 简述溃疡性结肠炎的护理措施。

9. 如何对肝硬化腹水病人进行护理？

10. 如何对肝硬化病人进行饮食宣教？

11. 简述肝癌病人行肝动脉栓塞化疗（TACE）的护理。

12. 如何对肝癌疼痛病人进行护理？

13. 发生肝性脑病的诱因有哪些？如何进行预防？

14. 如何对肝性脑病昏迷的病人进行护理？

15. 如何对肝性脑病病人进行饮食宣教？

16. 急性胰腺炎病人为什么要禁食、禁饮？

17. 如何判断上消化道出血是否停止？

18. 对上消化道出血病人的健康指导内容包括哪些？

19. 简述纤维胃镜检查的护理配合要点。

20. 简述双气囊三腔管压迫止血术的护理配合要点。

四、病例分析题

1. 刘先生,36 岁,上腹痛伴呕吐 1 周入院。1 周前无明显诱因自觉上腹痛,呈饥饿痛。同时伴呕吐,呕吐物为隔夜食物,自服制酸药无效,为进一步诊治入院。病人 7 年前曾因上腹痛作钡餐诊断"十二指肠球部溃疡",治疗(具体治疗不详)后症状缓解,4 年前曾黑便 3 天,未诊治,大便自行转黄;6 个月前因上腹痛,当地医院 B 超诊断"胆囊结石",行"胆囊切除术",术后症状无缓解,服制酸药可暂时缓解。个人史及家族史无特殊。

护理查体:生命体征平稳,神清合作,皮肤巩膜无黄染,浅表淋巴结不大,心肺(-),腹软,上腹可见胃型,有振水声,无压痛、反跳痛及肌紧张,肝脾未及,移动性浊音(-),双下肢无水肿。

辅助检查:胃镜:十二指肠球部畸形,后壁可见一大小约 1.0cm×1.0cm 溃疡,溃疡底附白苔及血痂,周围黏膜明显充血水肿,移行部狭窄,胃镜不能通过。Hp(-)。钡餐示十二指肠球后约 7cm 窄段,多系瘢痕狭窄。

临床诊断:十二指肠球部溃疡。

制酸治疗后症状好转,自动出院。

请回答:

(1)该病人存在的主要护理诊断/问题及诊断依据是什么?

(2)该病人易出现哪些并发症? 如何进行病情观察?

(3)请为该病人制订饮食护理措施。

2. 王先生,50 岁,某公司高层,6 年前曾患急性肝炎,经住院 1 个月保肝治疗,至肝功能 3 次检查正常后出院。近半年来常感全身乏力、食欲减退、右上腹不适。2 周前因公司事务繁忙,连日加班后纳差更明显,伴有腹胀、失眠。4 天前无明显诱因出现腹泻,稀便,每日 6~8 次,自服小檗碱(黄连素),无好转。3 天后畏寒、发热,体温 38℃左右。昨晚呕出咖啡样血水约 900ml,今凌晨 5 时来院急诊。

护理查体:体温 38.8℃,脉率 108 次/分,呼吸 20 次/分,血压 95/52mmHg;神志清,面色略苍白,巩膜黄染,右侧颈部可见一个蜘蛛痣,两手肝掌明显;心肺无异常;肝肋下未及,脾肋下阳性;下肢有凹陷性水肿。

辅助检查:血常规中红细胞 $2.8×10^{12}$/L,血红蛋白 95g/L,白细胞 $2.5×10^9$/L,血小板 $50×10^9$/L。尿常规阴性。大便潜血试验(++)。

请回答:

(1)该病人目前存在的主要的护理诊断/问题有哪些?

(2)对该病人应采取哪些护理措施?

(3)请针对该病人的实际情况,为其制订具体的健康教育计划。

3. 刘先生,48 岁。2 年前感觉乏力,腹胀,纳差,皮肤黏膜黄染,当地医院诊断为"肝炎",经过 3 个月治疗,病情好转出院。3 周前病人感觉右上腹胀痛,常放射至右肩,恶心、呕吐,食欲减退,体重减轻,并出现柏油样便,来院就诊。住院期间病人情绪低落,不愿说话,经常独自一人发呆。

护理查体:体温 38.5℃,脉率 109 次/分,呼吸 22 次/分,血压 92/50mmHg;贫血貌,皮肤黏膜黄染,肝区压痛,肝肋下 2cm,神志清,下肢有凹陷性水肿(+),心脑肺无特殊。AFP 定量为 650μg/L。

辅助检查：B超示肝区有一直径约2.5cm的肿块。

请回答：

(1)该病人目前存在的主要的护理诊断/问题有哪些？

(2)你觉得该病人最好的治疗方法是什么？为什么？

(3)若该病人不能经手术治疗，应首先考虑如何治疗？如何对这样的病人进行护理？

(4)请针对该病人的实际情况，为其制订具体的健康教育计划。

4. 王先生，55岁。2天前饮酒后出现持续性中上腹胀痛，进行性加重，伴胸闷、乏力，1天前中上腹痛呈进行性加重，并向腰背部放射，取弯腰屈曲位疼痛缓解，伴恶心、呕吐，呕吐5次，为胃内容物，量共约200ml。既往无高血压、糖尿病病史，有烟酒嗜好，吸烟20支/日，饮酒5两/日。

护理查体：体温38.5℃，脉搏96次/分，呼吸22次/分，血压90/60mmHg。神清，屈腿蜷卧，中上腹明显压痛，无反跳痛，肝脾及胆囊均未触及，肠鸣音2次/分。

辅助检查：血常规示白细胞$20.5×10^9$/L，中性粒细胞85%；血清淀粉酶1204.72U/L；腹部立位平片示腹部肠管内少许积气；肝胆胰脾CT示"急性胰腺炎、胆囊结石"。

入院初步诊断：急性胰腺炎。

请回答：

(1)该病人主要的护理诊断/问题有哪些？

(2)对该病人应采取哪些护理措施？

(3)针对该病人的实际情况，制订一份具体的健康教育计划。

五、选择题

A1型题

1. 下列关于消化系统症状护理措施中错误的是

A. 呕吐停止后给予漱口 　　　　B. 上消化道出血者给予平卧位

C. 严重呕血者应暂禁食 　　　　D. 便秘者给予高纤维素饮食

E. 阻塞性黄疸者给予高脂肪饮食

2. 昏迷病人呕吐时最重要的护理措施是

A. 绝对卧床 　　　　B. 吸氧

C. 保持呼吸道通畅 　　　　D. 监测呕吐的次数及呕吐物的性状

E. 防止水电解质紊乱

3. 幽门梗阻病人呕吐物特征为

A. 混有胆汁 　　　　B. 混有隔夜宿食 　　　　C. 有粪臭味

D. 混有血液 　　　　E. 混有胰液

4. 关于腹泻病人的护理措施正确的是

A. 常规隔离消毒 　　　　B. 均应卧床休息 　　　　C. 少食富含纤维素的食物

D. 少饮水以免加重腹泻 　　　　E. 补充营养给予高脂肪食物

5. 急性腹泻最常见的病因是

A. 肠道肿瘤 　　　　B. 肝硬化 　　　　C. 结肠病人过敏

D. 慢性肝炎 　　　　E. 食物中毒

6. 黄疸病人的护理措施正确的是

A. 绝对卧床休息　　　　　　B. 增加蛋白质的摄入　　　　　C. 冰水浴止痒

D. 用肥皂水清洁皮肤　　　　E. 瘙痒病人防止用手搔抓

7. 诊断慢性胃炎最可靠的方法是

A. 胃液分析　　　　　　　　B. 血清抗体测定　　　　　　　C. 胃肠钡餐检查

D. 纤维胃镜检查　　　　　　E. 病史和临床表现

8. 慢性胃炎的饮食护理,下列不适宜的是

A. 忌暴饮暴食　　　　　　　　　　　　B. 宜少量多餐

C. 宜定时定量进餐　　　　　　　　　　D. 为帮助消化,餐后宜从事体力劳动

E. 胃酸低者多喝鸡汤和肉汤

9. 下列有关慢性胃炎临床特点的描述,正确的是

A. 长期少量出血　　　　　　B. 上腹部节律性疼痛　　　　　C. 持续性上腹部疼痛

D. 症状缺乏特异性　　　　　E. 持续性上腹部饱胀不适

10. 长期使用可诱发消化性溃疡的药物是

A. 泼尼松　　　　　　　　　B. 青霉素　　　　　　　　　　C. 阿托品

D. 硫糖铝　　　　　　　　　E. 甲硝唑

11. 目前认为消化性溃疡的主要致病因素是

A. 胃酸和胃蛋白酶的作用　　B. 吸烟　　　　　　　　　　　C. 长期服用非甾体抗炎药

D. 遗传　　　　　　　　　　E. 幽门螺杆菌感染

12. 胃溃疡病人上腹部疼痛的典型节律是

A. 疼痛—进食—缓解　　　　B. 进食—缓解—疼痛　　　　　C. 缓解—疼痛—进食

D. 进食—疼痛—缓解　　　　E. 疼痛—进食—疼痛

13. 十二指肠溃疡的好发部位是

A. 十二指肠球部　　　　　　B. 十二指肠降部　　　　　　　C. 十二指肠乳头处

D. 十二指肠水平部　　　　　E. 十二指肠升部

14. 空腹痛最常见于

A. 胃溃疡　　　　　　　　　B. 十二指肠溃疡　　　　　　　C. 急性胆囊炎

D. 急性胰腺炎　　　　　　　E. 胃癌

15. 消化性溃疡最常见的并发症是

A. 癌变　　　　　　　　　　B. 幽门梗阻　　　　　　　　　C. 穿孔

D. 出血　　　　　　　　　　E. 感染

16. 消化性溃疡发生癌变,最主要的表现是

A. 疼痛加重　　　　　　　　B. 疼痛失去节律性　　　　　　C. 食欲缺乏加重

D. 体重减轻　　　　　　　　E. 恶心呕吐加重

17. 消化性溃疡病人主食宜首选

A. 米饭　　　　　　　　　　B. 面食　　　　　　　　　　　C. 粗粮

D. 牛奶　　　　　　　　　　E. 稀饭

18. 消化性溃疡病人服用制酸剂宜在

A. 饭前1～2小时　　　　　　B. 饭后1～2小时　　　　　　　C. 两餐之间

D. 每日清晨1次　　　　　　E. 进餐时与食物同服

19. 十二指肠溃疡治疗方案中,占主要地位的是

A. 改善饮食习惯   B. 避免情绪应激   C. 抑制胃酸分泌

D. 抗幽门螺杆菌感染   E. 生活有规律

20. 上腹疼痛失去规律性,便潜血试验持续阳性,可考虑为

A. 慢性胃炎   B. 溃疡癌变   C. 溃疡活动性

D. 溃疡并发出血   E. 服药不规则

21. 消化性溃疡病人便潜血试验阳性提示

A. 溃疡穿孔   B. 溃疡恶变   C. 溃疡有活动性

D. 幽门梗阻   E. 伴慢性胃炎

22. 胃癌治愈的关键在于

A. 早期诊断   B. 彻底手术   C. 积极放疗

D. 早期化疗   E. 综合治疗

23. 关于胃癌下列叙述不正确的是

A. 胃癌占我国消化道肿瘤的第 1 位   B. 胃癌发病年龄以 40～60 岁多见

C. 胃癌发生部位多在胃窦,其次是胃小弯   D. 胃大弯和前壁一般不发生胃癌

E. 贲门区的胃癌比胃大弯更常见

24. 溃疡性结肠炎的主要临床表现

A. 腹痛   B. 腹泻   C. 腹膜刺激征

D. 腹胀   E. 贫血

25. 我国引起肝硬化最常见的原因是

A. 乙醇中毒   B. 日本血吸虫病   C. 病毒性肝炎

D. 肠道感染   E. 循环障碍

26. 与蜘蛛痣形成有关的最主要的因素是

A. 感染   B. 血液雌激素增多   C. 血小板减少

D. 毛细血管脆性增加   E. 脾功能亢进

27. 肝硬化最常见的并发症是

A. 感染   B. 上消化道出血   C. 肝肾综合征

D. 肝性脑病   E. 肝癌

28. 肝硬化晚期最严重的并发症是

A. 上消化道出血   B. 肝性脑病   C. 肝肾综合征

D. 原发性肝癌   E. 感染

29. 大量腹水病人最宜采取的体位是

A. 平卧位   B. 侧卧位   C. 半卧位

D. 低枕卧位   E. 端坐位

30. 肝硬化门静脉高压症的三大临床表现是

A. 脾大、腹水、侧支循环建立和开放   B. 腹水、肝大、贫血

C. 肝大、腹水、侧支循环建立和开放   D. 出血倾向和贫血、腹水、脾大

E. 侧支循环建立和开放、贫血、脾大

31. 用于肝癌早期诊断,特异性较高的方法为

A. 甲胎蛋白检测　　　　　　　　　　B. 超声显像

C. 电子计算机 X 线体层摄影　　　　　D. 放射性核素扫描

E. CT

32. 原发性肝癌病人最突出的体征是

A. 腹水呈血性　　　　　　B. 腹膜刺激征　　　　　　C. 肝进行性肿大

D. 黄疸与发热　　　　　　E. 腹壁静脉曲张

33. 乳果糖在治疗肝性脑病中的机制是

A. 抑制肠内细菌生长,促进乳酸杆菌繁殖

B. 与游离氨结合,从而降低血氨

C. 与氨合成尿素和鸟氨酸,从而降低血氨

D. 抑制肠内细菌生长,减少肠内氨的吸收

E. 纠正氨基酸代谢不平衡,抑制假性神经递质形成

34. 肝性脑病前驱期的最主要表现是

A. 轻度性格和行为改变　　　B. 意识错乱　　　　　　C. 昏迷

D. 扑翼样震颤　　　　　　　E. 昏睡但可唤醒

35. 肝性脑病病人经治疗神志恢复,最适宜的饮食选择是

A. 禁食　　　　　　　　　　B. 高热量动物蛋白饮食　　C. 高热量高蛋白饮食

D. 高热量植物蛋白质饮食　　E. 高热量高脂肪饮食

36. 治疗肝性脑病的正确措施是

A. 高蛋白饮食　　　　　　　B. 肥皂水清洁灌肠　　　　C. 静脉注射多巴胺

D. 进粗糙食物　　　　　　　E. 谷氨酸钾静脉滴注

37. 我国急性胰腺炎最常见的病因是

A. 胆道疾病　　　　　　　　B. 胰腺疾病　　　　　　　C. 肠道疾病

D. 肝脏疾病　　　　　　　　E. 胃疾病

38. 急性胰腺炎病人禁食、胃肠减压的主要目的是

A. 减轻腹痛　　　　　　　　B. 减少胃酸分泌　　　　　C. 减少胰液分泌

D. 避免胃扩张　　　　　　　E. 控制饮食

39. 最能提示急性胰腺炎病人预后不佳的表现是

A. 体温 39.5℃　　　　　　　B. 出现黄疸　　　　　　　C. 合并代谢性酸中毒

D. 全腹显著压痛、反跳痛　　 E. 手足抽搐

40. 急性胰腺炎最常见的并发症是

A. 肝肾综合征　　　　　　　B. 上消化道出血　　　　　C. 穿孔

D. 肝硬化　　　　　　　　　E. 糖尿病

41. 急性胰腺炎的各种实验室检查中,最早出现异常的是

A. 血清脂肪酶　　　　　　　B. 尿淀粉酶　　　　　　　C. 血糖

D. 血清淀粉酶　　　　　　　E. 血钙

42. 上消化道大量出血最常见的病因是

A. 肝硬化　　　　　　　　　B. 急性胃黏膜损害　　　　C. 胃癌

D. 消化性溃疡　　　　　　　E. 食管癌

43. 大便潜血试验呈阳性,提示上消化道出血量至少是

A. 5ml   B. 10ml   C. 15ml

D. 50ml   E. 100ml

44. 上消化道大出血伴休克时的首要护理措施是

A. 去枕平卧,头偏向一侧   B. 备好急救用品   C. 迅速建立静脉通路

D. 迅速备血   E. 按医嘱采取止血措施

45. 上消化道大量出血是指数小时内失血量超过

A. 200ml   B. 400ml   C. 600ml

D. 800ml   E. 1000ml

46. 严重呕血病人饮食护理正确的是

A. 普食   B. 软食   C. 暂禁食

D. 温热的流质   E. 温凉的流质

47. 上消化道出血特征性的表现为

A. 失血性周围循环衰竭   B. 呕血与黑粪   C. 发热

D. 肠源性氮质血症   E. 网织红细胞持续升高

48. 下列属于上消化道出血停止的指标的是

A. 柏油样便变稀   B. 脉搏细速   C. 肠鸣音亢进

D. 尿量>30ml/h   E. 口渴

49. 可使用双气囊三腔管压迫止血的疾病是

A. 胃溃疡   B. 十二指肠溃疡   C. 食管癌

D. 胃癌   E. 食管胃底静脉曲张破裂

50. 上消化道大量出血时取去枕平卧位的意义是

A. 减少出血   B. 有利止血   C. 升高血压

D. 防止窒息   E. 改善脑供血

51. 护士应协助纤维胃镜检查病人取何种体位

A. 右侧卧位头向后仰45°   B. 左侧卧位头向后仰45°   C. 头低脚高位

D. 头高脚低位   E. 平卧位头偏向一侧

52. 病人行纤维胃镜检查时如出现恶心,护士应指导其

A. 屏气   B. 深呼吸   C. 用舌头顶住镜身

D. 取坐位   E. 收腹

53. 有关纤维结肠镜检查的护理,错误的是

A. 嘱病人检查前3日进低脂少渣饮食,检查前1日进流质,当日进少量无渣流质饮食或禁食

B. 检查时协助病人取左侧卧位,双腿屈曲

C. 嘱病人检查后1~2日内进流质或半流质饮食

D. 检查后密切观察病人腹痛、腹胀及排便情况

E. 行息肉切除术或活组织检查者,嘱病人1日内避免剧烈运动

54. 腹腔穿刺时一次放液量不宜过快,主要是为了防止

A. 心力衰竭   B. 电解质紊乱   C. 蛋白丢失过多

D. 休克　　　　　　　　　　　　E. 继发感染

55. 肝硬化病人腹腔穿刺放液，一般 1 次不宜超过

A. 500ml　　　　　　　　B. 1000ml　　　　　　　C. 1500ml

D. 2000ml　　　　　　　E. 3000ml

56. 双气囊三腔管压迫止血适用于

A. 胃癌引起的上消化道出血　　　　　B. 消化性溃疡并发的上消化道出血

C. 食管胃底静脉曲张破裂出血　　　　D. 急性胃黏膜损害

E. 胆道出血

57. 使用双气囊三腔管过程中，病人突然出现呼吸困难或窒息应考虑

A. 气囊压迫气管　　　　　　　　　　B. 合并气胸

C. 胃内血液反流形成血块堵塞气管　　D. 胃气囊阻塞咽喉

E. 喉头水肿

58. 有关肝穿刺活组织检查术的护理配合，错误的是

A. 协助病人取仰卧位，身体右侧靠近床沿，右手置于枕后

B. 术前应测定病人血小板计数，出、凝血时间及肝功能

C. 嘱病人术前禁食 8 小时

D. 术后严密监测病人的血压和脉搏，注意有无内出血征象

E. 术后密切观察穿刺部位有无红肿、渗血、疼痛等

A2 型题

59. 张先生，75 岁，"突发右侧肢体瘫痪，言语不清 2 小时"入院。次日清晨呕血、黑便 2 次，既往无消化系统疾病史，上消化道出血最可能的病因是

A. 胃癌　　　　　　　　　　　　　　B. 急性胃炎

C. 胃黏膜脱垂症　　　　　　　　　　D. 消化性溃疡活动期

E. 肝硬化食管胃底静脉曲张破裂出血

60. 刘女士，40 岁，近日来无规律性上腹隐痛，食欲减退，餐后饱胀、反酸等拟诊慢性胃炎，可以帮助确诊的检查是

A. 纤维胃镜检查　　　　　　　　　　B. 胃液分析

C. 血清抗体和内因子抗体测定　　　　D. 血清抗壁细胞抗体测定

E. 血清胃泌素测定

61. 冯先生，54 岁，胃溃疡病史 20 年。近 1 个月上腹持续疼痛，口服制酸剂无效，消瘦，间断黑便。该病人最可能并发了

A. 上消化道出血　　　　　　　B. 幽门梗阻　　　　　　　C. 穿孔

D. 癌变　　　　　　　　　　　E. 感染

62. 梁先生，十二指肠球部溃疡病史 10 年。今日突然出现上腹部疼痛，被迫呈屈曲位，上腹压痛（＋），明显肌紧张，肠鸣音消失。该病人最可能并发了

A. 上消化道出血　　　　　　　B. 穿孔　　　　　　　　　C. 幽门梗阻

D. 癌变　　　　　　　　　　　E. 急性胰腺炎

63. 李先生，45 岁，餐后 1 小时突然出现上腹部持续性刀割样剧痛，伴恶心，未吐，全腹压痛、反跳痛、肌紧张，以上腹为甚，腹式呼吸消失，有移动性浊音。初步诊断为

A. 消化性溃疡急性穿孔　　　　　B. 出血　　　　　　　　　　C. 十二指肠出血

D. 胃癌　　　　　　　　　　　　E. 胆囊炎

64. 王先生,45 岁,患胃溃疡 10 年,经常出现进食后剑突下烧灼样疼痛,近日出现疼痛持久而失去节律性来门诊,应考虑该疼痛症状是由于

A. 疲劳　　　　　　　　　　B. 饮酒　　　　　　　　　　C. 感染

D. 出血　　　　　　　　　　E. 癌变

65. 田先生,患有胃溃疡出血,经治疗出血停止,病情缓解,便潜血试验阴性,病人呕血时应采取的体位是

A. 平卧位,头偏向一侧　　　　B. 头低脚高位　　　　　　　C. 截石位

D. 膝胸位　　　　　　　　　　E. 头高脚低位

66. 张女士,50 岁。肝硬化病史 7 年,午饭后突然呕吐褐色胃内容物,量约 500ml,来院急诊。出血部位最可能在

A. 食管中上段　　　　　　　　B. 食管下段及胃底　　　　　C. 直肠

D. 胃体　　　　　　　　　　　E. 十二指肠

67. 张先生,48 岁,肝硬化腹水,突然出现腹痛和发热,体温 38.5℃,血白细胞计数为 $14.0×10^9$/L,腹水混浊,经培养有大肠埃希菌生长。该病人可能并发

A. 脓毒血症　　　　　　　　　B. 胆道感染　　　　　　　　C. 自发性腹膜炎

D. 结核性腹膜炎　　　　　　　E. 败血症

68. 刘先生,56 岁,有肝硬化病史 10 余年。近日食欲明显减退,黄疸加重。今晨因进食坚硬食物后,突然呕咖啡色液体约 1200ml,伴头晕、心悸。护理查体:体温 38.2℃,脉搏 108 次/分,血压 96/62mmHg,烦躁不安。病情观察的最重点内容是

A. 体温　　　　　　　　　　B. 脉搏　　　　　　　　　　C. 血压

D. 尿量　　　　　　　　　　E. 意识

69. 张先生,45 岁,肝硬化伴腹水 1 个月。关于护理措施,错误的是

A. 食盐摄入每天不超过 2g　　　　　　　B. 定期测量腹围和体重

C. 每天饮水 1500ml 以上　　　　　　　D. 观察电解质及酸碱平衡情况

E. 记录每天出入液量

70. 吴先生,65 岁,有肝硬化病史。突然出现神志恍惚、举止反常、言语不清 2 天。首先考虑该病人存在

A. 肝癌　　　　　　　　　　B. 尿毒症　　　　　　　　　C. 肝性脑病

D. 肺性脑病　　　　　　　　E. 高血压脑病

71. 沈先生,58 岁,因消瘦、腹胀、食欲减退入院。病前曾有慢性肝病史,护理查体:皮肤、巩膜黄染,腹部膨隆,脾肋下可触及,移动性浊音阳性。首要的护理诊断/问题是

A. 营养失调:低于机体需要量　　B. 体液过多　　　　　　　C. 活动无耐力

D. 焦虑　　　　　　　　　　　E. 知识缺乏

72. 刘先生,46 岁,4 年前诊断为肝硬化。近 1 周症状加重,出现大量腹水。遵医嘱予给予口服利尿剂治疗时,护士应密切观察病人体重变化,每天体重减少应

A. <0.5kg　　　　　　　　　B. <1.0kg　　　　　　　　C. <1.5kg

D. <2.0kg　　　　　　　　　E. <2.5kg

73. 王先生,40 岁,肝硬化。护理查体:面部蜘蛛痣,肝掌,乳房发育。导致以上体征是原因是

    A. 门静脉高压   B. 低蛋白血症   C. 肝功能不全

    D. 垂体性腺功能紊乱   E. 肾上腺皮质功能减退

74. 刘先生,50 岁。慢性乙肝病史 8 年,近期发现 AFP>400μg/L,B 超检查未发现肝占位性病变,怀疑为小肝癌或微小肝癌。应建议的检查项目是

    A. 彩色 B 超   B. 腹部 CT   C. 肝穿刺活检

    D. X 线肝血管造影   E. 放射性核素肝扫描

75. 王先生,50 岁。慢性乙肝 8 年。教育其预防原发性肝癌的有效措施不包括

    A. 低盐、低脂饮食   B. 避免粮食和食品霉变   C. 戒烟、酒

    D. 积极防治乙型病毒性肝炎   E. 不吃腌制食品

76. 张女士,53 岁,肝区疼痛伴肝脏肿大。已确诊为原发性肝癌,其疼痛的性质最可能为

    A. 阵发性绞痛   B. 持续性钝痛   C. 连续性剧痛

    D. 钻顶样痛   E. 刀割样疼痛

77. 张先生,45 岁。诊断为原发性肝癌。其首发症状最可能是

    A. 发热黄疸   B. 贫血消瘦   C. 乏力腹胀

    D. 腹水形成   E. 肝区疼痛

78. 张女士,50 岁。肝硬化十余年伴大量腹水,近日出现意识障碍,血氨增高,肝肾功能减退。病人应禁忌食用的食物种类是

    A. 碳水化合物   B. 维生素   C. 蛋白质

    D. 脂肪   E. 钠盐

79. 张先生,50 岁,因肝硬化腹水入院。住院期间病人便秘,突然出现淡漠少言,神情恍惚,衣冠不整,吐词不清。护理措施中,错误的是

    A. 乳果糖口服   B. 肥皂水清洁灌肠   C. 硫酸镁导泻

    D. 白醋加生理盐水灌肠   E. 番泻叶液口服

80. 王先生,65 岁。"肝硬化伴上消化道大出血"入院,入院后 1 天出现表情欣快、言语不清、昼睡夜醒,精神错乱,护理措施中,错误的是

    A. 立即给予吗啡镇静   B. 暂停摄入蛋白质饮食   C. 弱酸性溶液灌肠

    D. 注意安全   E. 观察意识、生命体征的变化

81. 张先生,46 岁,有嗜酒史。近 2 年来常感腹胀,食欲减退,齿龈出血;最近 1 周双下肢水肿明显,昨晚呕血后进入昏迷状态。应首先考虑

    A. 肝性脑病   B. 乙醇(酒精)中毒性昏迷   C. 糖尿病酮症昏迷

    D. 尿毒症性昏迷   E. 低血糖昏迷

82. 林女士,49 岁,因急性胰腺炎入院,经治疗后腹痛、呕吐基本缓解,此时护士应指导病人饮食应选择

    A. 低脂高糖流质   B. 高脂高糖流质   C. 低脂低糖流质

    D. 高脂低糖流质   E. 半流质

83. 臧先生,41 岁,8 小时前饮酒后出现上腹绞痛,向肩背部放射,伴恶心、呕吐送到医

院急诊。护理查体:体温 38.2℃,辗转不安,皮肤、巩膜轻度黄染,上腹部轻压痛。首要的护理措施是

A. 给予物理降温   B. 给予床栏保护   C. 禁食、胃肠减压

D. 立即建立静脉通路   E. 遵医嘱给予哌替啶止痛

84. 冯先生,38 岁,突然呕血约 1500ml,伴柏油样大便,急诊入院。有嗜酒史 20 年。护理查体:神志清楚,精神紧张,四肢发凉,此时最主要的护理诊断/问题是

A. 组织灌注无效   B. 活动无耐力   C. 有受伤的危险

D. 恐惧   E. 知识缺乏

A3/A4 型题

(85~86 题共用题干)

张先生,36 岁。既往健康,无消化道疾病病史。1 周前因关节痛服用吲哚美辛,昨日上腹部疼痛不适,黑便 2 次,呕吐 1 次,呕吐物中有少量咖啡样物。

85. 该病人最可能的诊断是

A. 消化性溃疡   B. 急性腐蚀性胃炎   C. 慢性浅表性胃炎

D. 急性糜烂出血性胃炎   E. 慢性萎缩性胃炎

86. 为进一步明确诊断,拟进行纤维胃镜检查,检查时间最好在

A. 出血后 6 小时内   B. 出血后 6~12 小时内   C. 出血后 24~48 小时内

D. 出血停止后 24~48 小时内   E. 出血停止后 72 小时内

(87~89 题共用题干)

胡先生,45 岁,腹胀、腹痛,反酸嗳气半年。3 天来反复呕吐,呕吐物为酸性宿食。

87. 该病人的原发病最可能是

A. 胃炎   B. 胃溃疡   C. 十二指肠溃疡

D. 慢性胰腺炎   E. 慢性胆囊炎

88. 目前该病人最可能合并

A. 上消化道出血   B. 穿孔   C. 幽门梗阻

D. 癌变   E. 急性胃黏膜病变

89. 该病人的饮食护理正确的是

A. 禁食   B. 流食   C. 软食

D. 普食   E. 视病情选择流食或禁食

(90~94 题共用题干)

李先生,50 岁,主因反复上腹疼痛,以进食后 3~4 小时疼痛明显,进餐后可缓解,夜间有明显的上腹痛,并且排黑便 2 天,由急诊入院。

90. 最有可能的诊断是

A. 胃溃疡伴溃疡出血   B. 十二指肠溃疡出血   C. 胃癌出血

D. 慢性胃炎出血   E. 肝硬化出血

91. 此时,判断病人的出血量至少已达到

A. 10ml   B. 60ml   C. 100ml

D. 150ml   E. 200ml

92. 医生给予病人法莫替丁 20mg 口服,护士应指导病人服药的时间宜在

A. 餐前服用   B. 餐中服用   C. 餐后 1 小时服用

D. 两餐之间服用   E. 疼痛发作时服用

93. 如果病人经过药物治疗后,突然再次发生疼痛。并且长时间不缓解,并且疼痛向背部及两侧上腹放射时,常提示

A. 消化道大出血   B. 穿孔   C. 幽门梗阻

D. 癌变   E. 感染

94. 此时对病人应采取的首要护理措施是

A. 立即给予止痛剂   B. 立即输血   C. 禁食和胃肠减压

D. 立即输液   E. 安慰并陪伴病人

(95~96 题共用题干)

朱先生,48 岁。右上腹持续性隐痛半个月,加重 2 天,无呕吐及发热史。B 超提示肝脏右叶有一 17cm×14.5cm 低回声区,回声不均匀,边界不清,入院治疗。

95. 建议进一步的检查是

A. 腹部平片   B. 血 γ-谷氨酰转移酶   C. 血 AFP

D. 肝功能   E. 肝放射性核素扫描

96. 最重要的病情观察内容是

A. 情绪   B. 食欲情况   C. 体温变化

D. 血压情况   E. 腹部情况

(97~98 题共用题干)

方先生,45 岁,因肝硬化食管静脉曲张、腹水入院治疗。放腹水后出现意识不清,呼之不醒,但压迫其眶上神经仍有痛苦表情。

97. 首要护理诊断/问题是

A. 营养失调:低于机体需要量   B. 知识缺乏   C. 焦虑

D. 意识障碍   E. 有感染的危险

98. 首要的护理措施是

A. 平卧,头偏一侧   B. 建立静脉通道,补充营养   C. 安慰病人,消除紧张情绪

D. 健康宣教   E. 预防感染

(99~102 题共用题干)

韩先生,38 岁,饮酒后诱发上腹持续性疼痛,阵发性加剧并向腰背部放射 15 小时,进食后疼痛加剧,伴恶心、呕吐、腹胀。入院后护理查体:体温 38.4℃,中上腹轻压痛、无腹肌紧张及反跳痛。抽血检查提示血淀粉酶升高。病人自述每日饮 5 两白酒。

99. 首先考虑的是

A. 消化性溃疡急性穿孔   B. 急性肠梗阻   C. 急性心肌梗死

D. 急性胃肠炎   E. 急性胰腺炎

100. 首要的护理诊断/问题是

A. 急性疼痛   B. 知识缺乏   C. 体温过高

D. 有体液不足的危险   E. 营养失调:低于机体需要量

101. 正确的饮食护理措施是

A. 普食   B. 低糖流质   C. 高蛋白饮食

D. 软食   E. 禁食

102. 针对此病人作出院健康教育,最重要的是

A. 避免进食高脂食物   B. 避免暴饮暴食   C. 定期门诊复查

D. 戒酒   E. 戒烟

(103~106 题共用题干)

李女士,39 岁,腹胀、食欲减退、乏力 2 个月,4 小时前突发呕鲜血,共 2 次,约 1000ml,既往有肝炎病史。护理查体:脉搏 108 次/分,血压 83/60mmHg,巩膜有黄染,肝右肋下 3cm,质硬,结节感,脾未扪及,腹水征(十)。实验室检查:Hb 81g/L,WBC 3.4×10⁹/L,HbsAg(十),血清总蛋白 54g/L,清蛋白 21g/L。

103. 出血最可能的原因是

A. 十二指肠溃疡   B. 急性胃黏膜病变   C. 食管胃底静脉曲张破裂

D. 应激性溃疡   E. 胃癌

104. 最主要的护理诊断/问题是

A. 恐惧   B. 活动无耐力   C. 体液过多

D. 体液不足   E. 营养失调:低于机体需要量

105. 此时首要护理措施是

A. 去枕平卧,头偏向一侧   B. 安慰病人   C. 迅速备血及输注新鲜血

D. 迅速建立静脉通路   E. 配合医生行内镜下套扎止血

106. 此时应给予的饮食为

A. 低盐饮食   B. 低糖流质   C. 低蛋白饮食

D. 软食   E. 禁食

B 型题

(107~108 题共用备选答案)

A. 呼吸性酸中毒   B. 代谢性酸中毒   C. 呼吸性碱中毒

D. 代谢性碱中毒   E. 混合性酸中毒

107. 呕吐频繁者可出现

108. 重症急性胰腺炎可出现

(109~110 题共用备选答案)

A. 十二指肠溃疡出血   B. 胃溃疡出血   C. 急性胃黏膜病变出血

D. 食管胃底静脉曲张破裂出血   E. 反流性食管炎出血

109. 肝硬化病人进食粗糙食物后呕出鲜红色血提示

110. 类风湿关节炎病人服用吲哚美辛后出现黑粪提示

(111~112 题共用备选答案)

A. 半卧位   B. 头低足高位   C. 仰卧位

D. 左侧卧位头向后仰   E. 膝胸卧位

111. 纤维胃镜检查时病人体位应取

112. 结肠镜插入乙状结肠时体位应取

(邹春杰   吴晓琴   林   梅   冯丽华)

第四章 | 泌尿系统疾病病人的护理

第一节　本章重点及难点解析

1. **肾性水肿特点**　属于全身性水肿，分为肾炎性水肿和肾病性水肿两类，其发病机制及临床表现特点，参见表 2-4-1。

表 2-4-1　肾炎性水肿和肾病性水肿的发病机制及临床表现

类型	主要发病机制	特点
肾病性水肿	血浆蛋白降低，血浆胶体渗透压下降，组织间隙蛋白含量低	水肿多从下肢部位开始，为中度或重度水肿，严重时伴有胸腔或腹腔积液
肾炎性水肿	主要由于肾小球滤过率（GFR）降低，而肾小管重吸收功能基本正常，造成"球-管失衡"和肾小球滤过分数下降，组织间隙蛋白质含量高	水肿多从眼睑、颜面部开始

2. **肾性高血压特点**，其发病原因及发病机制，参见表 2-4-2。

表 2-4-2　肾性高血压的发病原因及发病机制

类型	病因	发病机制
肾实质性高血压	在血压升高时已有蛋白尿、血尿、贫血、肾小球滤过功能减退、肌酐清除率下降等	容量依赖性高血压，占80%以上，与肾实质损害后导致水钠潴留有关
肾血管性高血压	大多有舒张压中、重度升高，由大动脉炎引起者，主要见于青少年，由动脉粥样硬化引起者多见于老年人	肾素依赖性高血压，约占10%左右，与肾实质缺血刺激肾素-血管紧张素分泌增加，小动脉收缩，外周血管阻力增加有关

3. **尿路刺激征**　是指膀胱颈和膀胱三角区受炎症或机械刺激而引起的尿频、尿急、尿痛，伴有排尿不尽感及下腹坠痛。

(1)膀胱炎导致的尿路刺激征，可迅速出现排尿困难，伴有尿液浑浊、异味或血尿。一般无全身感染症状。

(2)膀胱结核引起者，除尿频外，多伴有尿痛、脓尿、血尿等，后期随着膀胱挛缩及纤维化，症状逐渐加重。

(3)肾盂肾炎导致的尿路刺激征,分为急性和慢性:①急性者多见于育龄期女性,全身症状明显,体温多在38℃以上。腰部呈钝痛或酸痛。肋脊角或输尿管点可有压痛,肾区可出现叩击痛。②慢性者症状不典型,半数以上有急性肾盂肾炎病史,后出现低热、间歇性尿频、排尿不适及夜尿增多、低比重尿等,有时仅表现为无症状性菌尿。

4.**尿异常** 是指尿量异常和尿质异常。

(1)尿量异常:①多尿:24小时尿量>2500ml;②少尿:24小时尿量<400ml;③无尿:24小时尿量<100ml;④夜尿增多:夜间尿量超过白天尿量或夜间尿量>750ml。

(2)尿质异常:①尿蛋白:蛋白含量持续超过150mg/d,定性试验呈阳性反应。每天持续超过50mg/kg,称为大量蛋白尿。②血尿:新鲜尿沉渣每高倍视野红细胞>3个或1小时尿红细胞计数超过10万,称为镜下血尿;尿外观呈血样或洗肉水为肉眼血尿。③白细胞尿、脓尿和菌尿:新鲜离心尿液每高倍视野白细胞>5个,或新鲜尿液白细胞计数超过40万,称为白细胞尿或脓尿。菌尿指中段尿涂片镜检,每个高倍视野均可见细菌,或细菌培养菌落计数超过10^5/ml。④管型尿:尿中管型是由蛋白质、细胞或其碎片在肾小管内凝聚而成,包括细胞管型、颗粒管型、透明管型等。若12小时内尿沉渣计数管型超过5000个,或镜检发现大量除透明或颗粒管型外的其他管型,称为管型尿。

5.**肾区疼痛** 是指肾盂、输尿管内张力增高或包膜受牵拉所致,表现为肾区胀痛或隐痛、压痛和叩击痛阳性。特点:急慢性肾炎、肾盂肾炎、肾周围脓肿引起肾区钝痛或胀痛;肾结石、输尿管结石呈间歇性肾区疼痛或肾绞痛,疼痛常突然发作,向下腹、外阴及大腿内侧放射,同时伴有恶心、呕吐、面色苍白、大汗淋漓、肉眼血尿。

6.**慢性肾小球肾炎**(chronic glomerulonephritis,CGN) 简称慢性肾炎。疾病起病方式不同,病情迁延,病变进展缓慢,最终将发展成慢性肾衰竭。

(1)主要临床表现:①水肿:多为眼睑水肿和(或)下肢凹陷性水肿,一般无体腔积液。②高血压:多为持续中等度血压增高,尤其以舒张压增高明显,常伴有眼底视网膜动脉变细、迂曲和动、静脉交叉压迫现象,少数可见絮状渗出物和(或)出血。③蛋白尿:尿蛋白定量常在1~3g/d。④血尿:为肾单位性血尿,尚可出现肉眼血尿。

(2)饮食护理:足够热量、富含维生素、易消化的饮食。当排尿量达到一般标准时,正常饮水;选用优质蛋白0.6~0.8g/(kg·d),若肾功能严重受损,伴高血压且有尿毒症倾向时,限盐3~4g/d,蛋白质0.3~0.4g/(kg·d)。

7.**肾病综合征**(nephrotic syndrome,NS) 是由各种肾脏疾病所致的具有以下共同临床特点的一组综合征。

(1)主要临床表现:①大量蛋白尿(尿蛋白定量>3.5g/d);②低蛋白血症(血浆白蛋白<30g/L);③水肿;④高脂血症。

(2)常见并发症:感染、血栓、栓塞、急性肾衰竭。

(3)应用激素治疗时注意以下几点:①起始足量;②缓慢减药;③长期维持用药,以最小有效剂量作为维持量,服半年至1年或更久。

(4)饮食护理原则:①给予正常量的优质蛋白(富含必需氨基酸的动物蛋白),按0.8~1g/(kg·d)供给;肾功能不全时,根据肌酐清除率调整蛋白质摄入量。②供给充足热量,不少于126~147kJ(30~35kcal)/(kg·d)。③少食富含饱和脂肪酸的食物,如动物油脂,多吃富含多聚不饱和脂肪酸的食物,如植物油及鱼油,以及富含可溶性纤维的食物,如燕麦、豆类等、减轻高脂血症。④水肿时低盐(<3g/d)饮食,勿食腌制食品。⑤补充各种维生素及微量元素,如铁、锌。

8. **尿路感染**(urinary tract infection,UTI)　是指各种病原微生物在尿路中生长、繁殖而引起的尿路感染性疾病。分为上尿路感染和下尿路感染。

(1)易感因素:尿路梗阻、膀胱输尿管反流、机体免疫力低下、性别和性活动、医源性因素等。

(2)膀胱炎和尿道炎:主要表现为尿频、尿急、尿痛、排尿不适、下腹部疼痛等。

(3)急性肾盂肾炎主要表现为:①全身症状:发热、寒战、头痛、全身酸痛、恶心、呕吐等,体温多在38℃以上,多为弛张热。②泌尿系症状:尿频、尿急、尿痛、排尿困难、下腹部疼痛、腰痛等。腰痛程度不一,多为钝痛或酸痛。③体征:一侧或两侧肋脊角或输尿管点压痛和(或)肾区叩击痛。

(4)抗菌治疗用药原则:①选用肾毒性小、不良反应少、致病菌敏感的抗生素。无病原学结果前,首选对革兰氏阴性杆菌有效的抗生素。②抗生素在尿和肾内的浓度要高。③单一药物治疗失败,严重感染、混合感染、耐药菌株出现时,联合用药。④对不同类型尿路感染,给予不同时间的治疗。

(5)尿标本检查注意事项:①应用抗菌药前或停用抗菌药5日之后留取尿标本。②采集清晨第1次(尿液停留膀胱6~8小时以上)清洁、新鲜中段尿液送检。③留取尿液时,严格无菌操作,先充分清洁外阴→包皮→消毒尿道口→再留取中段尿液,并在1小时内送检。④尿标本中勿混入消毒药液,女病人留尿时注意勿混入白带。

9. **肾衰竭**(renal failure)　是指各种肾脏疾病发展到后期引起的肾功能部分或者全部丧失的一种病理状态。按其发作之急缓分为急性和慢性两种。

(1)急性肾衰竭:①起始期:此期尚未发生明显的肾实质损伤,一般持续数小时至数天。②维持期,又称少尿期:水、电解质和酸碱平衡失调、全身并发症。③恢复期:肾小管逐渐恢复完整性,肾小球滤过率逐渐恢复正常或接近正常。少尿型病人开始利尿,尿量达3~5L/d,持续1~3周,逐渐恢复。少数病人可遗留不同程度的肾结构和功能缺陷。

(2)慢性肾衰竭:①水、电解质和酸碱平衡失调。②心血管系统:心血管病变是肾衰最常见的死因,主要有高血压和左心室肥厚、心力衰竭、心包病变、血管钙化和动脉粥样硬化。③呼吸系统:肺水肿、胸腔积液。④胃肠道:主要有食欲缺乏、恶心、呕吐、口腔有尿味、消化道出血。⑤血液系统:主要是肾性贫血和出血倾向。⑥神经肌肉系统:早期常有疲乏、失眠、注意力不集中等精神症状,后期可出现性格改变、抑郁、记忆力下降、谵妄、幻觉、昏迷等。⑦内分泌功能紊乱。⑧肾性骨病:包括纤维囊性骨炎(高转化性骨病)、骨生成不良、骨软化症(低转化性骨病)及骨质疏松症。

10. **诊疗技术**

(1)血液透析:是将病人血液与含有一定化学成分的透析液分别引入透析器内半透膜的两侧,利用半透膜原理,通过扩散、对流作用,将体内各种有害以及多余的代谢废物和过多的电解质移出体外,达到净化血液、纠正水电解质及酸碱失衡的目的。常见并发症有:低血压、失衡综合征、透析反应等,应注意预防及处理措施。

(2)血管通路:是血液从体内引出进行透析再返回体内的通道,包括临时性和永久性两种。

（3）腹膜透析：是利用人体腹膜作为半渗透膜，通过重力作用将配制好的透析液灌入病人的腹膜腔并停留一段时间，借助腹膜两侧存在的溶质浓度梯度差和渗透梯度差进行水和溶质的交换，反复更换透析液，以达到清除体内代谢产物、毒性物质及纠正水、电解质平衡紊乱的目的。常见并发症有：透析管引流不畅、腹膜炎、腹痛、腹胀等，应注意预防及处理措施。

（4）透析病人的护理重点，透析过程中的观察及透析后的饮食指导。

（5）肾穿刺主要用于对各种原发、继发或遗传性肾脏疾病进行病理诊断、协助制订治疗方案及判断预后。

第二节 练 习 题

一、名词解释

1. 肾性水肿
2. 肾性高血压
3. 尿路刺激征
4. 多尿
5. 少尿
6. 无尿
7. 肾区疼痛
8. 慢性肾小球肾炎
9. 肾病综合征
10. 尿路感染
11. 无症状菌尿
12. 急性肾衰竭
13. 慢性肾衰竭
14. 血液透析
15. 血管通路
16. 腹膜透析

二、填空题

1. 泌尿系统疾病常见的症状体征有肾性水肿、_____、尿量异常及_____。

2. 尿质异常有_____、_____、_____、_____和_____等。

3. 肾性高血压的用药原则为_____、_____、_____。

4. 慢性肾炎并发感染的常见部位为_____和_____，多与_____及应用免疫抑制药物有关。

5. 肾病综合征最常见症状是水肿，晨起眼睑、头枕部及_____水肿较显著，起床后则逐渐以_____为主。

6. 急性肾小球肾炎常发生于_____引起的上呼吸道感染或皮肤感染后，感染导致机体产生_____而引起双侧肾脏弥漫性的炎症反应。

7. 慢性肾炎病人一般不必限制饮食,但若肾功能已受到严重损害,伴有＿＿且有发展为＿＿的倾向时,应限制盐为每日＿＿＿＿＿＿,蛋白质为＿＿＿＿/(kg·d),且宜给予＿＿的蛋白。

8. 肾病综合征病人常见的护理诊断/问题有体液过多、＿＿＿、焦虑、有感染的危险,常见的潜在并发症＿＿＿＿、＿＿＿＿、心脑血管并发症。

9. 尿细菌定量培养的临床意义为:清洁中段尿定量培养含菌量≥＿＿＿＿,为有意义的细菌尿;＿＿＿为可疑阳性,需复查;如<＿＿＿,则可能是污染。

10. 急性肾衰竭的典型临床表现可分为三期:＿＿＿期、＿＿＿期和＿＿＿期。

11. 接受透析的病人应给予＿＿＿蛋白饮食,血液透析病人的蛋白质摄入量为＿＿＿,腹膜透析为＿＿＿。

12. 急性肾衰竭少尿时,应严格测量和记录水分的出入量,需按照＿＿＿的原则补充入液量。补液量的计算一般以＿＿＿为基础补液量,加＿＿＿的出液量。

13. 慢性肾衰竭的水、电解质和酸碱平衡失调可表现为:＿＿＿平衡失调、＿＿＿平衡失调、＿＿＿性酸中毒、低钙血症、高磷血症、高镁血症等。

14. 血管通路分为临时性血管通路和＿＿＿＿＿＿。临时性血管通路包括:血管直接穿刺、＿＿＿＿＿＿和＿＿＿＿＿＿＿＿。最常用的血管通路是＿＿＿＿＿＿＿。

15. 常见的腹膜透析方式包括:＿＿＿＿＿＿、＿＿＿＿＿＿、＿＿＿＿＿＿等。

16. 肾穿刺术前行呼吸屏气训练是为了＿＿＿＿＿＿＿＿＿＿＿＿。

三、简答题

1. 简述肾性水肿的护理要点。
2. 简述尿路刺激征病人的护理要点。
3. 简述慢性肾小球肾炎病人的饮食原则。
4. 简述肾病综合征病人使用糖皮质激素的原则和不良反应的观察。
5. 尿路感染病人健康指导的内容有哪些?
6. 简述肾衰病人的用药护理。
7. 如何预防肾衰竭病人发生感染?
8. 简述肾衰竭病人的饮食护理。
9. 如何对肾衰竭病人进行健康指导?
10. 简述血液透析病人的饮食护理要点。
11. 简述腹膜透析病人出现腹膜炎的表现及处理方法。

四、病例分析题

1. 王先生,18岁,学生,因咽部不适半个月,水肿、少尿5天来诊。病人于半个月前着凉后感咽部不适,轻度干咳,无发热,自服感冒药无好转。5天前发现双眼睑水肿,晨起时明显,并感双腿发胀,同时尿量减少,尿色较红。于外院化验尿蛋白(＋＋),尿RBC和WBC不详,血压增高,口服"保肾康"后无变化来诊。发病以来饮食和睡眠可,无尿频、尿急、尿痛,无关节痛、皮疹、脱发和口腔溃疡,大便正常,体重半个月来增加4kg。既往体健,无高血压和肾脏病史,无药物过敏史。无烟酒嗜好,家族中无高血压病人。

护理查体:体温36.5℃,脉搏80次/分,呼吸18次/分,血压155/95mmHg。一般情况可,无皮疹,浅表淋巴结无肿大,双眼睑水肿,巩膜无黄染,咽充血(＋),扁桃体无肿大,心肺(－),腹平软,肝脾肋下未触及,移动性浊音(－),双肾区无叩击痛,双下肢轻度凹陷性水肿。

辅助检查:血常规提示 Hb 142g/L,WBC 9.2×10^9g/L,N 76%,L 24%,PLT 220×10^9g/L;尿常规提示尿蛋白(＋＋),WBC 0～1/HP,RBC 20～30/HP,偶见颗粒管型,24 小时尿蛋白定量 3.0g;血 ALB 35.5g/L,BUN 8.5mmol/L,Cr 140μmol/L,CCr 60ml/min,血 IgG、IgA、IgM 均正常,C3 0.5g/L,ASO 效价大于 1:400,乙型肝炎病毒学检测未见异常。

请回答:

(1)该病人最可能的医疗诊断是什么?

(2)写出两个最主要的护理诊断/问题及主要的护理措施?

(3)如何为该病人做健康指导?

2. 李女士,26 岁。近半个月来常出现发热、头痛、恶心、呕吐等,体温在 38℃以上,伴尿频、尿急、尿痛、排尿困难,下腹部疼痛、腰痛等。

护理查体:体温 39℃,脉搏 120 次/分,全身肌肉压痛,两侧肋脊角压痛和肾区叩击痛。

辅助检查:尿沉渣镜检白细胞＞5 个/HP;尿细菌学检查示中段尿细菌定量培养≥ 10^5/ml;血常规示白细胞升高,中性粒细胞增多,核左移,血沉增快。

请回答:

(1)该病人目前主要的护理诊断/问题有哪些?

(2)如何为其提供护理措施?

(3)如何对该病人进行健康指导?

3. 李女士,68 岁,近 1 周出现食欲低下并恶心、呕吐、腹胀、腹泻及呼吸困难、咳嗽、憋气、胸闷等症状,血压升高,尿量减少 1 周,每天 350～450ml,全身高度水肿。

护理查体:血压 180/110mmHg。

辅助检查:血钾 6.9mmol/L,红细胞计数 2.15×10^{12}/L,血红蛋白 65g/L;尿蛋白多为＋～＋＋,尿素氮 35.8μmol/L,尿比重 1.010,尿钠 50mmol/L。

初步诊断为:肾衰竭。

请回答:

(1)根据上述的资料提出病人主要的护理诊断/问题。

(2)提出相应的护理措施。

(3)请判断该病人处于肾衰竭的哪一期?

五、选择题

A1 型题

1. 肾小球疾病最常见的临床表现是

A. 血尿 B. 高血压 C. 肾性水肿

D. 蛋白尿 E. 少尿

2. 在对肾性水肿的饮食护理中,对严重水肿少尿者,除无盐饮食外,同时应限水每日少于

A. 2000ml B. 1500ml C. 1000ml

D. 800ml E. 500ml

3. 对膀胱刺激征的饮食护理中,要求病人每日的饮水量至少超过

A. 2000ml B. 1000ml C. 1500ml

D. 2500ml E. 3000ml

4. 肾性水肿一般首先表现出

A. 双下肢对称性凹陷性水肿   B. 胸腔积液   C. 心包积液

D. 腹水   E. 眼睑及面部水肿

5. 以下关于尿量的叙述不妥的是

A. 正常成人 24 小时尿量为 1000～2000ml   B. 24 小时尿量＞2500ml 为多尿

C. 24 小时尿量＜400ml 为少尿   D. 24 小时尿量＜100ml 为无尿

E. 夜尿持续＞400ml 为夜尿增多

6. 引起急性肾小球肾炎的常见病原微生物是

A. 乙肝病毒   B. 巨细胞病毒   C. β-溶血性链球菌

D. 沙眼衣原体   E. 葡萄球菌

7. 急性肾小球肾炎的首发症状多为

A. 高血压   B. 水肿   C. 蛋白尿

D. 血尿   E. 尿量减少

8. 对急性肾炎的饮食护理,下面说法错误的是

A. 急性期应严格限制盐的摄入   B. 限制饮水量和钾的摄入

C. 绝对限制蛋白质的摄入   D. 饮食应注意热量充分

E. 饮食应易于消化和吸收

9. 慢性肾炎治疗的主要目标是

A. 消除管型   B. 消除蛋白尿   C. 消除血尿

D. 控制高血压   E. 延缓肾功能进行性减退

10. 治疗慢性肾炎病人肾素依赖性高血压,应首选

A. 血管紧张素 Ⅱ 受体拮抗剂   B. 血管紧张素转换酶抑制剂

C. 钙通道阻滞剂   D. β受体阻滞剂

E. 利尿剂

11. 肾功能不全的病人在使用 ACEI 抑制剂时要注意监测有无出现

A. 高血钾   B. 高血压   C. 水肿

D. 出血   E. 低血钾

12. 肾病综合征病人最常见的并发症是

A. 感染   B. 急性肾衰竭

C. 高血压   D. 低血容量性休克

E. 血栓形成

13. 下列不属于肾病综合征临床表现的是

A. 高脂血症   B. 高血压   C. 大量蛋白尿

D. 低血浆白蛋白   E. 水肿

14. 尿路感染最常见致病菌是

A. 变形杆菌   B. 克雷伯杆菌   C. 大肠埃希菌

D. 粪链球菌   E. 葡萄球菌

15. 下列关于尿细菌定量培养的说法,错误的是

A. 最好用清晨第 1 次的中段尿液送检

B. 可在使用抗生素过程中留取尿标本

C. 留取尿液时应严格无菌操作

D. 尿液留取后应在1小时内作细菌培养

E. 尿标本中勿混入消毒药液

16. 引起肾盂肾炎病人尿路感染最常见的致病菌为

A. 葡萄球菌　　　　　　B. 铜绿假单胞菌　　　　　C. 大肠埃希菌

D. 克雷伯杆菌　　　　　E. 粪链球菌

17. 引起肾盂肾炎的最主要的感染途径是

A. 上行感染　　　　　　B. 血行感染　　　　　　　C. 直接感染

D. 下行感染　　　　　　E. 淋巴管感染

18. 急性肾盂肾炎的女青年,治愈出院时护士给予保健指导,其中不妥的是

A. 多饮水,勤排尿　　　　B. 禁止盆浴　　　　　　C. 低盐饮食

D. 避免劳累　　　　　　E. 坚持体育运动,增强机体抵抗力

19. 关于留取清洁中段尿培养的描述,正确的是

A. 应在停用抗生素后2天留取标本

B. 留取前宜多饮水

C. 留取标本前应用0.1%苯扎溴铵冲洗外阴

D. 标本宜留在无菌容器中

E. 标本宜在2小时内送检

20. 慢性肾衰临床表现中,下列为最早最常出现的症状的是

A. 高血压　　　　　　　B. 心力衰竭　　　　　　C. 动脉粥样硬化

D. 贫血　　　　　　　　E. 胃肠道症状如食欲缺乏、恶心、呕吐等

21. 引起慢性肾衰病人贫血最重要的原因是

A. 铁的摄入减少

B. 血液透析失血及频繁抽血化验导致失血

C. 红细胞生存周期缩短

D. 叶酸缺乏

E. 肾产生红细胞生成素减少

22. 慢性肾衰病人出现的可提示病情危重的表现是

A. 胃肠道症状　　　　　B. 高血压　　　　　　　C. 尿毒症性心包炎

D. 贫血　　　　　　　　E. 代谢性酸中毒

23. 尿毒症病人必有的症状是

A. 胃肠道症状　　　　　B. 高血压　　　　　　　C. 病毒性心包炎

D. 贫血　　　　　　　　E. 代谢性酸中毒

24. 慢性肾衰竭病人神经病变受累最多见的是

A. 中枢神经系统病变　　　　　　B. 胃肠道自主神经病变

C. 心血管系统自主神经病变　　　　D. 上肢周围神经病变

E. 下肢周围神经病变

25. 治疗肾性贫血的特效药是

A. 重组红细胞生成素　　　　B. 铁剂　　　　　　　　　C. 叶酸

D. 骨化三醇　　　　　　　　E. 复方酮酸

26. 下列食物中不属于高生物效价优质蛋白的是

A. 牛奶　　　　　　　　　　B. 鸡蛋　　　　　　　　　C. 麦蛋白

D. 鱼肉　　　　　　　　　　E. 瘦猪肉

27. 下列可诱发慢性肾衰病人出现低钾血症的是

A. 腹泻　　　　　　　　　　B. 尿少　　　　　　　　　C. 进食水果较多

D. 进食肉类较多　　　　　　E. 应用螺内酯

28. 下列可诱发慢性肾衰病人出现高钾血症的是

A. 腹泻　　　　　　　　　　B. 尿少　　　　　　　　　C. 呕吐

D. 摄入不足　　　　　　　　E. 应用呋塞米

29. 官员慢性肾功能衰竭病人的饮食,错误的是

A. 低热量　　　　　　　　　　　B. 蛋白质应为高生物效价者

C. 主食以麦淀粉为宜　　　　　　D. 给予足够维生素

E. 限制含磷高的食物

30. 急性肾衰竭病人最常见的电解质紊乱是

A. 低钾血症　　　　　　　　B. 高钾血症　　　　　　　C. 低钠血症

D. 低钙血症　　　　　　　　E. 高磷血症

31. 慢性肾衰竭时发生高血压的主要原因是

A. 肾素-血管紧张素水平增高　　B. 激肽系统的作用

C. 水钠潴留　　　　　　　　　　D. 使用重组人红细胞生成素

E. 使用环孢素

32. 我国慢性肾衰竭最常见的病因为

A. 慢性肾小球肾炎　　　　　B. 糖尿病肾病　　　　　　C. 狼疮性肾炎

D. 高血压肾病　　　　　　　E. 梗阻性肾病

33. 慢性肾衰竭病人最常见的死因为

A. 呼吸系统疾病　　　　　　B. 血液系统疾病　　　　　C. 消化系统疾病

D. 心血管系统疾病　　　　　E. 神经系统疾病

34. 对病人动-静脉瘘进行护理时,不正确的措施是

A. 可在置管肢体上进行输液

B. 保持置管局部皮肤清洁干燥

C. 注意瘘管周围部位皮肤有无红肿

D. 指导病人避免剧烈活动

E. 指导病人避免导管出口淋湿

35. 为血液透析病人进行饮食指导时,下列不正确的是

A. 多食用鸡蛋、鱼肉等优质蛋白

B. 低盐饮食

C. 每天饮水量约前 1 天尿量加 500ml

D. 多吃香蕉

E. 多补充富含 B、C 族维生素的食物

36. 腹膜透析期间并发腹膜炎的重要表现为

A. 透出液量减少   B. 透出液呈红色

C. 透出液浑浊   D. 出现恶心，呕吐

E. 导管出口周围皮肤发红

37. 经皮肾穿刺活组织检查术后，病人需卧床休息

A. 4 小时   B. 6 小时   C. 8 小时   D. 12 小时   E. 24 小时

A2 型题

38. 张先生，22 岁，因发热、咽痛 1 天就诊，体温 39.8℃，颜面无水肿，扁桃体Ⅲ度肿大，尿蛋白（＋＋），护理措施首先考虑

A. 饮食护理   B. 病情观察   C. 对症护理

D. 用药护理   E. 心理护理

39. 王先生，25 岁，全身重度水肿，尿蛋白 6.4g/d，血浆白蛋白 23g/L，血压 80/60mmHg，肾功能 BUN 9.1mmol/L，Cr 100μmol/L，此时首优的护理诊断/问题是

A. 焦虑   B. 营养失调：低于机体需要量

C. 潜在并发症：慢性肾衰竭   D. 有感染的危险

E. 体液过多

40. 王女士，35 岁，2 天来高热、寒战，伴尿频、尿痛，尿常规：尿蛋白（＋＋），红细胞 0～2/HP，白细胞 15～20/HP，尿培养大肠埃希菌阳性。病人对疾病的预后很担心。下列的护理诊断/问题与此病人关系不大的是

A. 体温过高   B. 排尿异常   C. 焦虑

D. 知识缺乏   E. 潜在并发症：肾乳头坏死、肾周脓肿

41. 王先生，29 岁，2 周前低热，咽痛，1 周来眼睑及面部轻度水肿，2 天前突然剧烈头痛，抽搐，意识不清，数分钟后意识清醒，自诉剧烈头痛，呕吐 1 次为食物残渣，既往无高血压病史。血压 180/110mmHg，血红蛋白 118g/L，尿常规蛋白（＋＋），红细胞 5～10 个/HP，尿比重 1.020，血尿素氮 9.4mmol/L，眼底视盘轻度水肿。应给予的护理措施是

A. 绝对卧床休息   B. 严格限制盐的摄入

C. 加强知识宣教   D. 严密观察病情变化

E. 注意用药护理

42. 王女士，65 岁因脑出血入院后作清洁中段尿培养有大肠埃希菌生长，菌落计数＞10^5/ml，病人无发热、腰痛、排尿不适，不应采取的措施是

A. 密切观察   B. 行双肾 B 超、腹部 X 线平片检查

C. 经常清洁外阴   D. 多饮水，勤排尿

E. 氧氟沙星 0.2g 口服，每日 2 次，连用 3 天

43. 林女士，29 岁，因"乏力、食欲减退 3 个月"入院。入院诊断为"慢性肾衰竭（尿毒症期）"，行中心静脉置管血液透析术。在血液透析中，下列措施不正确的是

A. 透析开始时调节血流速度慢再逐渐加快

B. 监测并记录生命体征

C. 观察病人有无面色苍白、出冷汗

D. 记录透析时间、脱水量及肝素用量

E. 询问病人是否要进食

44. 宋先生,39 岁,行腹膜透析过程中突然发生腹痛、发热、腹部压痛,护士观察到透出液呈浑浊状,该病人可能发生了

A. 透析液引流不畅　　　　B. 腹膜炎　　　　C. 腹痛、腹胀

D. 透析反应　　　　E. 低血压

A3/A4 型题

(45~46 题共用题干)

张先生,35 岁,因发热寒战,腰痛 5 天入院。右肾区有叩击痛,尿常规:红细胞 5~6/HP,白细胞 20~30/HP,中段尿培养大肠埃希菌 >10^5/ml。经抗生素治疗 3 天后体温正常

45. 此时应采取的处理措施为

A. 停用抗生素　　　　B. 青霉素巩固治疗 1 周

C. 抗生素应用应达 14 天　　　　D. 碱化尿液

E. 如尿培养阴性,停用抗生素

46. 病人住院 2 周,出院时尿常规正常,尿培养阴性,不发热,仍感腰痛,肾区无叩痛,出院后应注意

A. 定时复查尿培养　　　　B. 继续用抗生素治疗

C. 长期服用碳酸氢钠　　　　D. 每晚服抗生素 1 次

E. 卧床休息至腰痛消失

(47~50 题共用题干)

王女士,46 岁,1 型糖尿病 18 年,近半个月来常感乏力,头晕,食欲下降,排尿时有泡沫。辅助检查:尿蛋白(+++),血浆白蛋白 28g/L,血清胆固醇及三酰甘油升高,肌酐清除率正常,血压 170/110mmHg,双下肢凹陷性水肿。

47. 该病人可能的诊断为

A. 慢性肾小球肾炎　　　　B. 急性肾小球肾炎

C. 肾病综合征　　　　D. 慢性肾衰

E. 肾盂肾炎

48. 为明确诊断应查

A. 24 小时尿蛋白定量　　　　B. 血尿素氮

C. 血常规　　　　D. 尿常规

E. 尿细菌定量培养

49. 责任护士提出的以下护理诊断/问题中不妥的是

A. 体液过多　　　　B. 营养失调:低于机体需要量

C. 有感染的危险　　　　D. 有皮肤完整性受损的危险

E. 家庭应对无效

50. 责任护士给予病人的饮食指导中,不妥的是

A. 蛋白质摄入量应为正常量即 1.0g/(kg·d)

B. 应尽量摄入动物蛋白

C. 保证摄入的热量应为不少于 126～147kcal/(kg·d)

D. 水肿时应限制盐的摄入,<3g/d

E. 应多进食富含饱和脂肪酸的食物

(51～53 题共用题干)

杨女士,48 岁,慢性肾小球肾炎 8 年,伴高血压 3 年,近 1 个月来食欲下降,精神萎靡,疲乏,常出现鼻出血,1 天前发现大便颜色黑亮似柏油样,门诊检查:肾功能示血肌酐 790μmol/L,血尿素氮 8.8mmol/L。

51. 该病人最可能的诊断是

A. 肾功能不全代偿期　　　　　　B. 肾功能不全失代偿期

C. 肾功能衰竭期　　　　　　　　D. 肾功能不全尿毒症期

E. 氮质血症期

52. 护士对该病人大便颜色改变的原因的解释正确的是

A. 进食了某些食物如血肠所致

B. 血小板减少致消化道出血

C. 红细胞寿命缩短

D. 铁、叶酸缺乏

E. 某些代谢产物抑制骨髓造血功能

53. 下列治疗中可替代失去功能的肾脏排泄各种毒物的疗法是

A. 治疗原发病　　　　　B. 饮食治疗　　　　　C. 必需氨基酸的应用

D. 对症治疗　　　　　　E. 透析治疗

(54～55 题共用题干)

王女士,55 岁,因"慢性肾衰竭(尿毒症期)"行血液透析 1 年。今晨血液透析过程中出现恶心、呕吐、面色苍白、出冷汗。

54. 病人最可能发生了

A. 低血糖　　　　　　　B. 失衡综合征　　　　C. 低血压

D. 透析反应　　　　　　E. 心律失常

55. 护士在处理过程中,不恰当的是

A. 吸氧　　　　　　　　B. 减慢血流速度

C. 血管通路输注生理盐水　　　D. 停止透析

E. 给予 10% 葡萄糖酸钙静脉推注

(李红梅)

第五章 血液系统疾病病人的护理

第一节 本节重点及难点解析

1. **血液系统常见症状与体征** 包括贫血、出血或出血倾向和继发感染（发热）。

2. 贫血指外周血液中单位容积内血红蛋白（Hb）含量、红细胞（RBC）计数和血细胞比容（HCT）低于同性别、同年龄正常的最低值。其中血红蛋白的含量最为重要，可根据血红蛋白浓度分轻、中、重、极重四度。皮肤黏膜苍白是贫血的特征性表现。

3. 出血倾向指止血和凝血功能障碍而引起自发性出血或轻微创伤后出血不止的一种症状。应做好病人出血部位的预防和出血后护理。

4. **颅内出血护理** 重点评估病人是否视力模糊、呼吸急促、喷射性呕吐，甚至昏迷。配合抢救要点：①去枕平卧，降温；②吸氧；③建立静脉通道给药；④观察病情并记录。

5. **体内铁的代谢过程**，如图2-5-1。

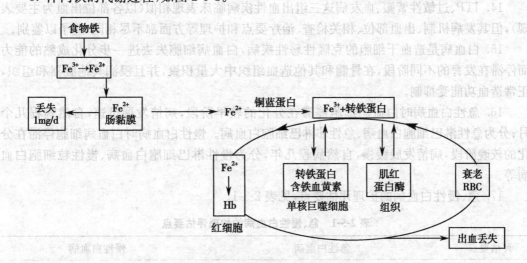

图 2-5-1 体内铁的代谢过程示意图

6. 缺铁性贫血是体内贮存铁缺乏，造成血红蛋白合成量减少引起的一种小细胞低色素性贫血。最常见的病因是慢性失血。治疗原则以去除病因及补铁为主。

7. 再生障碍性贫血（再障）是由骨髓造血功能低下引起的一类正细胞性贫血。临床特征是进行性贫血、出血、感染和全血细胞减少，肝、脾、淋巴结多无肿大。雄激素是非重型再障的首选药物。

8. 出血性疾病发病的三要素是血管壁异常（如过敏性紫癜）、血小板异常（如特发性血

151

小板减少性紫癜)、凝血功能异常(如血友病)。

9. 正常止血、凝血机制 生理性止血凝血机制主要包括血管收缩、止血性血小板血栓形成与血液凝固。

10. 抗凝和纤维蛋白溶解机制 人体除止血、凝血机制外,还存在着完善的抗凝及纤维蛋白溶解机制。体内凝血与抗凝、纤维蛋白形成与纤溶之间维持着动态平衡,以保持血流的通畅。

11. 特发性血小板减少性紫癜(ITP)是自身免疫性疾病。临床表现为自发性皮肤、黏膜甚至内脏出血,血小板减少。首选糖皮质激素治疗,护理上应注意出血情况的监测,预防或避免加重出血。

12. 过敏性紫癜 机体对某些致敏物质发生变态反应(过敏)→毛细血管脆性和通透性增加→血液外渗→皮肤黏膜等部位出血(紫癜)。

13. 血友病是因遗传性凝血因子缺乏而引起的出血性疾病。分为血友病 A 和血友病 B,以血友病 A 最为常见。

按血浆 FⅧ活性将血友病 A 分为轻、中、重型和亚临床型:

(1)重型:FⅧ活性低于正常人的 1%。

(2)中型:FⅧ活性相当于正常人的 1%～5%。

(3)轻型:FⅧ活性为正常人 5%～25%。

(4)亚临床型:FⅧ活性为正常人的 26%～45%,只有大手术后才发生出血,须经实验室检查方能证实本病。

14. ITP、过敏性紫癜、血友病这三组出血性疾病临床表现相似(以各部位出血为主要表现),但其发病机制、出血部位、相关检查、治疗要点和护理等方面都不尽相同,应予以鉴别。

15. 白血病是造血干细胞的克隆性恶性疾病,白血病细胞失去进一步分化成熟的能力而停滞在发育的不同阶段,在骨髓和其他造血组织中大量积聚,并且浸润其他脏器和组织,正常造血功能受抑制。

16. 急性白血病时白血病细胞停滞在分化的较早阶段,病情发展迅速,自然病程几个月;分为急性淋巴细胞白血病、急性非淋巴细胞白血病。慢性白血病时白血病细胞停滞在分化的较晚阶段,病情发展缓慢,自然病程几年,分为慢性淋巴细胞白血病、慢性粒细胞白血病等。

17. 急、慢性白血病的护理评估要点,见表 2-5-1。

表 2-5-1 急、慢性白血病的护理评估要点

评估要点	急性白血病	慢性白血病
起病	多数急骤者表现高热或严重出血;少数缓慢者常面色苍白、疲乏或轻度出血	起病缓慢
临床表现	发热、出血、贫血,肝、脾、淋巴结轻中度大,胸骨中下段压痛、绿色瘤、皮肤蓝灰色斑丘疹,中枢神经系统白血病,部分病人睾丸无痛性肿大	慢性粒细胞白血病以显著的脾大为特征,急变时与急粒白血病相似;慢性淋巴细胞白血病以广泛的浅表淋巴结肿大为特征

续表

评估要点	急性白血病	慢性白血病
血象及骨髓象	白细胞多数增多,少数减少,原始及幼稚细胞明显增多;骨髓增生明显或极度活跃。细胞分类以原始细胞为主	白细胞显著增多;骨髓增生明显或极度活跃,以粒细胞为主
治疗要点	联合化疗分2个阶段:诱导缓解、巩固强化。化疗方案:急性淋巴细胞白血病——VP等方案;急性非淋巴细胞白血病——DA等方案;中枢神经系统白血病:甲氨蝶呤鞘内注射	慢性粒细胞白血病化疗用格列卫、羟基脲等药物

18. 观察白血病病人化疗的表现,遵医嘱正确用药,观察并处理化疗不良反应,注意保护静脉,出现不良反应时配合医生做好相应的治疗与护理。

第二节 练 习 题

一、名词解释

1. 贫血

2. 出血倾向

3. 缺铁性贫血

4. 巨幼细胞贫血

5. 再生障碍性贫血

6. ITP(特发性血小板减少性紫癜)

7. 过敏性紫癜

8. CNSL(中枢神经系统白血病)

9. 骨髓穿刺术

10. HSCT(造血干细胞移植)

二、填空题

1. 根据红细胞平均体积(MCV)及红细胞平均血红蛋白浓度(MCHC)将贫血分为三类:_____、_____、_____。缺铁性贫血属_____。

2. 贫血是指外周血单位容积内血红蛋白浓度、红细胞计数低于正常标准,其中以_____降低最为重要。

3. _____检查有助于观察骨髓细胞质和量的变化,对贫血病因诊断有重要意义。

4. 出血倾向发生的原因主要包括_____、_____和_____。

5. 血液病的种类包括_____、_____、_____三类。

6. 病人血小板低于_____时,嘱病人增加卧床休息时间,成熟粒细胞绝对值低于_____时,最好行保护性隔离。

7. _____是成人缺铁性贫血最常见的原因。

8. 巨幼细胞贫血的病因是缺乏_____和(或)_____。

9. 为减少叶酸丢失,蔬菜加工应以_____、_____、_____等方式,避免_____。

153

10. 再生障碍性贫血外周血中＿＿＿＿＿、＿＿＿＿＿、＿＿＿＿＿明显减少。

11. ＿＿＿＿＿是诊断再障的主要依据,特征是＿＿＿＿＿。

12. 非重型再障药物治疗首选＿＿＿＿＿。

13. 正常止血机制包括＿＿＿＿＿、＿＿＿＿＿、＿＿＿＿＿三个方面。

14. 过敏性紫癜单纯型皮肤紫癜主要局限于＿＿＿＿＿。

15. 最常见的血友病类型是＿＿＿＿＿。

16. 急性白血病病人主要临床表现＿＿＿、＿＿＿、＿＿＿、＿＿＿。

17. 我国最常见的慢性白血病是＿＿＿＿＿,其临床分期为慢性期、＿＿＿和急变期三期,90％以上的病人白细胞具有＿＿＿染色体。其最显著的体征是＿＿＿＿＿。

18. 急性白血病的化疗过程分为＿＿＿＿＿和＿＿＿＿＿两个阶段。

19. 按造血干细胞的来源不同可将造血干细胞移植分为＿＿＿＿＿、＿＿＿＿＿和＿＿＿＿＿。

三、简答题

1. 简述血液系统疾病病人颅内出血的抢救配合与护理要点。

2. 简述血液系统疾病病人皮肤黏膜出血的护理措施。

3. 简述血液系统疾病病人高热时降温的护理要点。

4. 简述缺铁性贫血病人口服铁剂的护理要点。

5. 简述再障病人雄激素治疗的护理要点。

6. 简述缺铁性贫血及巨幼细胞贫血的预防措施。

7. 简述再生障碍性贫血病人预防感染的护理措施。

8. 如何指导帮助再生障碍性贫血病人预防和处理口腔、牙龈出血?

9. 请你为特发性血小板减少性紫癜病人制订一份健康指导计划。

10. 白血病病人化疗过程中易出现静脉炎,应如何预防及护理?

11. 对白血病化疗病人如何进行预防尿酸性肾病的护理?

12. 简述急性白血病病人器官和组织浸润的表现有哪些。

13. 简述急性白血病病人出院指导的主要内容。

14. 简述造血干细胞移植术后的护理要点?

15. 简述造血干细胞移植术后常见的并发症有哪些,并简述其护理要点。

16. 简述骨髓穿刺术后的护理要点。

17. 简述静脉输液港植入术后对病人及家属的健康指导。

四、病例分析题

1. 张先生,35 岁,油漆工人。3 个月前开始出现不明原因的发热、口腔黏膜出血,有时伴鼻黏膜及皮下出血,以后逐渐出现心慌、乏力、气喘、面色苍白,精神、食欲差。4 天前再次发热、咳嗽、脓痰,口腔黏膜出血加重,以"发热原因待查"收入院。

护理查体:体温 39℃,脉搏 100 次/分,呼吸 27 次/分,血压 94/60mmHg。神志清楚,重度贫血貌,皮肤巩膜无黄染,浅表淋巴结不大,口腔黏膜有血泡。左下肺湿啰音,肝脾不大。

辅助检查:血常规 RBC 2.4×10^{12}/L,Hb 65g/L,MCV 85.8fl,MCHC 34％,WBC 1.1×10^9/L,PLT 15×10^9/L,网织红细胞计数 0.1×10^9/L。血清铁 800μg/L,总铁结合力 3400μg/L。尿常规红细胞(＋)。

请回答：

(1)根据以上资料,应首先考虑该病人为何病?护士应建议病人做哪些辅助检查以明确诊断?

(2)该病人目前主要的护理问题有哪些?

(3)如何对该病人进行健康指导?

2. 刘先生,32岁,因反复发热1月多入院。曾用青霉素治疗,疗效不佳,最高体温40℃。

护理查体:体温39℃,脉搏100次/分,呼吸25次/分,精神萎靡,贫血貌,未见皮下出血点,胸骨下端明显压痛,心肺(一),肝脾肋下2cm。

辅助检查:血 Hb 65g/L,PLT $70×10^9$/L,WBC $110×10^9$/L,外周血中可见原始及早幼粒细胞。

请回答：

(1)为明确诊断,护士应建议病人做哪些检查?

(2)病人存在哪些主要护理问题?

(3)针对存在的护理问题,如何进行护理?

3. 肖女士,50岁,腹胀、乏力3个月,未在意,3天前出现感冒、发热,到医院检查,发现白细胞数明显增高、脾大,为明确诊断并进一步治疗转入我院。

护理查体:体温36℃,脉搏80次/分,皮肤及巩膜无黄染,皮肤黏膜无出血点,浅表淋巴结不大,胸骨压痛(+),心肺检查无异。肝肋下1.5cm,脾大甲乙线14cm,甲丙线19cm,丁戊线7cm。

辅助检查:Hb 86g/L,WBC $66.5×10^9$/L,原粒细胞0.01,早幼粒细胞0.02,中幼粒细胞0.09,晚幼粒细胞0.09,杆状核粒细胞0.14,分叶核粒细胞0.57,嗜酸粒细胞0.04,嗜碱粒细胞0.04;PLT $425×10^9$/L,尿便常规、BUN、肝功能、心电图均正常。骨髓象极度活跃,粒:红为23.1,原粒细胞0.01,早幼粒细胞0.10,中幼粒细胞0.18,晚幼粒细胞0.16,杆状核粒细胞0.28,分叶核粒细胞0.24,嗜酸分叶核粒细胞0.05,嗜碱性粒细胞0.02,中、晚幼红细胞0.04,淋巴细胞0.01,巨核细胞可见180个,血小板成堆分布,形态正常,中性粒细胞碱性磷酸酶(NAP)积分为0分(正常对照120分),ph染色体阳性。

请回答：

(1)本病例应诊断为何病?其依据是什么?

(2)当前治疗该病的首选药物是什么?

(3)目前使该病取得痊愈的唯一有希望的治疗方法是什么?

(4)病人现存主要的护理诊断/问题有哪些?

(5)本病例的预期护理目标是什么?

4. 张先生,20岁,大二学生。因反复发热1个月余入院。曾在校医院用青霉素治疗,体温下降后又回升,最高达40℃。

护理查体:体温39℃、脉搏100次/分、呼吸25次/分,精神萎靡,贫血貌,未见皮下出血点,全身浅表淋巴结未及,胸骨下端明显压痛,心肺(一),肝脾均肋下2cm,无压痛,其他未见明显异常。

辅助检查:WBC $110×10^9$/L,Hb 65g/L,血小板计数 $70×10^9$/L。外周血中可见到原始及早幼粒细胞。

初步诊断:急性粒细胞性白血病。

请回答:

(1)为明确诊断,护士可建议病人做哪些检查?

(2)若给病人选用 DA 化疗方案,请写出化疗药物的主要不良反应及相应护理措施?

(3)列举病人目前主要的护理诊断/问题(至少 2 个),并简述相应的护理措施?

5. 向女士,48岁,因"面色苍白、头晕、乏力 1 个月,鼻出血 7 天"为主诉收住入院。骨髓检查报告示"急性早幼粒细胞白血病"。住院期间予以维 A 酸加三氧化二砷诱导分化治疗,第 10 天病人突然出现头痛,喷射性呕吐,视物模糊,烦躁。医生将诊断向其配偶说明病情时,其配偶当场痛哭不止。

护理查体:体温 37.0℃,脉搏 92 次/分,呼吸 18 次/分,血压 155/85mmHg,全身皮肤见大片瘀斑,球结膜出血。

辅助检查:RBC 2.2×10^{12}/L,Hb 56g/L,WBC 2.0×10^{9}/L,PLT 11×10^{9}/L。血浆凝血酶原时间(PT)20 秒,纤维蛋白原 0.5g/L,3P 试验阳性。

请回答:

(1)为明确诊断,还需要收集病人的哪些资料?

(2)该病人最可能发生了哪些并发症?

(3)如何为该病人实施护理?

(4)病人进行化疗时的主要护理要点有哪些?

五、选择题

A1 型题

1. 判断贫血严重程度的重要指标是

　　A. 红细胞计数　　　　　　B. 血红蛋白　　　　　　C. 白细胞计数

　　D. 血小板计数　　　　　　E. 血细胞比容

2. 贫血是指单位容积的外周血中

　　A. 循环血容量低于正常低值

　　B. 红细胞数和血细胞比容低于正常

　　C. 红细胞数和血红蛋白量低于正常

　　D. 红细胞数和网织红细胞数低于正常

　　E. 红细胞数、血红蛋白量和(或)血细胞比容低于正常

3. 贫血最常见和最早出现的症状是

　　A. 头晕　　　　　　　　　　B. 心悸　　　　　　　　　C. 乏力

　　D. 食欲减退　　　　　　　　E. 气短

4. 贫血病人最常见的护理诊断/问题是

　　A. 组织完整性受损　　　　　B. 活动无耐力　　　　　　C. 焦虑

　　D. 有体液不足的危险　　　　E. 组织灌注量改变

5. 贫血病人最重要的体征是

　　A. 皮肤黏膜苍白　　　　　　B. 食欲减退　　　　　　　C. 肝脾肿大

　　D. 淋巴结肿大　　　　　　　E. 疲乏无力

6. 贫血病人"皮肤黏膜苍白"最可靠的检查部位是

A. 耳垂皮肤   B. 甲床   C. 面部皮肤

D. 舌面   E. 睑结膜、指甲及口唇

7. 贫血治疗的首要原则是

A. 休息与吸氧   B. 心电监护   C. 反复多次输血

D. 积极寻找和去除病因   E. 及时补充造血物质

8. 导致血液病病人发热的最常见原因是

A. 出血   B. 继发感染   C. 贫血

D. 化疗后反应   E. 癌性发热

9. 下列关于颅内出血的处理措施,不正确的是

A. 去枕平卧,头偏向一侧   B. 保持呼吸道通畅

C. 监测生命体征和意识   D. 可进食少量流质饮食

E. 快速静脉滴注 20％甘露醇、50％葡萄糖溶液

10. 贫血最常见的临床类型是

A. 缺铁性贫血   B. 巨幼细胞贫血   C. 再生障碍性贫血

D. 溶血性贫血   E. 急性失血性贫血

11. 缺铁性贫血病人经补铁治疗血红蛋白正常后,为防止复发还需治疗

A. 1～4 个月   B. 2～3 个月   C. 3～6 个月

D. 7～8 个月   E. 立即停药

12. 治疗缺铁性贫血防止复发的关键环节是

A. 口服补铁   B. 注射补铁   C. 治疗病因

D. 输血   E. 进食富含铁的食物

13. 雄激素治疗再生障碍性贫血的机制是

A. 减少出血   B. 解除骨髓抑制   C. 改善骨髓微环境

D. 补充造血物质   E. 刺激肾脏产生促红细胞生成素

14. 人体吸收铁的主要部位是

A. 胃窦部   B. 十二指肠及空肠上段   C. 空肠下段

D. 结肠   E. 直肠

15. 下列可以准确反映人体贮存铁的指标是

A. 血清铁   B. 血清铁蛋白   C. 血红蛋白

D. 红细胞计数   E. 肌红蛋白

16. 引发再生障碍性贫血最多见的药物是

A. 氯霉素   B. 阿司匹林   C. 磺胺类药

D. 苯巴比妥   E. 抗肿瘤药

17. 网织红细胞减少常见于

A. 缺铁性贫血   B. 巨幼细胞贫血   C. 再生障碍性贫血

D. 溶血性贫血   E. 出血性贫血

18. 特发性血小板减少性紫癜病人,红细胞 $3.6 \times 10^{12}/L$,血红蛋白 90g/L,白细胞 $6.8 \times 10^9/L$,血小板 $15 \times 10^9/L$,目前最大危险是

A. 颅内出血   B. 败血症   C. 中枢神经系统白血病

D. 上消化道出血   E. 脑栓塞

19. 出血性疾病病人应多食

A. 鱼类   B. 奶类   C. 高纤维素食物

D. 豆制品   E. 富含维生素 C 食物

20. 特发血小板减少性紫癜护理查体主要可见

A. 便血   B. 尿血   C. 脾大

D. 月经过多   E. 皮肤黏膜出血

21. 治疗血友病最有效的药物是

A. 库存全血   B. 白蛋白   C. FⅧ浓缩剂或克隆纯化 FⅧ

D. 糖皮质激素   E. 达那唑

22. 大多数血友病缺乏的凝血因子是

A. 纤维蛋白原   B. 凝血酶原   C. 因子Ⅸ

D. 因子Ⅷ   E. 因子Ⅺ

23. 急性白血病病人突然出现头痛、恶心、呕吐、颈项强直提示

A. 颅内出血   B. 败血症   C. 中枢神经系统白血病

D. 上消化道出血   E. 脑栓塞

24. 急、慢性白血病的根本区别在于

A. 贫血程度   B. 出血程度   C. 病程长短

D. 白血病细胞数量   E. 白血病细胞分化程度

25. 慢性粒细胞白血病最突出的体征是

A. 程度不等的发热   B. 进行性贫血   C. 巨脾

D. 反复出血   E. 胸骨压痛

26. 急性白血病的主要临床表现为

A. 出血、感染   B. 出血、贫血   C. 发热、贫血

D. 各器官浸润、出血   E. 贫血、出血、感染、各器官浸润

27. 白血病病人出现胸骨压痛提示

A. 合并肺栓塞   B. 合并气胸

C. 合并心绞痛   D. 骨髓腔内白血病细胞过度增生

E. 出现食管炎

28. 急性白血病病人易发生感染,最主要的原因是

A. 长期贫血   B. 广泛出血   C. 缺乏成熟粒细胞

D. 白血病细胞广泛浸润   E. 化疗影响

29. 中枢神经系统白血病首选的治疗方法是

A. 大剂量化疗   B. 鞘内注射甲氨蝶呤＋地塞米松

C. 鞘内注射干扰素   D. 颅脑放疗

E. 长期化疗

30. 白血病细胞浸润可致骨痛,临床上最常见的是

A. 颅骨压痛   B. 肋骨压痛   C. 胸骨压痛

D. 上肢骨疼痛　　　　　　　　E. 下肢骨疼痛

31. 急性白血病加强口腔护理的主要目的是

A. 保证能进食　　　　　　B. 避免感染　　　　　　C. 避免出血

D. 避免黏膜损坏　　　　　E. 避免口腔异味

32. 急性白血病缓解后巩固维持治疗的主要目的是

A. 达到完全缓解　　　　　　　　　B. 消灭残存的白血病细胞

C. 防治并发症　　　　　　　　　　D. 使血象恢复正常

E. 使骨髓象恢复正常

33. 白血病护理最重要的措施是预防和观察

A. 药物不良反应　　　　　B. 颅脑出血　　　　　　C. 感染

D. 贫血　　　　　　　　　E. 口腔溃疡

34. 长春新碱的最主要不良反应为

A. 心肌损害　　　　　　　B. 肝脏损害　　　　　　C. 出血性膀胱炎

D. 消化道反应　　　　　　E. 末梢神经炎

35. 慢性粒细胞性白血病慢性期时的表现为

A. 全血细胞减少　　　　　　　　　B. 红细胞与血红蛋白的量增加

C. 原始和早幼粒细胞显著增多　　　D. 中性杆状核和晚幼粒细胞显著增多

E. 骨髓巨核细胞数减少

36. 白血病化疗期间口服别嘌醇的目的是

A. 抑制尿素合成　　　　　　　　　B. 加强化疗药的疗效

C. 抑制尿酸合成　　　　　　　　　D. 加强尿酸的排泄

E. 加强尿素的排泄

37. 常用于急性早幼粒细胞白血病的药物是

A. 环磷酰胺　　　　　　　B. 柔红霉素　　　　　　C. 甲氨蝶呤

D. 长春新碱　　　　　　　E. 全反式维 A 酸

A2 型题

38. 张女士,30 岁。以"再生障碍性贫血"收入院。体格检查:四肢皮肤散在瘀点、瘀斑,左颊部见一个 1.0cm×0.8cm 的口腔溃疡,牙龈渗血,口腔黏膜未见血疱,咽部无充血,双肺未及啰音。为有效预防感染,该病人首先应采取的护理措施是

A. 保持皮肤干燥与清洁　　　　　　B. 加强营养

C. 加强口腔护理　　　　　　　　　D. 定期进行会阴冲洗

E. 避免外出到人群密集的地方

39. 王先生,38 岁,因"ITP"入院。护理查体:体温 38.8℃,牙龈渗血,四肢皮肤多处瘀斑。实验室检查:红细胞计数 $3.0×10^{12}$/L,血红蛋白 80g/L,白细胞计数 $6.0×10^9$/L,血小板 $18×10^9$/L。目前对该病人最需要关注的护理诊断/问题是

A. 体温过高　　　　　　　　　　　B. 活动无耐力

C. 有感染的危险　　　　　　　　　D. 潜在并发症:颅内出血

E. 营养失调:低于机体需要

40. 营养室为血液病病人制定的菜谱中,有动物内脏(心、肝、肾)、鸡蛋黄、豆类、海带、

香菇、木耳。最适合食用此菜谱的血液病病人是

    A. 急性白血病   B. 再生障碍性贫血   C. 巨幼细胞贫血

    D. 缺铁性贫血   E. 溶血性贫血

41. 王女士,遵医嘱口服硫酸亚铁 0.3g,每日 3 次。作为护士,应指导病人服药时间为

    A. 任意时间服用   B. 每间隔 8 小时服 1 次

    C. 三餐饭前服用   D. 三餐饭后服用

    E. 早晨 10 时、下午 3 时和睡前服用

42. 王先生,62 岁。体温 38.5℃,全身有小出血点,头晕,乏力。血常规检查:血红蛋白 80g/L,红细胞 3.0×10^{12}/L,白细胞 3.0×10^9/L,血小板 70×10^9/L,确诊为再生障碍性贫血,其发热的主要原因是

    A. 营养不良   B. 缺乏成熟的中性粒细胞

    C. 缺氧   D. 出血

    E. 新陈代谢旺盛

43. 张先生,40 岁,患"慢性粒细胞白血病"3 年,近日来出现原因不明的高热,胸骨疼痛难忍,脾迅速增大,此情况需考虑

    A. 类白血病反应   B. 脾功能亢进

    C. 急性白血病   D. 慢性粒细胞性白血病急性变

    E. 白血病细胞浸润

44. 李先生,40 岁。急性白血病,在治疗中,因血小板减少,而致严重出血,最有效的止血方法是

    A. 酚磺乙胺   B. 维生素 K   C. 输新鲜血

    D. 糖皮质激素   E. 输注单采血小板悬液

45. 黄先生,47 岁,确诊急性白血病。在化疗期间,以下护理措施最重要的是

    A. 多吃蔬菜   B. 多吃水果   C. 少食多餐

    D. 多饮水   E. 高蛋白饮食

46. 一女性白血病病人,持续高热伴皮下出血 1 周,血常规示红细胞 3.0×10^{12}/L,血红蛋白 75g/L,白细胞 3.2×10^9/L,血小板 15×10^9/L,护士巡视病房时,病人突然出现剧烈头痛、烦躁不安、视物模糊。此时应警惕病人发生了

    A. 颅内出血   B. 脑血栓形成

    C. 中枢神经系统继发感染   D. 中枢神经系统白血病

    E. 药物不良反应

A3/A4 型题

(47～48 题共用题干)

张女士,40 岁。半年来月经过多,头晕伴齿龈出血,曾在当地医院治疗未愈,近 3 天因呼吸道感染伴发热,齿龈出血加重来院。

47. 病人突然出现头痛、呕吐、视力模糊、意识不清,下列护理措施不妥的是

    A. 平卧位   B. 吸氧   C. 头部冰帽

    D. 迅速开放静脉   E. 头部略低,保证脑部供氧

48. 病人因高热出现抽搐,此时最合适的降温措施是

A. 温水擦浴   B. 酒精擦浴   C. 头部及大血管放置冰袋

D. 鼓励多饮水   E. 遵医嘱使用退热剂

（49~50题共用题干）

汤女士,40岁,消化性溃疡病史3年,频繁黑便,经医院检查 Hb 90g/L,红细胞计数 $3.0×10^{12}$/L,确诊为缺铁性贫血。

49. 试分析该病人发生贫血的主要病因是

A. 慢性失血   B. 铁的需求量增加   C. 缺乏胃蛋白酶

D. 缺乏叶酸   E. 缺乏维生素 B_{12}

50. 遵医嘱选用硫酸亚铁治疗,护理措施正确的是

A. 餐前服用   B. 可与茶同服

C. 与磷酸盐同服,不需用吸管   D. 可与橙汁同服

E. 为减少胃肠道反应可用牛奶送服

（51~52题共用题干）

黄先生,20岁,半年来逐渐出现皮肤黏膜苍白,乏力;实验室检查:血红蛋白80g/L,红细胞体积小,中央淡染区扩大,骨髓象铁粒幼红细胞减少,诊断为缺铁性贫血。

51. 该病人使用硫酸亚铁治疗,给药时间最好是

A. 餐后即服   B. 餐后1小时

C. 空腹时服用   D. 睡前

E. 清晨1次顿服

52. 应指导病人多吃含铁丰富的食物,下列食物均含铁较多,除外

A. 紫菜   B. 海带   C. 黄豆

D. 香菇   E. 苹果

（53~55题共用题干）

周女士,32岁。反复皮肤黏膜出血、鼻出血3个月,曾服维生素C、云南白药,效果差。护理查体:轻度贫血貌,皮肤散在瘀斑,胸骨无压痛。血象示:白细胞计数 $7.8×10^9$/L,血红蛋白100g/L,血小板 $30×10^9$/L。

53. 依据现有临床资料,该病人最可能的诊断是

A. 血友病   B. 过敏性紫癜   C. 脾功能亢进

D. 再生障碍性贫血   E. 特发性血小板减少性紫癜

54. 为明确诊断,护士建议病人选择最有价值的辅助检查是

A. 肝功能检查   B. 出凝血时间测定

C. 血小板抗体测定   D. 骨髓穿刺活检

E. 毛细血管脆性试验

55. 该病人首选的治疗措施是

A. 脾切除   B. 应用泼尼松   C. 应用雄激素

D. 输全血   E. 输血小板

（56~58题共用题干）

陈女士,20岁,因发热,鼻、咽痛1周入院,拟诊断为急性白血病

56. 为确诊建议病人选择最有价值的辅助检查是

A. 血常规检查　　　　　　B. 网织红细胞计数　　　C. 骨髓检查

D. 血细菌培养　　　　　　E. 血小板抗体测定

57. 以下体征对该病例最有特异性的是

A. 皮肤紫癜　　　　　　　B. 齿龈肿胀　　　　　　C. 全身浅表淋巴结肿大

D. 巨脾　　　　　　　　　E. 胸骨压痛

58. 化疗期间,应鼓励病人多饮水,其目的是

A. 预防酸中毒　　　　　　B. 减轻药物的胃肠反应

C. 预防尿酸性肾病　　　　D. 促进药物排泄

E. 预防尿路感染

(59~61题共用题干)

罗女士,30岁。3天来发热、咳嗽、极度乏力,全身皮肤广泛点片状出血急诊入院。血红蛋白 80g/L,白细胞 15×10^9/L,分类 80% 为原始、幼稚淋巴细胞,血小板 20×10^9/L,骨髓增生极度活跃,分类中见大量原始、幼稚淋巴细胞。

59. 该病人首要的护理诊断/问题是

A. 活动无耐力　　　　　　　　　　B. 有皮肤完整性受损的危险

C. 有感染的危险　　　　　　　　　D. 潜在并发症:颅内出血

E. 体温过高

60. 当病人出现剧烈头痛、呕吐,应警惕

A. 眼底出血　　　　　　　B. 鼻出血　　　　　　　C. 颅内出血

D. 关节出血　　　　　　　E. 胃肠道出血

61. 病人应用了 VP 方案治疗后出现手足麻木感,最有可能引起此不良反应的药物是

A. 长春新碱　　　　　　　B. 泼尼松　　　　　　　C. 柔红霉素

D. 三尖杉碱　　　　　　　E. 阿霉素

B 型题

(62~64题共用备选答案)

A. 体内贮存铁缺乏　　　　　　　　B. 溶血

C. 骨髓造血功能障碍　　　　　　　D. 自身免疫性胃炎致维生素 B_{12} 吸收不良

E. 珠蛋白合成障碍

62. 缺铁性贫血的病因是

63. 巨幼细胞贫血的原因是

64. 再生障碍性贫血的发病机制是

(65~67题共用备选答案)

A. 硫酸亚铁　　　　　　　B. 肾上腺皮质激素　　　C. 丙酸睾酮

D. 甲酰四氢叶酸　　　　　E. 免疫抑制剂

65. 治疗缺铁性贫血首选

66. 非重型再障的首选治疗

67. 特发性血小板减少性紫癜治疗首选药物

(程　艳　郑　婷)

第六章 内分泌与代谢性疾病病人的护理

第一节 本章重点及难点解析

1. 内分泌疾病是由于激素分泌不足或过多导致的内分泌功能紊乱,如胰岛素、甲状腺素、肾上腺皮质激素、生长激素等。

2. 腺垂体功能减退症是由于各种原因导致垂体缺血或坏死,从而使腺垂体激素分泌减少;观察垂体危象的临床表现,配合医生做好垂体危象的抢救并实施相应的护理;指导病人正确使用药物,不随意增减药物剂量或停药,强调终身服药的必要性及随意停药的危险性;为病人制订健康教育方案,避免垂体危象的诱因。

3. 弥漫性毒性甲状腺肿(Graves 病,GD)的发病机制:

(1)遗传倾向:Graves 病是一种多基因的复杂遗传病。

(2)环境因素:①感染:细菌、病毒;②应激:诱发自身免疫反应;③性激素:女性多见。

(3)自身免疫:促甲状腺激素(TSH)受体抗体;针对甲状腺的其他抗体。

4. 甲状腺危象是甲状腺毒症急性加重的一个综合征。①机制:血液中甲状腺激素(FT_3,FT_4)急剧增高;见于较重甲亢未予治疗或治疗不充分。②诱因:感染、手术、创伤、精神刺激等。观察甲状腺危象的临床表现,配合医生做好甲状腺危象的抢救并实施相应的护理。指导病人正确使用抗甲状腺药物,做好药物不良反应的护理。为病人制订健康教育方案。

5. 库欣综合征(Cushing syndrome)又称皮质醇增多症,是各种病因引起肾上腺分泌过量的糖皮质激素(主要是皮质醇)所致病症的总称。临床主要由于皮质醇分泌过多,引起代谢紊乱和多器官功能障碍,以及对感染抵抗力降低所致。具体表现为满月脸、向心性肥胖、皮肤紫纹、痤疮等,伴有高血压和骨质疏松等。

6. 库欣综合征按病因分类为依赖促肾上腺皮质激素(ACTH)的库欣综合征、不依赖ACTH 的库欣综合征和医源性库欣综合征三类。指导库欣综合征病人合理饮食,并做好药物不良反应的护理。

7. 糖尿病发病机制 正常人,胰岛分泌适量的胰岛素将血液中的糖运送到相应组织与受体结合,血糖被利用。当胰岛素分泌减少或缺乏或胰岛素作用缺陷→血糖不能被利用→糖在血液中堆积→血糖升高。

8. 糖尿病酮症酸中毒的发病机制,见图 2-6-1。

9. 糖尿病视网膜病变(DR)的病理变化 主要表现为视网膜上出现微血管瘤、软性或硬性渗出物、视网膜水肿、新生血管形成、出血、纤维组织增生和视网膜脱离等。

10. 糖尿病肾病(DN)分期 一般分为五期,第 Ⅰ、Ⅱ 期为临床前期,第 Ⅲ、Ⅳ、Ⅴ 期为临

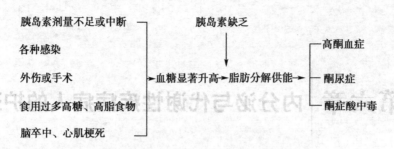

图 2-6-1 糖尿病酮症酸中毒的发病机制示意图

床诊断。Ⅰ期:肾小球高滤过,肾体积增大;Ⅱ期:运动后微量白蛋白尿;Ⅲ期:早期糖尿病肾病期,持续微量白蛋白尿;Ⅳ期:临床糖尿病肾病期,显性白蛋白尿,部分可表现为肾病综合征;Ⅴ期:肾衰竭期。

11. 要指导糖尿病病人正确使用口服降糖药物和胰岛素,做好药物不良反应的护理。指导病人掌握自我管理技巧,为病人制订健康教育方案。

12. 糖尿病足治疗 ①全身治疗:严格控制血糖、血压、血脂。改善全身营养状况和纠正水肿。②对于神经性溃疡,主要是减压;对于缺血性溃疡,要重视解决下肢缺血,严重的病人可接受介入治疗或血管外科成形手术;对于合并感染的足溃疡,去除感染和坏死组织,选用合适的敷料,在细菌培养的基础上选择有效的抗生素。③经久不愈的慢性溃疡和肢端坏疽伴严重感染者,经综合治疗后仍未好转,应考虑截肢手术。

13. 血糖测定方法 血浆葡萄糖测定,用于诊断糖尿病;毛细血管葡萄糖测定,用于评估治疗的有效性,指导饮食、运动和药物方案的调整,及时发现低血糖和高血糖;动态血糖监测,是通过葡萄糖感应器监测皮下组织间液的葡萄糖来反映血糖水平的监测技术,可以提供全天的血糖信息,了解血糖的波动趋势,尤其是不易被传统监测方法所测得的低血糖和高血糖。

14. 低血糖的治疗 怀疑低血糖时立即测定血糖水平,一旦确定病人发生低血糖,意识清楚者,口服 15～20g 糖类食品(葡萄糖为佳);意识障碍者,给予 50％葡萄糖液 20ml 静脉推注,或胰高血糖素 0.5～1mg 肌内注射;每 15 分钟监测血糖 1 次,血糖仍≤3.9mmol/L,再给予 15g 葡萄糖口服;血糖在 3.9mmol/L 以上,但距离下一次就餐时间在 1 个小时以上,给予含淀粉或蛋白质食物;血糖仍≤3.9mmol/L,继续给予 50％葡萄糖液 60ml 静脉推注。低血糖纠正者,了解发生低血糖的原因,注意低血糖症诱发的心、脑血管疾病;低血糖未纠正,静脉滴注 5％或 10％葡萄糖液,或加用糖皮质激素,长效磺脲类药物;中、长效胰岛素所致低血糖不易纠正,可能需要长时间葡萄糖输注,意识恢复后至少监测血糖 24～48 小时。

15. 痛风(gout)是长期嘌呤代谢紊乱和(或)尿酸排泄障碍所致血尿酸增高的一组异质性疾病。其临床特点是:痛风性急性关节炎反复发作、痛风石沉积,特征性慢性关节炎及关节畸形,常累及肾脏引起慢性间质性肾炎和尿酸性尿路结石;生化标志为高尿酸血症。

16. 原发性痛风发病有关的因素主要有两个方面:①尿酸排泄障碍引起尿酸分泌减少而导致高尿酸血症。②尿酸生成增多引起嘌呤合成增加而导致血尿酸水平升高。痛风诱发因素常有饮酒、过度疲劳、关节受伤、寒冷,摄入大量高嘌呤食物、手术、感染等。

17. 痛风石为痛风的特征性损害,是尿酸盐沉积所致。痛风石可存在于任何关节、肌腱和关节周围软组织,一般以耳轮、跖趾(指间和掌指处多见)。关节液白细胞内有尿酸盐结晶或痛风石针吸活检中有尿酸盐结晶,均是确诊本病的依据。指导病人正确饮食护理。为病人制订健康教育方案。

第二节 练 习 题

一、名词解释

1. 垂体危象
2. 甲状腺功能亢进症
3. 库欣综合征
4. 糖尿病酮症酸中毒
5. 糖尿病足
6. 痛风石

二、填空题

1. 腺垂体功能减退症主要累及的腺体为_____、_____及_____。

2. 腺垂体功能减退症最常见的病因为_____。

3. 腺垂体功能减退症激素替代治疗过程中应先补充_____,然后再补充_____。

4. 性腺功能减退是由_____、_____不足所致。

5. 甲亢的病因较复杂,但以_____最常见。

6. GD 的发病机制和病因未明,但公认其发生与_____有关,是自身免疫性甲状腺病的一种。

7. 甲状腺功能亢进症高代谢症群是由于_____分泌过多和_____兴奋性增高,病人常有疲乏无力、_____、皮肤潮湿、低热(危象时可有高热)、_____、_____等表现。

8. 甲亢病人服用复方碘溶液时,不可_____服用,应将碘溶液滴于饼干或面包上再服用。

9. 甲亢时引起的眼部改变大致可分为_____和_____。

10. 甲亢病人心血管系统的临床表现中_____是最早最突出的表现,心律失常以_____期前收缩最常见。

11. 甲亢病人食欲亢进,肠蠕动增加使大便溏稀、_____增加。

12. 甲状腺危象主要诱因为_____、_____、手术前准备不充分等。早期表现为原有的_____症状加剧,伴中等发热、_____锐减、恶心、呕吐,以后体温可达_____或更高、心动过速常在_____次/分以上,大汗、腹痛、腹泻、甚至谵妄、昏迷。

13. 甲亢突眼病人睡觉或休息时宜采取_____卧位,双眼覆盖清洁湿纱布,外出戴_____或眼罩。

14. 甲亢病人如出现腹泻,则不宜进食_____含量高的食物。

15. 目前对 GD 的治疗方案的选择意见并不一致,常用的治疗方法有三种:_____、_____和_____。

16. 库欣综合征的具体表现为_____脸、_____肥胖、皮肤紫纹、痤疮等,伴有高血压和骨质疏松等。

17. 库欣综合征又称_____。临床主要由于_____分泌过多,引起代谢紊乱和多器官功能障碍,以及对感染抵抗力降低所致。

18. 为避免库欣综合征病人水肿加重,可尽量安排取____卧位,抬高____,有利于静脉回流。

19. 对于血糖高于正常范围而又未达到糖尿病诊断标准者,须进行_____。

20. 糖尿病的诊断标准:糖尿病症状加随机血糖_____mmol/L,或空腹血糖_____mmol/L,或葡萄糖负荷后2小时血糖_____mmol/L。(上述血糖均为静脉血浆葡萄糖)

21. 常用的口服降糖药分类:_____、_____、_____、_____、_____。

22. 接受药物治疗的糖尿病病人只要血糖水平_____mmol/L,就属低血糖范畴。

23. 胰岛素的主要不良反应是_____。

24. 当痛风性关节炎急性发作时,使患肢_____。

25. 鼓励痛风病人多饮水,每天液体摄入总量应超过_____ml,保持尿量达_____ml以上,以防止结石的形成。

26. _____为痛风的特征性损害,是尿酸盐沉积所致。

27. 随机血糖是指一天中的_____时间采血所测的血糖值,与_____时间无关。

三、简答题

1. 简述垂体危象护理措施。

2. 简述抗甲状腺药物的不良反应及护理措施。

3. 简述甲亢病人突眼的护理措施。

4. 简述甲亢病人的饮食原则。

5. 如何指导库欣综合征病人的饮食护理?

6. 简述糖尿病饮食的原则。

7. 简述低血糖的表现、预防和紧急处理的方法。

8. 简述糖尿病足的护理措施。

9. 如何指导痛风病人合理饮食?

10. 应如何指导痛风病人进行运动锻炼?

四、病例分析题

1. 柯女士,43岁。19年前在家中顺产分娩第二胎时出现胎盘残留,导致分娩后大出血,出现面色苍白、肢端冰冷及昏迷,遂被家属送至当地医院就诊,考虑为"低血容量性休克",予输血、补液扩容等对症治疗后,病人意识恢复正常,症状好转后出院。其哺乳期间无乳汁分泌,且月经未再恢复,并出现肢体乏力、腰背酸痛、怕冷伴纳差,后逐渐发现眉毛、腋毛及阴毛出现不同程度的脱落,并伴有乳房缩小。遂就诊于某省级医院,诊断为"Sheehan综合征",予"雌激素、泼尼松、甲状腺素片"口服治疗(具体剂量不详),病人服药依从性较差,反复自行停药。近3个月来出现纳差,进食较前明显减少,偶感胃部胀痛不适,与进餐无明显关系,伴面容、形体逐渐消瘦,为进一步明确诊断及治疗方案收入院。

请回答:

(1)该病人目前诊断Sheehan综合征,依据有哪些?

(2)请根据该病人的实际情况,为其制订针对性的健康教育计划。

2. 汪女士,68岁。10年前因"怕热、乏力、手抖"就诊于当地医院诊断为甲亢,予丙硫氧嘧啶(PTU)治疗2个月后出现白细胞减少,后改用甲巯咪唑并加用生白胺治疗,但白细胞仍然偏低,3.0×10⁹/L左右,遂又停用甲巯咪唑,此后病人未正规治疗。近1年病人常感活动后心悸,偶有双下肢凹陷型水肿。无胸痛,无畏寒、发热,无咳嗽。既往无高血压病史,无风湿性心脏病病史。否认吸烟史。

护理查体:呼吸18次/分,血压94/62mmHg,甲状腺Ⅱ度肿大,可闻及血管杂音,心率98次/分,律绝对不齐,两肺呼吸音清,未闻及啰音,腹软,肝脾肋下未及,双手细颤(＋),双下肢轻度凹陷性水肿。

辅助检查:TSH 0.001mIU/L,FT₄ 68.3pmol/L,FT₃ 31.2pmol/L。甲状腺B超示甲状腺肿大伴弥漫性病变,血流量明显增多。

请回答:

(1)该病人存在哪些主要护理诊断/问题,应采取哪些相应的护理措施?

(2)请针对该病人的实际情况,为其制订具体的健康教育计划。

3. 李先生,60岁。因"颜面肿胀6个月"入院。6个月前病人出现颜面肿胀。既往有痛风病史2年,自行间断服用激素,每次服用地塞米松片1～2片/天,每次服用3天即自行停药。

护理查体:体温36.9℃,脉搏70次/分,呼吸21次/分,血压140/80mmHg,神志清楚,满月脸、水牛背、面色灰暗,呈向心性肥胖,心肺听诊无异常,腹软,四肢皮肤薄、脂肪少。

辅助检查:血常规示RBC 5.5×10¹²/L,Hb 120g/L,WBC 7.0×10⁹/L。

初步诊断:库欣综合征。

请回答:

(1)根据该病人的资料,考虑其最主要的诱发因素是什么?

(2)病人最主要的护理诊断/问题是什么?

(3)如何对其进行饮食护理?

4. 田女士,25岁,农民。2年前因糖尿病酮症酸中毒住院治疗好转出院,出院时予门冬胰岛素30注射液(诺和锐30特充)14U、10U、12U三餐前皮下注射,甘精胰岛素注射液(来得时注射液)14U睡前皮下注射"控制血糖,当时血糖控制尚可。门诊随访次数较少,1年前病人自行改为精蛋白锌重组赖脯胰岛素混合注射液(25R)(优泌乐25)20U早餐前,来得时针20U睡前皮下注射";后又加用阿卡波糖片(拜唐苹)50mg每日3次"辅助控制血糖。病人较少监测血糖,血糖控制一般。8小时前病人在饮啤酒2瓶后出现腹痛,伴呕吐,呕吐物为胃内容物或水样,伴有口渴感。急来就诊。辅助检查血糖32.2mmol/L,血酮体(＋＋＋＋);血气分析示pH 6.99,PO₂ 95mmHg,PCO₂ 32mmHg,SBE −27.3mmol/L。

初步诊断:糖尿病酮症酸中毒。

请回答:

(1)针对该病人存在的护理诊断/问题,应采取哪些护理措施?

(2)请针对该病人的实际情况,为其制订具体的健康教育计划。

5. 杨先生,55岁,建筑工人。因"反复多关节红肿热痛20年,双足第一跖趾关节变形伴皮下结节6个月"入院。20年前病人因饮酒后出现左跖趾关节红肿热痛,不能行走,数天后自行缓解,随后每年关节疼痛发作1～2次,多在饮酒后发生,疼痛逐渐累及双踝、双腕、掌指等关节,疼痛发作时均有发热、关节红肿等症状,服用吲哚美辛数日后可缓解。6个月前,四肢多处关节疼痛加重,触之痛甚,手足关节处皮下出现结节,破溃后有白色糊状物溢出,不能行走,抬入院。

护理查体:体温 37.5℃,脉搏 95 次/分,呼吸 18 次/分,血压 135/85mmHg,呼吸 18 次/分。神志清楚,心肺听诊无异常,腹软,四肢关节红肿,有触痛,双足第一跖趾关节明显变形,关节皮下可见数个鸽蛋大小结节,质软。

辅助检查:RBC $5.5×10^{12}$/L,Hb 120g/L,WBC $4.0×10^9$/L,血沉 127mm/h,血尿酸 720μmol/L。

初步诊断:急性痛风性关节炎。

请回答:

(1)目前应如何安排病人的休息与活动?

(2)如何对该病人进行运动指导?

(3)如何对该病人进行饮食指导?

五、选择题

A1 型题

1. 关于腺垂体功能减退症病人的治疗,下列错误的是

A. 给予左甲状腺素 50～150μg/d　　　B. 给予泼尼松片 5.0～7.5mg/d

C. 性激素替代,可用人工月经周期　　　D. 感染时糖皮质激素用量可适当加大

E. 可放心使用镇静安眠药

2. 可引起继发性垂体功能减退症的是

A. 垂体大腺瘤　　　　　　　　　　　B. Sheehan 综合征

C. 真菌性垂体脓肿　　　　　　　　　D. 垂体卒中

E. 外伤性垂体柄断裂

3. 垂体功能减退症最早出现的靶腺功能减退是

A. 肾上腺皮质功能减退　　　　　　　B. 性腺功能减退

C. 甲状腺功能减退　　　　　　　　　D. 肾上腺和甲状腺功能减退

E. 甲状腺和性腺功能减退

4. 激素替代治疗的服用方法模仿激素的昼夜节律

A. 在清晨 8 时服用全日量的 2/3,下午 2 时服余下的 1/3

B. 在清晨 8 时服用全日量的 1/3,下午 2 时服余下的 2/3

C. 在清晨 8 时服用全日量的 1/2,下午 2 时服余下的 1/2

D. 在清晨 8 时服用全日量的 3/4,下午 2 时服余下的 1/4

E. 在清晨 8 时服用全日量的 2/5,下午 2 时服余下的 3/5

5. 关于腺垂体功能减退症病人的饮食治疗,下列错误的是

A. 给予高热量、高蛋白、高碳水化合物、高维生素饮食

B. 适量补充钠盐

C. 鼓励病人进食高纤维食物

D. 病人应少食高纤维食物

E. 蔬菜、水果宜新鲜

6. 左甲状腺素片(L-T₄)服用宜在

A. 清晨空腹　　　　　　　B. 早餐后半小时　　　　　C. 早餐后 1 小时

D. 中餐时　　　　　　　　E. 临睡前

7. 下列血清浓度变化反映甲状腺功能最敏感的指标是

A. FT₄　　　　　　　　　　B. FT₃　　　　　　　　　　C. TBG

D. TSH　　　　　　　　　　E. TT₄

8. 下列为甲状腺功能最基本的筛选指标,并受 TBG 等结合蛋白量和结合力变化的影响的是

A. FT₄　　　　　　　　　　B. FT₃　　　　　　　　　　C. TBG

D. TSH　　　　　　　　　　E. TT₄

9. 甲亢病人应用 β 受体阻滞剂时停药的指征是心率

A. <70 次/分　　　　　　　B. <65 次/分　　　　　　　C. <60 次/分

D. <55 次/分　　　　　　　E. <50 次/分

10. 甲亢病人尽量避免食用的食物是

A. 铁　　　　　B. 碘　　　　　C. 嘌呤　　　　　D. 蛋白质　　　　　E. 锌

11. 诊断 Graves 病最有意义的体征是

A. 弥漫性甲状腺肿大伴有血管杂音

B. 脉压增大,周围血管征阳性

C. 突眼

D. 心率增快,第一心音亢进

E. 双手震颤

12. 硫脲类抗甲状腺药物的主要作用是

A. 抑制碘的吸收　　　　　　　　　　B. 使体内甲状腺激素作用减弱

C. 抑制甲状腺激素合成　　　　　　　D. 抑制甲状腺激素的释放

E. 抑制促甲状腺激素的作用

13. 抗甲状腺药物因白细胞减少而停药的指征是

A. WBC<4.0×10^9/L,中性粒细胞<1.5×10^9/L

B. WBC<3.0×10^9/L,中性粒细胞<1.5×10^9/L

C. WBC<2.0×10^9/L,中性粒细胞<1.0×10^9/L

D. WBC<2.0×10^9/L,中性粒细胞<1.0×10^9/L

E. WBC<2.5×10^9/L,中性粒细胞<1.0×10^9/L

14. 治疗 15 岁 Graves 病病人,适宜选用

A. 硫脲类　　　　　　　　B. 磺脲类　　　　　　　　C. 放射性碘

D. 甲状腺次全切除术　　　E. 碳酸锂

15. 下列仅用于术前准备和甲亢危象的药物是

A. 硫脲类　　　　　　　　B. 磺脲类　　　　　　　　C. 放射性碘

D. 复方碘溶液　　　　　　E. 碳酸锂

16. 库欣综合征的病人饮食护理中不恰当的是

A. 鼓励进食含低钠、高钾、高蛋白、低热量的食物

B. 避免刺激性食物

C. 鼓励病人食用柑橘类、枇杷、香蕉、南瓜等含钾高的水果

D. 勿禁烟酒

E. 适当摄取富含钙及维生素 D 的食物

17. 询问库欣综合征病人健康史时,考虑最常见的病因是

A. 肾上腺皮质腺瘤　　　　　　　　B. 肾上腺皮质腺癌

C. 垂体 ACTH 分泌过多　　　　　　D. 异位 ACTH 综合征

E. 医源性皮质醇增多症

18. 护理库欣综合征病人,防止其骨折的主要措施是

A. 严防摔伤　　　　　　B. 避免活动　　　　　　C. 避免碰伤

D. 避免劳累　　　　　　E. 避免过饱

19. 库欣综合征病人因免疫功能降低而引起的常见护理诊断/问题为

A. 自我形象紊乱　　　　B. 体液过多　　　　　　C. 有感染的危险

D. 有受伤的危险　　　　E. 焦虑

20. 既可用于皮下注射,又可用于静脉注射的胰岛素是

A. 短效胰岛素　　　　　B. 中效胰岛素　　　　　C. 长效胰岛素类似物

D. 预混胰岛素　　　　　E. 预混胰岛素类似物

21. 糖尿病运动的最佳时间是餐后

A. 20 分钟　　　　　　　B. 20～30 分钟　　　　　C. 40 分钟

D. 1～2 小时　　　　　　E. 3 小时

22. 双胍类药物的不良反应是

A. 体重增加　　　　　　B. 胃肠道反应　　　　　C. 低血糖

D. 皮疹　　　　　　　　E. 肛门排气增多

23. 为防止低血糖发生,糖尿病病人如需进行运动,胰岛素应注射在

A. 腹部　　　　　　　　B. 大腿　　　　　　　　C. 小腿

D. 上臂　　　　　　　　E. 前臂

24. 注射胰岛素时,为避免重复的组织损伤,每次注射点间隔是

A. 0.5cm　　　　　　　　B. 1cm　　　　　　　　C. 1.5cm

D. 2cm　　　　　　　　　E. 2.5cm

25. 2 型糖尿病的控制目标中,血压应控制在

A. <125/70mmHg　　　　B. <125/75mmHg　　　　C. <130/80mmHg

D. <135/85mmHg　　　　E. <140/90mmHg

26. 痛风病人最易受累的关节是

A. 腕关节　　　　　　　B. 掌指关节　　　　　　C. 肘关节

D. 膝关节　　　　　　　E. 跖关节

27. 治疗急性痛风发病使用的特效药是

A. 糖皮质激素　　　　　B. 美洛昔康　　　　　　C. 秋水仙碱

D. 吲哚美辛　　　　　　E. 布洛芬

28. 不适合痛风病人的护理的措施是

A. 急性期绝对卧床休息,抬高患肢,避免关节负重

B. 高蛋白、高热量、高维生素饮食?,多进食牛奶、鸡蛋等

C. 每天至少饮水 2000ml

D. 缓解期应适度运动,运动后疼痛超过 1~2 小时,应暂时停止此项活动

E. 受累关节疼痛明显者,可用夹板固定制动,或局部冰敷

29. 血糖仪测试的环境温度为

A. 2~8℃ 　　　　　　B. 10~20℃ 　　　　　　C. 20~30℃

D. 30~44℃ 　　　　　　E. 16~50℃

30. 血糖试纸的保存与使用,下列错误的是

A. 取出试纸后及时将盖子盖紧 　　　　B. 阴凉、干燥处存放

C. 冰箱冷藏 　　　　　　　　　　　　D. 试纸受潮不能使用

E. 一片试纸只能使用 1 次

A2 型题

31. 李女士,36 岁。诊断甲亢后即行甲状腺次全切除手术,术后出现高热,心率 160 次/分,烦躁不安,大汗淋漓,腹泻,首先考虑的诊断是

A. 甲亢症状加重 　　　　B. 甲亢术后感染 　　　　C. 甲亢危象

D. 甲亢危象前期 　　　　E. 甲亢术后感染性腹泻

32. 林女士,25 岁。因心悸、多食、消瘦、月经量减少就诊,经查体及实验室检查确诊为 Graves 病,病人幼年时有哮喘史,下列药物应禁忌的是

A. 丙硫氧嘧啶 　　　　B. 甲巯咪唑 　　　　C. 卡比马唑

D. 甲状腺素片 　　　　E. 普萘洛尔

33. 李女士,50 岁。近日体检发现空腹血糖 6.3mmol/L,无多尿、多饮、多食、体重下降等症状,应采取的措施是

A. 进一步检查,以明确诊断 　　B. 不需要处理 　　C. 身心休息为主

D. 应用降糖药物 　　　　　　　E. 避免劳累,轻便工作

34. 王先生,45 岁。体检发现空腹血糖 6.5mmol/L,再次检查空腹血糖 6.7mmol/L,进一步检查示"空腹糖耐量受损",医生立即给予生活方式干预并跟踪随访,接下来半年多次化验血糖均在正常范围。关于王先生的病情描述正确的是

A. 医生诊断错误 　　　　　　　　B. 王先生已经治愈

C. 前两次体检的化验结果不正确 　　D. 王先生的诊疗方案尚不健全

E. 生活方式干预有效,需继续坚持

35. 李先生,65 岁,糖尿病,注射胰岛素治疗。上午 10 点左右在家出现心慌、出冷汗,不妥的护理措施是

A. 指导病人就地休息 　　　　B. 进食含糖糕点 　　　　C. 吃两块方糖

D. 进食含糖饮料 　　　　　　E. 自测血糖,以明确是否低血糖

A3/A4 型题

(36~37 题共用题干)

黄女士,26 岁,肥胖、头痛伴闭经 1 年半。护理查体:血压 180/110mmHg,向心性肥胖,满月脸,皮肤薄,有痤疮,腹壁有宽大紫纹,下肢胫前可凹性水肿。

36. 针对该病人进行护理评估,为明确库欣综合征,拟进行的辅助检查项目为
    A. 血浆皮质醇
    B. 尿游离皮质醇
    C. 血皮质醇昼夜节律
    D. 小剂量地塞米松抑制试验
    E. 大剂量地塞米松抑制试验

37. 为预防该病人发生感染,不恰当的护理措施是
    A. 保持环境及床单位整洁,减少感染源
    B. 严格执行无菌操作技术
    C. 不考虑交叉感染发生
    D. 保持皮肤、外阴、衣着、用具等清洁卫生
    E. 尽量减少侵入性治疗措施

(38~39题共用题干)

张女士,52岁,诊断糖尿病已3年,生活干预1年左右效果差,给予口服降糖药治疗,血糖时高时正常,近1个月来多次监测餐后2小时血糖在12.0~15.0mmol/L,病人感到不满意,说都吃药了,血糖也降不到正常,医生在与病人的沟通中发现,张女士以为吃药了就不需要生活干预。

38. 针对该病人最重要的健康教育内容是
    A. 生活干预是基础,然后是遵医嘱用药
    B. 控制饮食
    C. 增加药物剂量
    D. 增加运动量
    E. 控制饮食,增加运动量和药物剂量

39. 告知病人在运动时,如出现头晕、心慌、饥饿感,应采取的措施是
    A. 能坚持就坚持
    B. 立即停止运动,原地休息,进食含糖饮料或食物
    C. 吃点食物继续运动
    D. 增加运动量
    E. 立即跑回家去

(40~41题共用题干)

胡爷爷,75岁,有糖尿病史近20年,近两年来出现视物模糊,右足底有一胼胝影响行走,为图方便就在马路边的游医处修脚,约1周左右红肿明显,无法穿鞋走路,就诊于医院,医生检查右脚底发现有一3cm×3cm的溃烂,探及深度约1cm,右足X线检查无骨组织病变。

40. 该病人的糖尿病足分级属于
    A. 1级   B. 2级   C. 3级   D. 4级   E. 5级

41. 此病人目前最主要的护理诊断/问题是
    A. 皮肤完整性受损
    B. 疼痛
    C. 有受伤的危险
    D. 知识缺乏
    E. 营养失调:低于机体需要量

B型题

(42~45题共用备选答案)
    A. 丙硫氧嘧啶
    B. 普萘洛尔
    C. 复方碘溶液

D. 放射性^{131}I治疗　　　　　E. 碳酸铝

42. 抑制甲状腺激素合成

43. 减少甲状腺充血,阻止甲状腺激素释放

44. 减慢心率,抑制T_4转化成T_3

45. 破坏甲状腺滤泡细胞

(46～50题共用备选答案)

A. 阿卡波糖　　　　　B. 格列齐特　　　　　　　C. 瑞格列奈

D. 二甲双胍　　　　　E. 罗格列酮

46. 属于双胍类的药物是

47. 属于磺脲类的药物是

48. 属于格列奈类的药物是

49. 属于α糖苷酶抑制剂的药物是

50. 属于噻唑烷二酮类的药物是

（吴　彤　袁静云）

第七章　风湿性疾病病人的护理

第一节　本章重点及难点解析

1. 风湿性疾病(rheumatic diseases,简称风湿病),由各种病因引起骨、关节及其周围软组织的一组引起多器官系统损害的疾病。其病因主要与机体免疫、感染、代谢、内分泌、环境、遗传等因素有关系。主要临床表现有关节疼痛、肿胀、活动功能障碍,甚至出现脏器功能损害,如肾衰竭等。该类疾病特点均呈现发作和缓解交替的慢性病程。

2. 风湿性疾病的治疗方案具有较大的个体差异,治疗方式可采用药物治疗、物理治疗、矫形、锻炼、手术等。目前以抗风湿药物治疗为多,主要以改善症状为主,包括非甾体抗炎药、糖皮质激素、抗风湿药等。

3. 风湿性疾病常见的症状体征有:关节疼痛和肿胀、关节僵硬和活动受限、皮肤受损。应掌握其护理评估内容及护理措施。

4. 系统性红斑狼疮(systemic lupus erythematosus,SLE)是一种慢性系统性自身免疫性结缔组织疾病,出现全身多系统、多器官的损害。本病病情反复发作,呈慢性病情缓解和急性发作相交替。SLE 主要的致病因子有遗传、性激素、感染、药物、紫外线、环境等多方面因素。最具特征性的皮肤改变是蝶形红斑。肾损害是 SLE 病人最常见的表现,主要症状为蛋白尿、血尿、管型尿、肾性高血压、肾功能不全等,几乎所有病人均出现肾组织的病理变化。应指导 SLE 病人进行有效的皮肤护理。

5. 类风湿关节炎(rheumatoid arthritis,RA)是一种主要侵及周围关节,以慢性、对称性、周围性多关节炎性病变为主要特征的全身性自身免疫性疾病。临床表现特点为受累关节疼痛、肿胀、功能受限。当软骨和骨质出现炎症破坏时,则出现关节畸形和功能障碍。病情呈反复发作且持续过程长。60%～70%病人血清中出现类风湿因子。

6. 类风湿关节炎病理改变为:①关节滑膜炎:急性期滑膜充血水肿,细胞浸润,导致滑膜增生肥厚,形成向关节腔内突起的绒毛,甚至侵入软骨及软骨下的骨质。绒毛是造成关节损害、畸形和功能障碍的病理基础。②血管炎:血管内膜增生引起管腔狭窄甚至堵塞,血管周围出现淋巴细胞浸润。

7. 类风湿关节炎的关节表现主要侵犯四肢周围小关节,尤其手指关节,如腕、掌指和近端指间关节,其次是趾、膝、踝、肘、肩等关节,也可累及颌关节和颈椎。表现为多关节、对称性损害,有晨僵、关节痛与压痛、关节肿胀、关节畸形、功能障碍,其中典型表现为梭状指、"天鹅颈样"畸形。

8. 类风湿因子(RF)检查,其滴度与本病的活动性和严重性成正比。关节 X 线检查主要以手指和腕关节的 X 线摄片最有价值。

9. 应指导类风湿关节炎病人正确使用药物,做好药物的不良反应的处理。保护类风湿关节炎病人关节的功能,为病人制订健康教育方案。

第二节　练习题

一、名词解释

1. 关节疼痛和肿胀
2. 晨僵
3. 蝶形红斑
4. 盘状红斑
5. 类风湿结节
6. 类风湿血管炎

二、填空题

1. _____常是风湿病病人就诊的主要原因,为受累关节的首发症状。

2. 风湿性疾病特点均呈现_____和_____交替的_____病程。

3. 协助风湿性疾病关节肿痛的病人采取舒适的体位,尽可能保持_____侧关节的功能位置,保证_____侧的血液循环。

4. 针对急性期关节肿痛时,为预防晨僵,嘱病人夜间睡眠时_____患侧关节。

5. 因寒冷、情绪激动等原因的刺激,导致突然肢端暴露部位的皮肤苍白继而青紫再发红,并伴有局部发冷、疼痛等表现,此为_____现象。

6. 系统性红斑狼疮病人最具特征性的皮肤损害为_____,其好发部位常在病人的_____部。

7. 系统性红斑狼疮病人发生关节痛,常受累的部位分布在_____关节,呈_____分布。

8. 类风湿关节炎与_____、_____、_____等因素有关。

9. 类风湿关节炎的关节病变典型表现为_____、_____损害。

10. 类风湿关节炎病人的关节 X 线检查以_____X 线摄片最有价值。

11. 对于类风湿关节炎病人,要及时指导其保护关节_____及保持关节_____位。

三、简答题

1. 如何对风湿性疾病病人的关节疼痛进行对症护理?
2. 如何指导晨僵病人进行关节的功能锻炼?
3. 针对皮肤受损病人如何采取皮肤护理措施?
4. 如何针对系统性红斑狼疮病人的皮肤损害进行相应知识的健康教育?
5. 如何指导系统性红斑狼疮病人进行自我防护?
6. 关节功能障碍分为哪几级?
7. 针对类风湿关节炎的病人,如何进行关节功能保护?
8. 如何对晨僵病人进行护理?

四、病例分析题

1. 张女士,60 岁,退休教师。25 年前无明显诱因出现双手腕、掌指、肘关节疼痛、肿胀,时轻时重。近 3 年,双手指出现变形,有晨僵,饮食起居困难。

护理查体:体温 36.8℃,脉搏 65 次/分,呼吸 20 次/分,血压 120/80mmHg。神志清楚,心肺听诊无异常,腹软,双手腕、掌指、肘关节肿胀,有触痛,双手呈天鹅颈样畸形,步行入院。

辅助检查:血常规 RBC $4.0×10^{12}$/L,Hb 100g/L,WBC $6×10^9$/L,血沉 60mm/h;类风湿因子阳性。

初步诊断:类风湿性关节炎。

请回答:

(1)该病人最主要的护理诊断/问题是什么?

(2)针对病人的晨僵现象,如何进行护理?

(3)如何对其进行健康指导?

2. 刘女士,36 岁,某公司秘书,1 年前无明显诱因出现全身关节疼痛和面部红斑,日晒后明显。

护理查体:体温 36.5℃,脉搏 79 次/分,呼吸 20 次/分,血压 120/80mmHg。神志清楚,面部蝶形红斑,心肺听诊无异常,腹软,全身关节有触痛,步行入院。

辅助检查:血常规 RBC $4.5×10^{12}$/L,Hb 100g/L,WBC $4×10^9$/L,血沉 55mm/h,抗核抗体阳性。

初步诊断:系统性红斑狼疮。

请回答:

(1)护士需要进一步收集哪些资料?

(2)该病人的护理诊断/问题有哪些?

(3)如何对其进行皮肤护理?

3. 王女士,25 岁,1 年前出现双侧近侧指骨间关节及足关节酸痛,每当寒冷季节疼痛加剧,同时伴低热、纳差。

护理查体:体温 38.3℃,脉搏 90 次/分,呼吸 19 次/分,血压 120/80mmHg。神志清楚,双侧近侧指骨间关节明显梭状肿胀,肘关节鹰嘴突处可触及一米粒大小结节,坚硬如橡皮,心肺未见异常表现,肝肋下未及,脾肋下 1cm。扶持入院。

辅助检查:血常规 Hb 90g/L,WBC $7.3×10^9$/L,血沉 48mm/h,抗核抗体阴性;类风湿因子阳性;X 线检查示关节周围软组织肿胀,关节腔变窄。

初步诊断:类风湿关节炎。

请回答:

(1)为避免或减轻病人的关节功能丧失,如何进行关节护理?

(2)请针对该病人的实际情况,为其制订具体的健康教育计划?

五、选择题

A1 型题

1. 针对关节疼痛的病人,下列护理措施不恰当的是

A. 病变早期轻微者,可采用中医按摩推拿关节肌肉等非药物止痛方法

B. 采用转移注意力的方法,如看电视、听音乐等

C. 病变早期轻微者,需采用止痛剂

D. 运用物理治疗方法如红外线、蜡疗法、水疗法等可缓解

E. 遵医嘱外用活络油等涂擦

2. 下列不属于弥漫性结缔组织病的是

A. 系统性红斑狼疮　　　　　　B. 类风湿关节炎　　　　　C. 硬皮病

D. Reiter 综合征　　　　　　　E. 原发性干燥综合征

3. 风湿性疾病最常见的症状是

A. 关节肿痛　　　　　　　　　B. 肌肉痛　　　　　　　　　C. 软组织痛

D. 神经痛　　　　　　　　　　E. 关节致残

4. 下列不属于风湿性疾病特点的是

A. 病程多呈急性

B. 同一疾病表现可有很大差异

C. 病程可有发作与缓解相交替

D. 与机体免疫、感染、代谢、内分泌、环境、遗传等因素有关系

E. 疗效有较大的个体差异

5. 符合风湿病特点的是

A. 急性起病　　　　　　　　　　B. 发作与缓解交替出现

C. 同一疾病临床表现个体差异不大　　D. 一般不需要长期用药

E. 与变态反应无关

6. 系统性红斑狼疮病人典型的皮肤受损是

A. 盘形红斑　　　　　　　　　B. 蝶形红斑　　　　　　　　C. 斑丘疹

D. 紫斑　　　　　　　　　　　E. 荨麻疹

7. 系统性红斑狼疮皮肤损害时应重点观察的部位是

A. 胸部　　　　　　　　　　　B. 背部　　　　　　　　　　C. 腹部

D. 下肢　　　　　　　　　　　E. 暴露部位

8. 系统性红斑狼疮病人的辅助检查中最具有该病标记性意义的抗体是

A. 抗 RNP　　　　　　　　　B. 抗双链 DNA　　　　　　　C. 抗 Scl-70

D. 抗 Sm　　　　　　　　　　E. 抗 Jo-1

9. 护理系统性红斑狼疮病人时要注意避免

A. 关节肿痛者让关节处于功能位　　　B. 每天用消毒液漱口 5 次

C. 脱发者每周温水洗头 2 次　　　　　D. 不要在病人面前说"狼疮"二字

E. 出现胃肠反应者应及时停用激素

10. 下列不属于系统性红斑狼疮临床特征的是

A. 多呈急性过程　　　　　　　B. 发热　　　　　　　　　　C. 关节痛

D. 皮疹　　　　　　　　　　　E. 内脏损害

11. 治疗系统性红斑狼疮的首选药物是

A. 阿司匹林　　　　　　　　　B. 氯喹　　　　　　　　　　C. 泼尼松

D. 硫唑嘌呤　　　　　　　　　E. 环磷酰胺

12. 系统性红斑狼疮病人应用糖皮质激素时应避免的是

A. 维持用药时间较长　　　　　　　B. 通常采用泼尼松

C. 病情好转后缓慢逐渐减量　　　　D. 每日或隔日顿服

E. 用药剂量应逐渐加大

13. 对系统性红斑狼疮蝶形红斑病人行健康教育,错误的是

A. 每日 2 次用 30℃温水湿敷红斑部　　B. 每日 2 次用碱性肥皂洗脸

C. 面部不用化妆品　　　　　　　　　　D. 外出撑伞防晒

E. 勿接触紫外线

14. 类风湿关节炎病人的 X 线检查中最具诊断价值的检查部位是

A. 手指和肩关节　　　　B. 腕关节和肩关　　　　C. 手指和腕关节

D. 肘关节和膝关　　　　E. 肩关节和肘关节

15. 类风湿关节炎病人处于活动期的主要表现是

A. 关节疼痛　　　　　　B. 关节畸形　　　　　　C. 关节肿胀

D. 类风湿结节　　　　　E. 关节功能障碍

16. 类风湿关节炎病人最早出现的病变部位是

A. 足趾　　　　　　　　B. 膝关节　　　　　　　C. 踝关节

D. 肘、髋关节　　　　　E. 腕、掌指近端指关节

17. 类风湿关节炎病人关节痛的性质是

A. 对称、持续、但时轻时重　　　　　　B. 对称、持续、逐渐加重

C. 不对称、持续、时轻时重　　　　　　D. 不对称、间断、逐渐加重

E. 不对称、间断、时轻时重

18. 类风湿关节炎关节表现的特点不包括

A. 以小关节为主　　　　B. 呈对称性　　　　　　C. 晨僵明显

D. 急性期关节明显肿胀　E. 后期关节无畸形

19. 类风湿性关节炎手指畸形的突出表现为

A. 匙状指　　　　　　　B. 杵状指　　　　　　　C. 梭状指

D. 锤状指　　　　　　　E. 蜘蛛指

20. 类风湿关节炎缓解期病人最主要的护理措施是

A. 病情观察　　　　　　B. 避免过度劳累　　　　C. 营养配餐

D. 避免精神刺激　　　　E. 指导关节治疗锻炼

A2 型题

21. 陈女士,32 岁。系统性红斑狼疮病史 2 年,有发热和关节肿痛,面部发现紫红色斑块并有少量蛋白尿发生。不恰当的护理措施为

A. 清水洗脸　　　　　　　　　　B. 避免使用肾脏损害药物

C. 房间内挂厚窗帘遮光　　　　　D. 经常检查口腔和皮肤病情况

E. 多食芹菜、香菜类绿叶蔬菜

22. 冯先生,58 岁。关节炎 2 个月,初为左侧指、趾关节痛,半个月后右侧指、趾关节也痛,近 1 个月来双侧腕、踝关节及肘、膝关节痛,初为游走性,现为固定性,活动受限。实验室检查示类风湿因子阳性。最可能的诊断是

A. 类风湿关节炎　　　　　　　　B. 过敏性紫癜关节损害

C. 类风湿病全身型　　　　　　　D. 类风湿病多关节型

E. 类风湿病少关节型

A3/A4 型题

（23～24 题公用题干）

林女士,39 岁,两侧近端指关节及足关节酸痛 2 年,加重伴低热、纳差半月余。体检见两侧近端指关节明显梭状肿胀,肘关节鹰嘴突处可触及一个米粒大小结节,坚硬如橡皮。心肺未见异常,肝肋下未及,脾肋下一指。实验室检查:Hb 90g/L,ESR 45mm/h,WBC 8.1×10^9/L,ANA(—),抗链 O 试验效价正常。X 线检查:关节周围软组织肿胀,关节腔变窄。

23. 该病人最可能的诊断为

A. 风湿性关节炎　　　　　　　　　B. SLE

C. 类风湿关节炎　　　　　　　　　D. 化脓性关节炎

E. 关节结核

24. 对该病人采用的护理措施不妥的是

A. 指关节保持伸直位　　　　　　　B. 使用低枕卧位

C. 注意关节功能变化　　　　　　　D. 观察有无皮肤溃疡

E. 足底放护足板防止足下垂

（吴　彤）

第八章 神经系统疾病病人的护理

第一节 本章重点及难点解析

1. 神经系统的结构和功能,见图2-8-1。

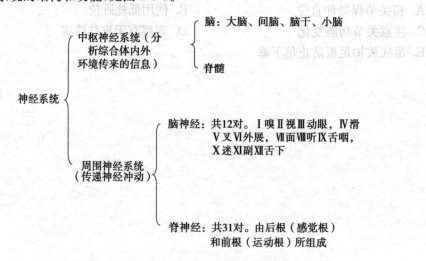

神经系统
├─ 中枢神经系统(分析综合体内外环境传来的信息)
│ ├─ 脑:大脑、间脑、脑干、小脑
│ └─ 脊髓
└─ 周围神经系统(传递神经冲动)
   ├─ 脑神经:共12对。Ⅰ嗅Ⅱ视Ⅲ动眼,Ⅳ滑Ⅴ叉Ⅵ外展,Ⅶ面Ⅷ听Ⅸ舌咽,Ⅹ迷Ⅺ副Ⅻ舌下
   └─ 脊神经:共31对。由后根(感觉根)和前根(运动根)所组成

图 2-8-1 神经系统的结构和功能示意图

2. 神经系统疾病的常见症状和体征包括头痛、意识障碍、感觉障碍、言语障碍和瘫痪等。

3. 急性感染性多发性神经炎的临床表现及护理措施。

4. 急性脑血管病病人的临床表现、护理措施、并发症的观察与护理、健康指导。

5. 结合神经系统结构与功能,理解急性脑血管病的特点。

6. 帕金森病的临床表现及护理措施

(1)运动障碍又称"异动症",是舞蹈样或肌张力障碍样异常不随意运动,表现为怪相、摇头,以及双臂、双腿和躯干的各种异常运动,一般在减量或停药后改善或消失。

(2)"开-关现象"指每天多次突然波动,在严重运动减少和缓解(但伴有异动症)两种状态之间,多见于病情严重者,一般与服药时间和剂量无关,不可预知,减少每次剂量,增加服药次数而每天总药量不变或适当加用多巴胺受体激动剂,减少左旋多巴用量,可以防止或减少发生。

(3)"剂末恶化"又称疗效减退,指每次服药后药物的作用时间逐渐缩短,表现为症状有规律性的波动,与有效血药浓度有关,可以预知,故增加每天总剂量并分开多次服用可以预防。

7. 癫痫的临床表现及护理措施,癫痫持续状态的护理及病人的健康指导。

第二节 练 习 题

一、名词解释

1. 意识障碍
2. 嗜睡
3. 失语症
4. 感觉障碍
5. 瘫痪
6. 交叉性瘫痪
7. 蛋白-细胞分离现象
8. 短暂性脑缺血发作
9. 缺血性脑血管病
10. 出血性脑血管病
11. 帕金森综合征
12. 癫痫
13. 癫痫持续状态

二、填空题

1. 缺血性卒中包括_____和_____;出血性卒中包括_____和_____。
2. 癫痫全面性强直-阵挛发作过程分为_____、_____和_____三期。
3. 诊断癫痫最有价值的检查是_____。
4. 意识障碍按程度可分为_____、_____、_____、_____和_____。
5. 蛛网膜下腔出血病人急性期需绝对卧床休息_____周。
6. 缺血性脑卒中最重要的危险因素是_____。
7. 脑栓塞最常见的栓子来源于_____。
8. 脑出血最常见的病因是_____。
9. 壳核出血常见的三偏体征包括_____、_____和_____。
10. 诊断脑出血首选的检查方法是_____。
11. 全面强直-阵挛发作临床主要特征表现_____和_____。
12. 癫痫具有_____、_____、_____和_____特征。
13. 帕金森病又称为_____,临床上以_____、_____和_____为主要特征。
14. 帕金森病首选的治疗方法是_____。
15. 癫痫抽搐发作时不可用力按压肢体,以免造成_____。

三、简答题

1. 如何划分肌力?
2. 简述头痛的护理措施。

3. 急性感染性多发性神经炎清理呼吸道无效的护理措施有哪些？

4. 急性脑血管病病人出现躯体移动障碍时采取的护理措施有哪些？

5. 帕金森病人运动指导的护理措施有哪些？

6. 简述癫痫病人用药护理的注意事项。

7. 高压氧舱治疗时如何指导病人预防气压伤？

8. 简述脑室引流术的禁忌证。

四、病例分析题

1. 王大爷,65 岁。有高血压病史 20 年,并有多次"短暂脑缺血发作",1 天前晨起发现右侧肢体无力,不能活动,并有言语不清,无大小便失禁。

护理查体:血压 170/100mmHg,神志清楚,口角歪斜,右侧肢体肌力 2～3 级。

辅助检查:头颅 CT 检查可见低密度梗死灶。

请回答:

(1)王大爷的主要护理诊断/问题及相应护理措施是什么？

(2)为防止并发症的出现,应采取哪些措施？

(3)在病情恢复后,如何做好康复训练？

2. 郑先生,62 岁。2 年来时有左上肢发抖,安静时尤明显,情绪激动时加剧,睡眠后消失。近几个月来症状加重,左下肢及右侧肢体亦受累,并感四肢僵硬,动作缓慢,活动不灵活,影响正常生活。以"右侧肢体震颤伴行走不便 3 年,加重 10 天"入院。

护理查体:体温 36.5℃,脉搏 80 次/分,呼吸 19 次/分,血压 112/60mmHg。神志清楚,双侧瞳孔等大等圆,直径约 3mm,对光反射灵敏。双侧鼻唇沟对称,伸舌居中。心肺腹检查无异常。四肢肌张力呈铅管样增高,肌力 5 级,双上肢不自主震颤,双侧指鼻试验准确,双侧深浅感觉检查正常,双侧腱反射对称,双侧病理征未引出。颈无抵抗,双侧凯尔尼格征、布鲁津斯基征阴性。

请回答:

(1)该病人主要护理诊断/问题及相应护理措施是什么？

(2)为防止意外发生出现,应采取哪些安全护理措施？

3. 严女士,45 岁。于 6 小时前进餐时突感头剧烈头痛,随后神志不清,约 5 分钟后清醒,出现恶心、呕吐,呕吐物为胃内容物,无发热、抽搐、肢体活动障碍。立即到地医院就诊,行颅脑 CT 扫描示蛛网膜下腔出血。既往 1 个月前发作相同性质头痛 1 次,但无意识障碍,持续约 6 小时后缓解。有高血压病史,最高血压达 180/100mmHg,口服降压药降压,但未监测血压控制效果。

请回答:

(1)目前病人主要存在哪些护理问题？

(2)首要的护理措施是什么？

(3)应该如何预防再出血,如何开展健康教育？

4. 廖女士,16 岁。在行走时突然出现跌倒在地,四肢抽搐,两眼上翻,牙关紧闭,头后仰,神志不清,伴小便失禁。发作约 7 分钟后自行缓解,被路人发现立即送医院就诊。否认有外伤史。行脑电图示颞叶病灶可能。

请回答:

(1)目前病人主要存在哪些护理诊断/问题?

(2)应对病人采取哪些护理措施?

(3)应重点观察病人哪些病情变化?为什么?

五、选择题

A1型题

1. 下列瘫痪病人的护理措施中不正确的是

A. 做好心理护理   B. 保持瘫痪肢体功能位   C. 防止压疮发生

D. 早期使用留置尿管   E. 预防便秘

2. 意识障碍的病人,下列护理措施不恰当的是

A. 预防呼吸道感染,定时翻身拍背

B. 预防舌后坠,抬高头部

C. 为防坠床,床边可加栏杆

D. 预防压疮,温水擦背,翻身

E. 做好口腔护理,以防呼吸道感染

3. 脑干一侧受损害时可出现

A. 单瘫   B. 偏瘫   C. 交叉瘫

D. 截瘫   E. 四肢瘫

4. 确定浅昏迷最有价值的体征是

A. 对疼痛刺激无反应   B. 眼球有浮动   C. 巴宾斯基征阳性

D. 咳嗽反射消失   E. 腱反射消失

5. 头痛病人避免用力排便的目的是防止

A. 呕吐   B. 脑血栓形成   C. 颅内压增高

D. 心脏负荷加重   E. 心绞痛发作

6. 瘫痪肢体下肢只能在床面上横行移动而不能抬起,其肌力是

A. 0级   B. 1级   C. 2级   D. 3级   E. 4级

7. 早期进行患肢功能锻炼,最好是病情稳定后

A. 1周   B. 2周   C. 3周   D. 1个月   E. 3个月

8. 颅内压增高的病人观察中最应注意的是

A. 脉搏强弱   B. 呼吸节律   C. 血压波动

D. 体温变化   E. 瞳孔变化

9. 蛛网膜下腔出血最常见的病因为

A. 血液病   B. 脑动脉炎   C. 脑血管畸形

D. 先天性动脉瘤   E. 高血压动脉硬化

10. 脑梗死发病最常见的诱因是

A. 用力排便   B. 剧烈运动   C. 安静睡眠

D. 情绪激动   E. 大量进食

11. 脑出血最常见的病因是

A. 高血压   B. 动脉瘤   C. 血液病

D. 动静脉畸形   E. 脑淀粉样血管瘤

12. 脑血栓形成急性期的护理措施错误的是

A. 注意保暖　　　　　　　B. 冰袋冷敷头部　　　　　C. 按危重病期护理

D. 保持安静,避免搬动　　E. 平卧位,头偏向一侧

13. 动脉硬化性脑梗死后病情好转,开始做康复护理最佳时期是

A. 发病1周后　　　　　　B. 发病2周后　　　　　　C. 发病3周后

D. 发病4周后　　　　　　E. 发病2个月后

14. 动脉硬化性脑梗死病人服用阿司匹林的目的是

A. 抗风湿　　　　　　　　B. 消除头痛　　　　　　　C. 退热降温

D. 预防感冒　　　　　　　E. 抗血小板凝聚

15. 用于治疗脑水肿的脱水剂中,目前应用最广、疗效较好的是

A. 呋塞米　　　　　　　　B. 地塞米松　　　　　　　C. 25％山梨醇

D. 20％甘露醇　　　　　　E. 50％葡萄糖

16. 蛛网膜下腔出血最具有特征性的临床表现是

A. 剧烈头痛　　　　　　　B. 频繁呕吐　　　　　　　C. 意识障碍

D. 肢体偏瘫　　　　　　　E. 脑膜刺激征

17. 护理脑出血病人时,发现病人呼吸变慢、两侧瞳孔大小不等,应考虑

A. 窒息　　　　　　　　　B. 脑疝　　　　　　　　　C. 室颤先兆

D. 呼吸衰竭　　　　　　　E. 脑出血加重

18. 帕金森病的首发症状是

A. 肌强直　　　　　　　　B. 运动迟缓　　　　　　　C. 意识障碍

D. 静止性震颤　　　　　　E. 姿势步态异常

19. 关于帕金森病病人震颤的特点描述正确的是

A. 静止时震颤减弱　　　　　　　　B. 精神紧张时加重

C. 随意运动时加重　　　　　　　　D. 睡眠后不自主震颤加剧

E. 震颤多由一侧下肢近端开始

20. 帕金森病病人的步态是

A. 慌张步态　　　　　　　B. 跨阈步态　　　　　　　C. 剪刀步态

D. 蹒跚步态　　　　　　　E. 醉酒步态

21. 帕金森病最常见的护理诊断/问题是

A. 焦虑　　　　　　　　　　　　　B. 自尊紊乱

C. 营养失调:低于机体需要量　　　D. 活动无耐力

E. 躯体移动障碍

22. 癫痫大发作时最重要的护理措施是

A. 避免受伤　　　　　　　B. 保持呼吸道通畅　　　　C. 不可强力按压肢体

D. 禁用口表测试体温　　　E. 严密观察意识和瞳孔的变化

23. 诊断癫痫最有效的检查项目是

A. 头部CT　　　　　　　　B. 腰椎穿刺　　　　　　　C. 头部MRI

D. 脑电图　　　　　　　　E. 脑血管造影

24. 治疗癫痫持续状态的首选用药是

184

A. 地西泮注射液静脉注射　　B. 10％水合氯醛灌肠　　C. 氯硝西泮静脉注射

D. 利多卡因静脉滴注　　E. 丙戊酸静脉滴注

25. 阵挛性发作常见于

A. 老年人　　B. 中青年　　C. 学龄儿童

D. 婴幼儿　　E. 任何年龄

26. 急性感染性多发性神经炎病人最危险的情况是

A. 四肢瘫痪　　B. 肺部感染　　C. 消化道出血

D. 心力衰竭　　E. 呼吸肌麻痹

27. 急性感染性多发性神经炎病人,出现呼吸肌重度麻痹时应

A. 去枕平卧　　B. 静脉注射呼吸兴奋剂

C. 高流量面罩吸氧　　D. 人工呼吸

E. 迅速准备气管插管或切开

28. 急性感染性多发性神经炎最早出现的临床表现是

A. 下肢远端弛缓性瘫痪　　B. 肌肉萎缩　　C. 呼吸肌麻痹

D. 大小便潴留　　E. 四肢手套袜子状感觉障碍

29. 急性感染性多发性神经炎的特征性表现为

A. 共济失调　　B. 蛋白-细胞分离现象　　C. 颈项强直

D. 眩晕和呕吐　　E. 抽搐

30. 出现脑疝前驱症状时,护士应立即

A. 给氧　　B. 降体温　　C. 气管切开

D. 手术治疗　　E. 按医嘱快速静脉滴注甘露醇

31. 病人腰椎穿刺后通常应去枕平卧的时间是

A. 0.5～1 小时　　B. 3～4 小时　　C. 4～6 小时

D. 7～8 小时　　E. 9～10 小时

32. 观察颅内压增高的病人病情变化时最需要注意的是

A. 脉搏强弱　　B. 呼吸节律　　C. 血压波动

D. 体温变化　　E. 瞳孔变化

33. 深昏迷最重要的体征是

A. 病理反射阳性　　B. 瞳孔对光反射消失　　C. 吞咽反射亢进

D. 角膜反射减弱　　E. 压眶反射迟钝

34. 近似不省人事的意识障碍是

A. 意识模糊　　B. 嗜睡　　C. 谵妄

D. 昏睡　　E. 昏迷

35. 急性脑出血病人最严重的并发症是

A. 脑疝　　B. 压疮　　C. 心力衰竭

D. 坠积性肺炎　　E. 消化道出血

36. 脑血栓形成早期康复应开始于发病后的

A. 24 小时后　　B. 48 小时后　　C. 72 小时后

D. 1 周后　　E. 1 月后

37. 脑桥出血特征性的临床表现是

 A. 失语   B. 三偏征   C. 共济失调

 D. 针尖样瞳孔   E. 脑膜刺激征

38. 防止脑出血加重的关键环节是

 A. 降低血压   B. 降低颅内压   C. 止血

 D. 防治并发症   E. 控制感染

39. 给脑出血病人翻身时,最应注意的问题是

 A. 定期翻身   B. 动作轻柔   C. 观察受压部位

 D. 促进排痰   E. 头与身体同时翻动

40. 蛛网膜下腔出血病人绝对卧床休息的时间是

 A. 2周   B. 4周   C. 6周   D. 8周   E. 10周

41. 蛛网膜下腔出血治疗的关键措施是

 A. 去除病因   B. 对症治疗   C. 降压治疗

 D. 预防复发   E. 降低颅内压

42. 20%甘露醇250ml静脉点滴对颅内压增高病人进行脱水治疗,一般静脉滴注的时间是

 A. 5～10分钟   B. 15～20分钟   C. 30～45分钟

 D. 50～60分钟   E. 65～90分钟

43. 下列有关腰椎穿刺术的相关护理措施中,不正确的是

 A. 术前帮助病人取侧卧屈颈抱膝位

 B. 术中留脑脊液做细菌培养,试管口应用酒精灯火焰灭菌

 C. 术后保持穿刺部位纱布的干燥

 D. 术后嘱病人去枕平卧4～6小时

 E. 术后禁食禁水

44. 在高压氧舱内输液有发生空气栓塞的危险,主要发生在

 A. 加压过程中   B. 减压过程中

 C. 高压氧治疗整个过程中   D. 0.3MPa以上的高压氧治疗中

 E. 0.2MPa以下的高压氧治疗中

A2型题

45. 张先生,54岁。患有肝性脑病,于清晨测体温时呼之不应,但压迫其眶上神经有痛苦表情,应判断为

 A. 昏迷   B. 嗜睡   C. 浅昏迷

 D. 深昏迷   E. 意识模糊

46. 杨女士,65岁,无外界刺激,但病人自觉左上肢有蚁行感,该感觉为

 A. 感觉减退   B. 感觉倒错   C. 感觉分离

 D. 感觉异常   E. 感觉过度

47. 小华,16岁。淋雨后患急性感染性多发性神经炎。护理查体:双下肢无力,能在床上移动,但不能抬起。该病人的肌力为

 A. 0级   B. 2级   C. 3级   D. 4级   E. 肌力下降

48. 脑出血病人发病后 2 天突然出现呼吸变慢、两侧瞳孔大小不等时,此时考虑病人最可能出现的病情变化是

    A. 窒息   B. 脑疝   C. 室颤先兆

    D. 呼吸衰竭   E. 脑出血加重

49. 王先生,70 岁。2 天前突然出现失语,伴偏瘫、神志欠清。近两年来曾有 3 次类似发作,分别持续半小时、1 小时和 2 小时后症状完全消失。考虑该病人最可能的疾病是

    A. 脑出血   B. 脑栓塞   C. 脑血栓形成

    D. 蛛网膜下腔出血   E. 短暂性脑缺血发作

50. 徐先生,23 岁,癫痫病史 5 年,曾有强直阵挛发作。下列最适宜的职业是

    A. 电工   B. 邮递员   C. 游泳运动员

    D. 办公室职员   E. 汽车驾驶员

A3/A4 型题

(51~52 题共用题干)

王女士,82 岁,高血压和糖尿病史 15 年。因突发左侧肢体活动不便 5 小时入院。护理查体,呼吸 20 次/分,脉搏 92 次/分,血压 160/100mmHg。神志清楚,左侧肢体可见肌肉收缩,但无肢体运动,肌力 1 级。

51. 护士按医嘱立即送该病人进行 CT 检查,护士应首先

    A. 安排用平车送病人前往

    B. 先等病人用完餐后再送检查

    C. 报告护士长请求外出

    D. 为保证检查顺利进行,应携带氧气枕

    E. 告诉其家属检查注意事项后,协助病人步行到 CT 室

52. 该病人检查完毕回到病床上后,护士应该立即完成的护理措施是

    A. 双侧上床栏   B. 约束带保护   C. 立即输液

    D. 保持右侧卧位   E. 进行手术前准备

(53~56 题共用题干)

陶女士,78 岁。今晨因与家人发生口角时跌倒在地,不省人事被立即送入医院。护理查体:血压 200/120mmHg,浅昏迷,右侧偏瘫。行颅脑 CT 检查示:左基底节部位高密度影。既往有多年高血压病史。

53. 对该病人的护理措施,不正确的是

    A. 抬高头部   B. 头置冰袋   C. 保持呼吸道通畅

    D. 避免搬动体位   E. 迅速降低血压至正常

54. 入院后 2 天发现病人出现呼吸变慢、瞳孔不等大,首先考虑的病情变化是

    A. 窒息   B. 脑疝   C. 休克

    D. 心力衰竭   E. 呼吸衰竭

55. 此时首要的护理措施是

    A. 吸氧   B. 头偏向一侧   C. 迅速建立静脉通道

    D. 瘫痪肢体摆放功能位   E. 保持大便通畅

56. 护士在进行健康指导时,告知家属该疾病最常见的病因是

A. 肥胖   B. 吸烟   C. 高血压

D. 高血脂   E. 高盐饮食

（57～60 题共用题干）

黄先生,24 岁,从事脑力劳动工作。1 天前在加班时突感头部剧烈疼痛,立即晕倒在地,被同事送入医院急诊科。护理查体:血压 136/90mmHg,浅昏迷,脑膜刺激征阳性。

57. 对该病人的诊断最有意义的检查是

A. 头颅 CT   B. 头颅 X 线摄片   C. 腰椎穿刺术

D. 头颅多普勒   E. 脑血管造影

58. 检查后病人确诊为蛛网膜下腔出血,该疾病最常见的病因是

A. 动脉瘤   B. 高血压病   C. 高脂血症

D. 心力衰竭   E. 呼吸衰竭

59. 护士应嘱咐病人绝对卧床休息的时间是

A. 2 周   B. 4 周   C. 6 周   D. 8 周   E. 10 周

60. 护士在进行健康指导时,应告知家属有效预防再出血的方法是

A. 手术治疗动脉瘤   B. 积极降低血压   C. 降低血脂

D. 控制心力衰竭   E. 控制呼吸道感染

（61～62 题共用题干）

小超,19 岁,在校大学生。某天下午上课时突然倒地,意识丧失,全身抽搐,口吐白沫,尿失禁。约 15 分钟后逐渐清醒,对所发生的事情全无记忆。

61. 该病人最可能的诊断是

A. 癫痫   B. 癔症   C. 晕厥

D. 低血糖反应   E. 短暂脑缺血发作

62. 发作后病人最可能的心理反应是

A. 焦虑   B. 兴奋   C. 恐惧   D. 紧张   E. 自卑

B 型题

（63～64 题共用备选答案）

A. 嗜睡   B. 昏睡   C. 浅昏迷   D. 深昏迷   E. 脑死亡

63. 车祸病人,检查时问之不答,经反复压眶能有模糊的简单回答,随即又呼之不应,该病人属于

64. 经手术清除血肿后,神志未清醒,压眶无反应,角膜、咳嗽、瞳孔对光反射迟钝,此时病人属于

（65～66 题共用备选答案）

A. 禁食   B. 鼻饲   C. 喂食流质

D. 喂食半流质   E. 胃肠外营养

65. 脑出血病人伴发胃出血

66. 脑出血病人清醒后有颊肌麻痹

（67～68 题共用备选答案）

A. 平卧位   B. 半坐卧位   C. 头抬高位

D. 头偏向一侧   E. 经常更换头位

67. 脑梗死病人急性期

68. 昏迷病人

（69～70 题共用备选答案）

A. 血液中物理溶解氧量增加　　　B. 氧与血红蛋白结合受阻

C. 血液中游离氧量增多　　　　　D. 抗体耗氧量增多

E. 结合氧的离解增加

69. 高压氧下血氧含量的增加是由于

70. 一氧化碳中毒时血液中

（刘雨佳　唐艳妮）

第九章 综合练习题

综合练习题一

一、选择题（60 小题，每小题 0.5 分，共 30 分）

1. 最有利于支气管扩张病人排痰的措施是

A. 机械吸痰　　　　　　B. 使用祛痰剂　　　　　　C. 指导有效咳嗽

D. 体位引流　　　　　　E. 雾化吸入

2. 下列关于消化系统症状护理措施中错误的是

A. 呕吐停止后给予漱口　　　　B. 上消化道出血者给予平卧位

C. 严重呕血者应暂禁食　　　　D. 便秘者给予高纤维素饮食

E. 胆汁淤积性黄疸者给予高脂肪饮食

3. 关于慢性胃炎的健康教育不正确的是

A. 进食时应细嚼慢咽　　　　B. 戒烟戒酒

C. 硫糖铝应在餐后 1 小时服用　　　　D. 多潘立酮应在饭前半小时服用

E. 避免使用泼尼松及利血平

4. 当病人出现急性肺水肿咳粉红色泡沫痰时，吸氧的湿化液应选用

A. 无菌蒸馏水　　　　　　B. 无菌生理盐水　　　　　　C. 10%～30%乙醇

D. 30%～50%乙醇　　　　E. 50%～70%乙醇

5. 一度房室传导阻滞是指 P-R 间期超过

A. 0.11 秒　　　　　　B. 0.12 秒　　　　　　C. 0.20 秒

D. 0.40 秒　　　　　　E. 0.32 秒

6. 对痛风病人的饮食护理，下列应该避免的是

A. 指导病人进食碱性食物，如牛奶、鸡蛋、马铃薯、各类蔬菜、柑橘类水果等

B. 鼓励食用动物内脏、鲤鱼、鱼卵、小虾、沙丁鱼、鹅、鹧鸪、酵母等

C. 鼓励病人多饮水，保证每天液体摄入总量达 2500～3000ml

D. 禁酒

E. 避免高嘌呤性食物

7. 林小姐，25 岁，因心悸、多食、消瘦、月经量减少就诊，经查体及实验室检查确诊为 Graves 病，病人幼年时有哮喘史，下列药物应禁忌使用的是

A. 丙硫氧嘧啶　　　　　　B. 甲巯咪唑　　　　　　C. 卡比马唑

D. 甲状腺素片　　　　　　E. 普萘洛尔

8. 李先生，65 岁，糖尿病，注射胰岛素治疗，上午 10 点左右在家出现心慌、出冷汗，下列

措施不妥的是

    A. 就地休息　　　　　　　B. 进食含糖糕点　　　　　　C. 吃两块方糖

    D. 进食含糖饮料　　　　　E. 自测血糖,以明确是否低血糖

9. 开封后的胰岛素可在室温下(低于25℃)保存

    A. 1天　　　　　　　　　　B. 7天　　　　　　　　　　C. 15天

    D. 20天　　　　　　　　　　E. 28天

10. 下列瘫痪病人的护理措施中不正确的是

    A. 做好心理护理　　　　　　B. 保持瘫痪肢体功能位　　　C. 防止压疮发生

    D. 早期使用留置尿管　　　　E. 预防便秘

11. 关于腺垂体功能减退症病人的饮食护理,下列错误的是

    A. 给予高热量、高蛋白、高碳水化合物、高维生素饮食

    B. 适量补充钠盐

    C. 鼓励病人进食高纤维食物

    D. 病人应少食高纤维食物

    E. 蔬菜、水果宜新鲜

12. 护士巡视发现某咯血病人出现表情恐怖,张口瞪目,两手乱抓等现象,首先应该

    A. 准备抢救用品　　　　　　B. 行人工呼吸　　　　　　C. 使用呼吸中枢兴奋药

    D. 使用镇咳药　　　　　　　E. 立即置病人头低足高位

13. 孙先生,46岁,哮喘重度发作。护理查体:端坐呼吸、发绀、烦躁不安、恐惧。下列护理措施不正确的是

    A. 给予吗啡镇静　　　　　　B. 提供良好的心理支持　　　C. 给予背部按摩

    D. 协助采取舒适体位　　　　E. 陪伴病人床旁,安慰病人

14. 大量胸腔积液所致呼吸困难,最有效的治疗措施是

    A. 持续吸氧　　　　　　　　B. 使用强效利尿剂　　　　　C. 静注糖皮质激素

    D. 立即胸腔穿刺排液　　　　E. 静注氨茶碱

15. 王女士,35岁,到一新开业商场购物,进商场不久即出现打喷嚏、流涕、咳嗽,接着出现呼吸困难。目前应采取的主要措施是

    A. 加强心理护理　　　　　　B. 马上离开商场　　　　　　C. 吸氧

    D. 应用平喘药物　　　　　　E. 应用糖皮质激素

16. 张先生,58岁。慢性支气管炎、肺气肿病史30年。今日中午在家抬重物时,突感右侧胸部刺痛,逐渐加重,伴气急、发绀,最可能出现了

    A. 自发性气胸　　　　　　　B. 急性心肌梗死　　　　　　C. 胸膜炎

    D. 肺栓塞　　　　　　　　　E. 支气管肺癌

17. 刘先生,60岁,诊断为风湿性心脏病二尖瓣狭窄、心力衰竭,进行了强心、利尿、扩血管的治疗,使用前需要测心率的药物是

    A. 呋塞米　　　　　　　　　B. 硫糖铝片　　　　　　　　C. 地高辛

    D. 普萘洛尔　　　　　　　　E. 硝苯地平

18. 郭女士,60岁,右心衰竭,现已卧床3周,骶尾部皮肤破溃,双下肢水肿,体质虚弱、消瘦,对病人进行饮食指导应采取

A. 低脂肪、高蛋白、高维生素   B. 低盐、高蛋白、高维生素

C. 高热量、低蛋白、低盐   D. 高脂肪、低蛋白、高维生素

E. 高热量、高蛋白、高盐

19. 言女士,65 岁,因做家务时突发心前区疼痛,伴胸闷来我院就诊,诊断为急性心肌梗死。护士为其进行心电监护,为防突发心律失常,护士应了解易发生心室纤颤的心律失常是

A. 心房颤动   B. 室性心动过速   C. 室上性心动过速

D. 窦性心动过速   E. 一度房室传导阻滞

20. 鞠先生,60 岁,上腹隐痛不适,近 2 个月来加剧,服胃痛片后有所缓解,食欲尚可,大便潜血试验(++),胃肠道钡餐检查见胃窦部小弯侧黏膜纹理紊乱,胃壁僵直不规则,首先应考虑

A. 慢性胃窦炎   B. 胃溃疡   C. 胃癌

D. 胃黏膜脱垂   E. 萎缩性胃炎

21. 张先生,50 岁。肝区疼痛伴肝脏肿大,确诊为原发性肝癌。行肝动脉栓塞术,术后护理措施错误的是

A. 术后给予流质饮食   B. 可注射哌替啶以缓解腹痛

C. 中等度发热不需特殊处理   D. 密切观察有无肝性脑病前驱症状

E. 栓塞术后 1 周,注意葡萄糖和蛋白质的补充

22. 申先生,上消化道出血,测血压 75/45mmHg,脉搏 130 次/分,出现面色苍白,神志恍惚,四肢厥冷,尿量约 5ml/h,估计出血量约

A. 400ml 以下   B. 400～500ml   C. 500～800ml

D. 1000～1500ml   E. 2000ml 以上

23. 吴先生,32 岁,自述有胃病史。近 1 周来常感上腹部不适,4 小时前突发上腹部剧烈疼痛。查体:腹部压痛,腹肌紧张,肝浊音界缩小,X 线检查可见膈下游离气体。最可能的诊断是

A. 急性阑尾炎穿孔   B. 胆囊炎穿孔   C. 急性胰腺炎

D. 胃溃疡穿孔   E. 急性肠梗阻

24. 王先生,62 岁,突发剧烈心前区疼痛伴胸闷,心电图示:V_1～V_3 导联出现 Q 波,ST 段弓背向上抬高。本病最早、最突出的症状是

A. 胸前区憋闷   B. 疲乏无力   C. 烦躁不安

D. 胸前区疼痛   E. 心率快

25. 李女士,47 岁。既往有结核病史,近年来,气促,肝大,腹水,心包叩击音,心音减低。分诊护士判断其最可能的诊断是

A. 肝硬化   B. 急性心包炎   C. 冠心病

D. 缩窄性心包炎   E. 限制性心肌病

26. 对膀胱刺激征的饮食护理中,要求病人多饮水,即每日的饮水量至少超过

A. 2000ml   B. 1000ml   C. 1500ml

D. 2500ml   E. 3000ml

27. 以下关于尿量的叙述不妥的是

A. 正常成人 24 小时尿为 1000～2000ml   B. 24 小时尿量>2500ml 为多尿

C. 24 小时尿量<400ml 为少尿　　　　　D. 24 小时尿量<100ml 为无尿

E. 夜尿持续>400ml 为夜尿增多

28. 肾病综合征病人最常见的并发症是

A. 感染　　　　　　　　　B. 急性肾衰竭　　　　　　　C. 高血压

D. 低血容量性休克　　　　E. 血栓形成

29. 经皮肾穿刺活组织检查术后,病人需卧床休息

A. 4 小时　　　　　　　　B. 6 小时　　　　　　　　　C. 8 小时

D. 12 小时　　　　　　　 E. 24 小时

30. 张先生,22 岁,因发热、咽痛 1 天就诊,体温 39.8℃,颜面无水肿,扁桃体Ⅲ度肿大,尿蛋白(++),护理措施首先考虑

A. 饮食护理　　　　　　　B. 病情观察　　　　　　　　C. 对症护理

D. 用药护理　　　　　　　E. 心理护理

31. 王女士,35 岁。2 天来高热、寒战,伴尿频、尿痛,尿常规:尿蛋白(+),红细胞 0～2/HP,白细胞 15～20/HP,尿培养大肠埃希菌阳性,病人对疾病的预后很担心。下列护理诊断/问题不正确的是

A. 体温过高　　　　　　　B. 排尿异常　　　　　　　　C. 焦虑

D. 知识缺乏　　　　　　　E. 潜在并发症:肾乳头坏死、肾周脓肿

32. 判断贫血严重程度的重要指标是

A. 红细胞计数　　　　　　B. 血红蛋白　　　　　　　　C. 白细胞计数

D. 血小板计数　　　　　　E. 血细胞比容

33. 刘女士,29 岁。因"ITP"入院。护理查体:体温 39.8℃,牙龈有渗血,四肢皮肤多发性紫癜、瘀斑。实验室检查:红细胞计数 $3.9×10^{12}$/L,血红蛋白 88g/L,白细胞计数 $7.0×10^9$/L,血小板 $20×10^9$/L。以下护理措施错误的是

A. 加强口腔护理　　　　　　　　　　　B. 卧床休息,避免活动和情绪激动

C. 严密监测生命体征及出血状况　　　　D. 首选冰敷降温,禁用酒精擦浴

E. 尽量减少注射次数,不宜经常更换注射部位

34. 小浩,20 岁,因"重型再障"入院,体检发现下肢大片瘀斑,下列护理措施不妥的是

A. 保持皮肤清洁　　　　　　　　　　　B. 尽量减少或避免肌注

C. 肢体出血时限制活动　　　　　　　　D. 为促进瘀斑尽快吸收局部热敷

E. 避免肢体受压

35. 李女士,23 岁,反复出现皮肤瘀点,并有鼻出血、月经过多,近来出现贫血、脾大,血小板 $30×10^9$/L,错误的护理措施是

A. 适当限制活动　　　　　　B. 预防各种创伤　　　　　　C. 尽量减少肌内注射

D. 鼻腔内血痂应剥去　　　　E. 高蛋白、高维生素低渣饮食

36. 杨先生,29 岁,急性白血病。乏力、消瘦 1 个月,伴发热 1 周,食欲减退。化疗后有恶心的反应,但无呕吐。测血白细胞计数 $2×10^9$/L,血小板 $150×10^9$/L。关于该病人的护理诊断/问题,下列不恰当的是

A. 有感染的危险　　　　　　B. 营养失调:低于机体需要量 C. 活动无耐力

D. 舒适的改变:发热、恶心　　E. 潜在并发症:颅内出血

37. 常女士,43 岁,白血病病人,持续高热伴皮下出血 1 周。血常规示红细胞 $3.0 \times 10^{12}/L$,血红蛋白 75g/L,白细胞 $3.2 \times 10^9/L$,血小板 $15 \times 10^9/L$,护士巡视病房时,病人突然出现剧烈头痛、烦躁不安、视物模糊。此时应警惕病人发生了

　　A. 颅内出血　　　　　　　　　　B. 脑血栓形成

　　C. 中枢神经系统继发感染　　　　D. 中枢神经系统白血病

　　E. 药物不良反应

38. 长期服用非甾体抗炎药治疗类风湿关节炎,将可避免出现的药物不良反应

　　A. 胃部不适　　　　　　B. 胃痛　　　　　　　　C. 恶心、反酸

　　D. 胃黏膜出血　　　　　E. 骨髓抑制

39. 黄女士,45 岁,因关节肿痛、面部发现红色斑块而来就医,诊断为系统性红斑狼疮,下列护理措施不正确的是

　　A. 说明脱发不是永久的　　B. 避免染发、烫发、卷发　　C. 用温水洗头每日两次

　　D. 梅花针针刺头皮　　　　E. 用假发改善形象

40. 张先生,54 岁,因"肝硬化,肝性脑病"入院治疗。护士于清晨为其测体温时呼之不应,但压迫其眶上神经有痛苦表情,此时该病人意识障碍的程度为

　　A. 昏迷　　　　　　　　B. 嗜睡　　　　　　　　C. 浅昏迷

　　D. 深昏迷　　　　　　　E. 意识模糊

41. 小磊,16 岁。淋雨后患急性感染性多发性神经炎。护理查体:双下肢无力,能在床上移动,但不能抬起。该病人的肌力为

　　A. 0 级　　　　　　　　B. 2 级　　　　　　　　C. 3 级

　　D. 4 级　　　　　　　　E. 肌力下降

42. 王先生,70 岁。2 天前突然出现失语,伴偏瘫、神志欠清。近两年来曾有 3 次类似发作,分别持续半小时、1 小时和 2 小时后症状完全消失。考虑该病人最可能的疾病是

　　A. 脑出血　　　　　　　B. 脑栓塞　　　　　　　C. 脑血栓形成

　　D. 蛛网膜下腔出血　　　E. 短暂性脑缺血发作

(43～44 题共用题干)

　　方先生,45 岁,因肝硬化食管静脉曲张、腹水入院治疗。放腹水后出现意识不清,呼之不醒,但压迫其眶上神经仍有痛苦表情。

43. 首优的护理诊断/问题是

　　A. 营养失调:低于机体需要量　　　B. 知识缺乏

　　C. 焦虑　　　　　　　　　　　　　D. 意识障碍

　　E. 有感染的危险

44. 首优的护理措施是

　　A. 平卧,头偏向一侧　　　　　　　B. 建立静脉通道,补充营养

　　C. 安慰病人,消除紧张情绪　　　　D. 健康宣教

　　E. 预防感染

(45～47 题共用备选答案)

　　A. 铁锈色痰　　　　　　B. 大量脓痰　　　　　　C. 粉红色泡沫痰

　　D. 恶臭痰　　　　　　　E. 白色泡沫样痰

45. 厌氧菌感染

46. 支气管扩张

47. 慢性支气管炎

（48～49 题共用备选答案）

王女士，55 岁，因"慢性肾衰竭（尿毒症期）"行血液透析 1 年。今晨血液透析过程中出现恶心、呕吐、面色苍白、出冷汗。

48. 病人最可能发生了

A. 低血糖　　　　　　　B. 失衡综合征　　　　　　C. 低血压

D. 透析反应　　　　　　E. 心律失常

49. 护士在处理过程中，不恰当的是

A. 吸氧　　　　　　　　　　　　B. 减慢血流速度

C. 血管通路输注生理盐水　　　　D. 停止透析

E. 给予 10％葡萄糖酸钙静脉推注

（50～52 题共用备选答案）

A. 泼尼松　　　　　　　B. 6-巯基嘌呤　　　　　　C. 环磷酰胺

D. 长春新碱　　　　　　E. 柔红霉素

50. 易引起出血性膀胱炎的药物是

51. 易引起末梢神经炎的药物是

52. 易引起心脏毒性的药物是

（53～54 题共用题干）

张女士，52 岁，诊断糖尿病已 3 年，生活干预 1 年左右效果差，给予口服降糖药治疗，血糖时高时正常，近 1 月来多次监测餐后 2 小时血糖在 12.0～15.0mmol/L，病人感到不满意，说都吃了药了，血糖也降不到正常，医生在与病人的沟通中发现，张女士以为吃药了就不需要生活干预。

53. 针对该病人进行健康教育最重要的是

A. 生活干预是基础，再是遵医嘱用药　　　B. 控制饮食

C. 增加药物剂量　　　　　　　　　　　　D. 增加运动量

E. 控制饮食，增加运动量和药物剂量

54. 告知病人在运动时，如出现头晕、心慌、饥饿感，应采取的措施是

A. 能坚持就坚持　　　　B. 立即停止运动，原地休息，进食含糖饮料或食物

C. 吃点食物继续运动　　D. 增加运动量

E. 立即跑回家去

（55～58 题共用题干）

黄先生，24 岁，从事脑力劳动工作。1 天前在加班时突感头部剧烈疼痛，立即晕倒在地，被同事送入医院急诊科。护理查体：血压 136/90mmHg，浅昏迷，脑膜刺激征阳性。

55. 对该病人的诊断最有意义的检查是

A. 头颅 CT　　　　　　　B. 头颅 X 线摄片　　　　　C. 腰椎穿刺术

D. 头颅多普勒　　　　　E. 脑血管造影

56. 检查后病人确诊为蛛网膜下腔出血，该疾病最常见的病因是

A. 动脉瘤   B. 高血压病   C. 高脂血症

D. 心力衰竭   E. 呼吸衰竭

57. 护士应嘱咐该病人绝对卧床休息的时间是

A. 2 周   B. 4 周   C. 6 周

D. 8 周   E. 10 周

58. 护士进行健康指导时,应告知家属有效预防该疾病再出血的方法是

A. 手术治疗动脉瘤   B. 积极降低血压   C. 降低血脂

D. 控制心力衰竭   E. 控制呼吸道感染

(59~60 题共用题干)

林女士,39 岁,两侧近端指关节及足关节酸痛 2 年,加重伴低热、纳差半月余。体检见两侧近端指关节明显梭状肿胀,肘关节鹰嘴突处可触及一个米粒大小结节,坚硬如橡皮。心肺未见异常,肝肋下未及,脾肋下一指。实验室检查:Hb 90g/L,ESR 45mm/h,WBC 8.1×10^9/L,ANA(-),抗链 O 试验效价正常。X 线检查:关节周围软组织肿胀,关节腔变窄。

59. 该病人最可能的诊断为

A. 风湿性关节炎   B. SLE   C. 类风湿关节炎

D. 化脓性关节炎   E. 关节结核

60. 对该病人采用的护理措施应避免采取

A. 指关节保持伸直位   B. 使用低枕卧位   C. 注意关节功能变化

D. 观察有无皮肤溃疡   E. 足底放护足板防止足下垂

二、名词解释(5 小题,每小题 3 分,共 15 分)

1. Ⅱ型呼吸衰竭

2. 胃溃疡

3. 心律失常

4. 库欣综合征

5. 晨僵

三、填空题(15 小题,每空 1 分,共 15 分)

1. 肺癌常见的早期症状是_____。

2. 按照 2010 版《中国高血压防治指南》,成人正常血压为收缩压<_____ mmHg 和舒张压<_____ mmHg;高血压病诊断标准收缩压≥_____ mmHg 和(或)舒张压≥_____ mmHg。

3. 主动脉狭窄三联征是_____、_____、_____。

4. 泌尿系统疾病常见的症状体征有肾性水肿、_____、尿量异常及_____。

5. 巨幼细胞贫血的病因是缺乏_____ 和(或)_____。

6. 甲亢病人服用复方碘溶液时,不可_____服用,应将碘溶液滴于饼干或面包上再服用。

7. 系统性红斑狼疮病人最具特征性的皮肤损害为_____。

8. _____是肝癌最常见也是最早出现的症状。

四、简答题(4 小题,每小题 5 分,共 20 分)

1. 简述洋地黄中毒的处理方法。

2. 简述肾衰竭病人的饮食护理。

3. 简述缺铁性贫血病人口服铁剂的护理要点。

4. 简述癫痫病人用药护理的注意事项。

五、病例分析题(2 小题,每小题 10 分,共 20 分)

1. 赵先生,60 岁。吸烟史 25 年,晨起经常咳嗽,3 天前受凉后咳嗽加重,痰量增多,为黄痰,气短并进行性加重,活动后明显。

护理查体:桶状胸,双侧呼吸运动减弱,语颤减弱,过清音,呼吸音减弱,右下肺部可闻及湿啰音,心音遥远。肺功能检查示 FEV_1/FVC 为 60%,FEV_1 为预计值的 65%。

请回答:

(1)该病人可能的诊断是什么?

(2)该病人的病情严重程度如何?

(3)该病人目前存在哪些护理诊断/问题?如何进行护理?

2. 王先生,55 岁。2 天前饮酒后出现持续性中上腹胀痛,进行性加重,伴胸闷、乏力,1 天前中上腹痛呈进行性加重,并向腰背部放射,取弯腰屈曲位疼痛缓解,伴恶心、呕吐,呕吐 5 次,为胃内容物,量共约 200ml。既往无高血压、糖尿病病史,有烟酒嗜好,吸烟 20 支/日,饮酒 5 两/日。

护理查体:体温 38.5℃,脉搏 96 次/分,呼吸 22 次/分,血压 90/60mmHg。神清,屈腿蜷卧,中上腹明显压痛,无反跳痛,肝脾及胆囊均未触及,肠鸣音 2 次/分。

辅助检查:血常规示白细胞 $20.5 \times 10^9/L$,中性粒细胞 87%;血清淀粉酶 1204.72 U/L;腹部立位平片示腹部肠管内少许积气;肝胆胰脾 CT 示"急性胰腺炎、胆囊结石"。

入院初步诊断:急性胰腺炎。

请回答:

(1)该病人主要的护理诊断/问题有哪些?

(2)对该病人应采取哪些护理措施?

(3)针对该病人的实际情况,制订一份具体的健康教育计划。

综合练习题二

一、选择题(60 小题,每小题 0.5 分,共 30 分)

1. 病人在大咯血时突然出现窒息,此时应迅速将病人置于

A. 俯卧位　　　　　B. 患侧卧位　　　　　C. 健侧卧位

D. 头低脚高位　　　E. 头高脚低位

2. 咳铁锈色痰常见于

A. 革兰氏阴性杆菌肺炎　　B. 肺炎支原体肺炎　　C. 军团菌肺炎

D. 肺炎球菌肺炎　　　　　E. 肺真菌病

3. 支气管哮喘发作时的典型症状是

A. 胸闷、气短　　　　B. 反复发作性带有哮鸣音的呼气性呼吸困难

C. 吸气性呼吸困难　　D. 咳嗽、咳痰

E. 发绀

4. 慢性支气管炎最常见的并发症是

A. 支气管哮喘   B. 肺结核   C. 慢性阻塞性肺疾病

D. 胸膜炎   E. 呼吸衰竭

5. 赵女士,66岁。咳喘10年,2日前上呼吸道感染使病情加重,昨夜咳嗽加重,痰量增多。护理查体:神志清,口唇轻度发绀,桶状胸,双肺叩诊呈过清音,呼吸音低。动脉血气分析:PaO_2 70mmHg,$PaCO_2$ 40mmHg,经治疗后缓解。健康教育时应嘱病人回家后坚持进行

A. 定量步行锻炼   B. 呼吸功能锻炼   C. 长期家庭氧疗

D. 避免吸入有害气体   E. 保持室内通风

6. 乌先生,58岁,以呼吸衰竭入院。应用呼吸兴奋剂后,出现恶心、呕吐、烦躁、面色潮红、肌肉阵颤等现象,首先考虑的是

A. 肺性脑病   B. 通气量不足   C. 张力性气胸

D. 呼吸兴奋剂过量   E. 痰栓阻塞气道

7. 左心衰竭最主要的症状是

A. 咳嗽、咳痰、咯血   B. 疲倦乏力   C. 少尿

D. 呼吸困难   E. 肺部湿性啰音

8. 洋地黄中毒最严重、最主要的不良反应是

A. 恶心、呕吐   B. 视物模糊、黄视   C. 心律失常

D. 血药浓度增高   E. 心力衰竭

9. 感染性心内膜炎最常见症状

A. 发热   B. 背痛   C. 乏力

D. 食欲缺乏   E. 面色苍白

10. 张先生,60岁,高血压心脏病并发心力衰竭,医嘱应用噻嗪类药物治疗,护士病情观察时应警惕的不良反应为

A. 心率过快   B. 低钾血症   C. 低血糖

D. 心律失常   E. 高钠血症

11. 王先生,65岁,近2日劳累,1个多小时前因情绪激动,突然剧烈头痛、烦躁、气急、胸闷、视力模糊。护理查体:血压200/120mmHg,心率110次/分。不妥的护理措施是

A. 绝对卧床休息,避免不良刺激   B. 保持呼吸道通畅

C. 迅速建立静脉通路   D. 迅速将血压降至理想水平

E. 避免用力呼吸或用力排便

12. 王先生,55岁。突发心前区剧烈疼痛伴有胸闷,心电图示:Ⅱ、Ⅲ、aVF导联出现宽而深的Q波,且ST段抬高。此病人首优护理诊断/问题是

A. 有便秘的危险   B. 疼痛   C. 自理缺陷

D. 恐惧   E. 知识缺乏

13. 有关纤维结肠镜检查的护理,错误的是

A. 嘱病人检查前3日进低脂少渣饮食,检查前1日进流质,当日进少量无渣流质饮食或禁食

B. 检查时协助病人取左侧卧位,双腿屈曲

C. 嘱病人检查后1~2日内进流质或半流质饮食

D. 检查后密切观察病人腹痛、腹胀及排便情况

E. 行息肉切除术或活组织检查者,嘱病人1日内避免剧烈运动

14. 有关肝穿刺活组织检查术的护理配合,错误的是

A. 协助病人取仰卧位,身体右侧靠近床沿,右手置于枕后

B. 术前应测定病人血小板计数、出、凝血时间及肝功能

C. 嘱病人术前禁食8小时

D. 术后严密监测病人的血压和脉搏,注意有无内出血征象

E. 术后密切观察穿刺部位有无红肿、渗血、疼痛等

15. 冯先生,54岁,胃溃疡病史20年。近1个月上腹持续疼痛,口服制酸剂无效,消瘦,间断黑便。该病人最可能并发了

    A. 上消化道出血   B. 幽门梗阻   C. 穿孔

    D. 癌变   E. 感染

16. 张女士,50岁。肝硬化10余年伴大量腹水,近日出现意识障碍,血氨增高,肝肾功能减退。病人应禁忌食用的食物种类是

    A. 碳水化合物   B. 维生素   C. 蛋白质

    D. 脂肪   E. 钠盐

17. 王先生,60岁。因肝硬化并发上消化道出血,出现言语不清,举止反常,定向力和理解力减退,腱反射亢进,扑翼样震颤存在,脑电图异常。应考虑病人处于肝性脑病的

    A. 前驱期   B. 昏迷前期   C. 昏睡期

    D. 浅昏迷期   E. 深昏迷期

18. 臧先生,41岁,8小时前饮酒后出现上腹绞痛,向肩背部放射,伴恶心、呕吐送到医院急诊,护理查体:体温38.2℃,辗转不安,皮肤巩膜轻度黄染,上腹部轻压痛。首优的护理措施是

    A. 给予物理降温   B. 给予床栏保护   C. 禁食、胃肠减压

    D. 立即建立静脉通路   E. 遵医嘱给予哌替啶止痛

19. 在对肾性水肿的饮食护理中,对严重水肿少尿者,除无盐饮食外,同时应限水每日少于

    A. 2000ml   B. 1500ml   C. 1000ml

    D. 800ml   E. 500ml

20. 白细胞尿是指新鲜离心尿液每高倍视野白细胞为

    A. 5个以上   B. 6个以上   C. 3个以上

    D. 8个以上   E. 10个以上

21. 下列不属于肾病综合征时的共同临床表现的是

    A. 高脂血症   B. 高血压   C. 大量蛋白尿

    D. 低血浆白蛋白   E. 水肿

22. 关于留取清洁中段尿培养的描述,正确的是

    A. 应在停用抗生素后2天留取标本   B. 留取前宜多饮水

    C. 留取标本前应用0.1%苯扎溴铵冲洗外阴   D. 标本宜留在无菌容器中

    E. 标本宜在2小时内送检

23. 尿毒症病人必有的症状是

    A. 胃肠道表现   B. 高血压   C. 病毒性心包炎

D. 贫血　　　　　　　　　　　E. 代谢性酸中毒

24. 对病人动-静脉瘘进行护理时,不正确的措施是

A. 可在置管肢体上进行输液　　　　　　B. 保持置管局部皮肤清洁干燥

C. 注意瘘管周围部位皮肤有无红肿　　　D. 指导病人避免剧烈活动

E. 指导病人避免导管出口淋湿

25. 为血液透析病人进行饮食指导时,下列不正确的是

A. 多食用鸡蛋、鱼肉等优质蛋白　　　　B. 低盐饮食

C. 每天饮水量约前1天尿量加500ml　　D. 多吃香蕉

E. 多补充富含B、C族维生素的食物

26. 王先生,25岁。全身重度水肿,尿蛋白 6.4g/d,血浆白蛋白 23g/L,血压 80/60mmHg,肾功能 BUN 9.1mmol/L,Cr 100μmol/L,最常用的护理诊断/问题是

A. 焦虑　　　　　　　　　　　B. 营养失调:低于机体需要量

C. 潜在并发症:慢性肾衰竭　　　D. 有感染的危险

E. 体液过多

27. 王女士,30岁,因"尿路感染"服药后症状消失,3周后因劳累后症状复现。要认定此次是否为复发的最好方法是

A. 尿中为同一种致病菌,尿细菌定量≥10^5/ml

B. 尿中为同一种致病菌,尿细菌定量≥10^3/ml

C. 尿中细菌种类相同且药敏结果相同,尿细菌定量≥10^5/ml

D. 尿中细菌有无抗体包裹

E. 尿中为同一种致病菌,尿细菌定量≥10^6/ml

28. 宋先生,39岁,行腹膜透析过程中突然发生腹痛、发热、腹部压痛,护士观察到透出液呈浑浊状,该病人可能发生了

A. 透析液引流不畅　　　B. 腹膜炎　　　　　C. 腹痛、腹胀

D. 透析反应　　　　　　E. 低血压

29. 下列关于鼻出血的护理,不妥的是

A. 少量出血,可用干棉球填塞压迫止血

B. 嘱病人及时将鼻痂挖出,以免引起感染

C. 出血不止可用油纱条做后鼻道填塞

D. 油纱条填塞后要定时向鼻孔内灌注无菌液状石蜡

E. 少量出血,前额冷敷也可帮助止血

30. 特发血小板减少性紫癜护理查体时,主要可见

A. 便血　　　　　　　　B. 尿血　　　　　　　C. 脾大

D. 月经过多　　　　　　E. 皮肤黏膜出血

31. 营养室为血液病病人制定的菜谱中,有动物内脏(心、肝、肾)、鸡蛋黄、豆类、海带、香菇、木耳。此菜谱最适合提供给

A. 急性白血病病人　　　B. 再生障碍性贫血病人　　C. 巨幼细胞贫血病人

D. 缺铁性贫血病人　　　E. 溶血性贫血病人

32. 田女士,26岁,2年来反复下肢紫癜,月经多,病前无服药史,肝脾不大,血红蛋白

100g/L,白细胞 5.1×10⁹/L,血小板 28×10⁹/L,骨髓增生活跃,巨核细胞可见 200 个,产血小板型巨核细胞减少,对该病人的治疗以下不适宜的是

    A. 首选糖皮质激素

    B. 药物疗效较差时可考虑脾切除

    C. 如病人出血严重、广泛时可静滴大剂量免疫球蛋白

    D. 如病人用激素疗效不佳,可加用长春新碱

    E. 反复输浓缩血小板

33. 张先生,40 岁,患"慢性粒细胞白血病"3 年,近日来出现原因不明的高热,胸骨疼痛难忍,脾迅速增大,此情况需考虑

    A. 类白血病反应　　　　　B. 脾功能亢进　　　　　C. 急性白血病

    D. 慢性粒细胞白血病急性变　E. 白血病细胞浸润

34. 黄先生,47 岁,确诊急性白血病,在化疗期间,以下护理措施最重要的是

    A. 多吃蔬菜　　　　　　　B. 多吃水果　　　　　　C. 少食多餐

    D. 多饮水　　　　　　　　E. 高蛋白饮食

35. 侯女士,42 岁,确诊为"AML-M₅",于近日进行异基因造血干细胞移植,移植术后对于感染的预防与护理,下列措施中不妥的是

    A. 病室内桌面、墙壁、所用物品表面及地面每天用消毒液擦拭 2 次

    B. 定期细菌检查

    C. 允许病人家属经常进入层流室探视病人

    D. 每天冲洗会阴 1 次

    E. 各种食物需经微波炉消毒后食用

36. 护理系统性红斑狼疮病人要注意下列问题,应避免

    A. 关节肿痛者让关节处于功能位　　　B. 每天用消毒液漱口 5 次

    C. 脱发者每周温水洗头 2 次　　　　　D. 不要在病人面前说"狼疮"二字

    E. 出现胃肠反应者应及时停用激素

37. 下列不属于弥漫性结缔组织病的是

    A. 系统性红斑狼疮　　　　B. 类风湿关节炎　　　　C. 硬皮病

    D. Reiter 综合征　　　　　E. 原发性干燥综合征

38. 针对关节疼痛的病人,下列所采取的护理措施应避免的是

    A. 病变早期轻微者,可采用中医按摩推拿关节肌肉等非药物止痛方法

    B. 采用转移注意力方法,通过看电视、听音乐等

    C. 病变早期轻微者,需采取止痛剂

    D. 运用物理治疗方法如红外线、蜡疗法、水疗法等可缓解

    E. 遵医嘱外用活络油等涂擦

39. 陈女士,32 岁,系统性红斑狼疮病史 2 年,有发热和关节肿痛,面部发现紫红色斑块并有少量蛋白尿发生。下列护理措施应避免的是

    A. 清水洗脸　　　　　　　　　B. 避免使用肾脏损害药物

    C. 房间内挂厚窗帘遮光　　　　D. 经常检查口腔和皮肤病情况

    E. 多食芹菜、香菜类绿叶蔬菜

40. 评估痛风病人的身体状况时,发现其最易受累的关节是
   A. 腕关节　　　　　　B. 掌指关节　　　　　　C. 肘关节
   D. 膝关节　　　　　　E. 跖关节

41. 双胍类药物的不良反应是
   A. 体重增加　　　　　B. 胃肠道反应　　　　　C. 低血糖
   D. 皮疹　　　　　　　E. 肛门排气增多

42. 甲亢病人应用β受体阻滞剂,判断应停药的指征是心率
   A. <70 次/分　　　　B. <65 次/分　　　　　C. <60 次/分
   D. <55 次/分　　　　E. <50 次/分

(43～44 题共用题干)

朱先生,48 岁。右上腹持续性隐痛半个月,加重 2 天,无呕吐及发热史。B 超提示肝脏右叶有一个 17cm×14.5cm 低回声区,回声不均匀,边界不清,收住院。

43. 建议进一步的检查是
   A. 腹部平片　　　　　B. 血 γ-谷氨酰转移酶　　　C. 血 AFP
   D. 肝功能　　　　　　E. 肝放射性核素扫描

44. 最重要的病情观察内容是
   A. 情绪　　　　　　　B. 食欲情况　　　　　　C. 体温变化
   D. 血压情况　　　　　E. 腹部情况

(45～46 题共用题干)

赵先生,49 岁,患风湿性心脏瓣膜病,因发生感染,心功能Ⅲ级而入院。给予抗感染和抗心力衰竭治疗。近日出现乏力、腹胀、心悸、心电图出现 U 波增高。

45. 目前赵先生出现的并发症是
   A. 高钾血症　　　　　B. 低钾血症　　　　　　C. 高钠血症
   D. 低钠血症　　　　　E. 洋地黄中毒

46. 护士给赵先生做健康指导,告之预防该疾病复发最佳的方法是
   A. 坚持锻炼,防止呼吸道感染　　　　B. 减少运动,多休息
   C. 坚持限制钠盐饮食　　　　　　　　D. 减轻心理压力,增强康复信心
   E. 定期复查,必要时进行血细菌培养

(47～51 题共用备选答案)
   A. 周围神经炎　　　　B. 听力障碍　　　　　　C. 球后视神经炎
   D. 肝损害　　　　　　E. 胃肠道反应

47. 异烟肼的主要不良反应是

48. 链霉素的主要不良反应是

49. 对氨基水杨酸的主要不良反应是

50. 利福平的主要不良反应是

51. 乙胺丁醇的主要不良反应是

(52～53 题共用题干)

李女士,35 岁。因发热、寒战、腰痛 5 天入院。右肾区有叩击痛,尿常规:红细胞 5～6/HP,白细胞 20～30/HP,中段尿培养大肠埃希菌>10⁵/ml。经抗生素治疗 3 天后体温正常

52. 此时应

A. 停用抗生素　　　　　B. 青霉素巩固治疗 1 周　　　C. 继续用抗生素达 14 天

D. 碱化尿液　　　　　　E. 如尿培养阴性,停用抗生素

53. 病人住院 2 周,出院时尿常规正常,尿培养阴性,不发热,仍感腰痛,肾区无叩痛,出院后应注意

A. 定时复查尿培养　　　B. 继续用抗生素治疗　　　　C. 长期服用碳酸氢钠

D. 每晚服抗生素 1 次　　E. 卧床休息至腰痛消失

（54～55 题共用题干）

汤女士,40 岁,消化性溃疡病史 3 年,频繁黑便,经医院检查 Hb 90g/L,红细胞计数 3.0×10^{12}/L,确诊为缺铁性贫血。

54. 试分析该病人发生贫血的主要病因是

A. 慢性失血　　　　　　B. 铁的需求量增加　　　　　C. 缺乏胃蛋白酶

D. 缺乏叶酸　　　　　　E. 缺乏维生素 B_{12}

55. 遵医嘱选用硫酸亚铁治疗,护理措施正确的是

A. 餐前服用　　　　　　　　　　B. 可与茶同服

C. 与磷酸盐同服,不需用吸管　　D. 可与橙汁同服

E. 为减少胃肠道反应可用牛奶送服

（56～58 题共用备选答案）

A. 硫酸亚铁　　　　　　B. 肾上腺皮质激素　　　　　C. 丙酸睾酮

D. 甲酰四氢叶酸　　　　E. 免疫抑制剂

56. 治疗缺铁性贫血首选

57. 非重型再障的首选治疗

58. 特发性血小板减少性紫癜治疗首选药物

（59～60 题共用题干）

胡爷爷,75 岁,有糖尿病史近 20 年,近两年来出现视物模糊,右足底有一胼胝影响行走,为图方便就在马路边的游医处修脚,约 1 周左右红肿明显,无法穿鞋走路,就诊于医院,医生检查右脚底发现有一 3cm×3cm 的溃烂,探及深度约 1cm,右足 X 线检查无骨组织病变。

59. 该病人的糖尿病足分级属于

A. 1 级　　　　　　　　B. 2 级　　　　　　　　　　C. 3 级

D. 4 级　　　　　　　　E. 5 级

60. 此病人目前最主要的护理诊断/问题是

A. 潜在并发症:酮症酸中毒　B. 疼痛　　　　　　C. 有受伤的危险

D. 知识缺乏　　　　　　E. 营养失调:低于机体需要量

二、名词解释(5 小题,每小题 3 分,共 15 分)

1. 呼气性呼吸困难
2. 上消化道大量出血
3. 心脏压塞征
4. 糖尿病酮症酸中毒
5. 巨幼细胞贫血

三、填空题(15 小题,每空 1 分,共 15 分)

1. 促进有效排痰的方法主要有_____、_____、_____、_____、_____和_____。

2. 胃溃疡腹痛的节律为_____;十二指肠溃疡腹痛的节律_____。

3. 血液病的种类包括_____、_____、_____三类。

4. 急性肾衰竭的典型临床表现可分为三期:_____期、_____期和_____期。

5. 库欣综合征的具体表现为_____脸、_____肥胖、皮肤紫纹、痤疮等,伴有高血压和骨质疏松等。

四、简答题(4 小题,每小题 5 分,共 20 分)

1. 简述胸腔闭式引流的护理要点。

2. 简述垂体危象病人的护理。

3. 如何指导晨僵病人进行关节的功能锻炼?

4. 如何指导腹泻病人正确饮食?

五、病例分析题(2 小题,每小题 10 分,共 20 分)

1. 李先生,49 岁,公司经理。心前区剧烈疼痛 12 小时,急诊入 CCU。病人于上午 9 时正在公司开会时,突感胸骨后刀割样疼痛,向左肩部放射,休息和舌下含服硝酸甘油不能缓解,晚上疼痛加剧,伴恶心、呕吐、大汗淋漓。既往身体健康,其母患有冠心病 20 余年。

护理查体:体温 38.9℃,脉搏 110 次/分,呼吸 25 次/分,血压是 120/70mmHg,神清,痛苦面容。

辅助检查:心电图示 $V_1\sim V_6$ 导联出现异常 Q 波,T 波倒置;$V_1\sim V_6$、I、aVL 导联 ST 段弓背向上抬高。实验室检查示 CPK、CPK-MB、AST、LDH 均增高,WBC 12×10^9/L。

请回答:

(1)请写出病人主要的护理诊断/问题(3 个)。

(2)如何指导病人合理休息与活动?

2. 严女士,45 岁。于 6 小时前进餐时突感头剧烈头痛,随后神志不清,约 5 分钟后清醒,出现恶心、呕吐,呕吐物为胃内容物,无发热、抽搐、肢体活动障碍。立即到地医院就诊,行颅脑 CT 扫描示蛛网膜下腔出血。既往 1 个月前发作相同性质头痛 1 次,但无意识障碍,持续约 6 小时后缓解。有高血压病史,最高血压达 180/100mmHg,口服降压药降压,但未监测血压控制效果。

请回答:

(1)目前病人主要存在哪些护理问题?首要的护理措施是什么?

(2)严女士应该如何预防再出血,如何开展健康教育?

综合练习题三

一、选择题(60 小题,每小题 0.5 分,共 30 分)

1. 支气管扩张病变部位在肺下叶背部,体位引流应采取

A. 俯卧位,腰部抬高　　　　　B. 平卧位　　　　　C. 仰卧位,腰臀部抬高

D. 半坐卧位　　　　　E. 头低足高位

2. 支气管哮喘吸入激素的主要不良反应是

A. 骨质疏松   B. 口腔真菌感染   C. 水钠潴留

D. 精神神经症状   E. 停药病情反复

3. 为改善肺功能进行缩唇呼气训练时,要求蜡烛火焰距离病人口唇

A. 10～15cm   B. 15～20cm   C. 20～25cm

D. 25～30cm   E. 30～35cm

4. 支气管扩张典型的临床表现是

A. 慢性咳嗽、大量脓痰和喘息   B. 慢性咳嗽、大量脓痰和呼吸困难

C. 慢性咳嗽、大量脓痰和胸痛   D. 慢性咳嗽、大量脓痰和高热

E. 慢性咳嗽、大量脓痰和(或)反复咯血

5. 宁女士,55岁,肺心病史6年,入院时咳嗽、咳黄痰、呼吸困难、双下肢水肿,次日出现嗜睡、球结膜水肿。与病人双下肢水肿有关的主要因素是

A. 左心衰竭   B. 右心衰竭   C. 左房衰竭

D. 全心衰竭   E. 血浆胶体渗透压下降

6. 病人男性,38岁,受凉后突发高热、寒战伴右侧胸痛1天,胸部透视右中肺大片浅淡阴影。诊断为右下肺炎,给予抗生素治疗,正确的疗程时间是

A. 4天   B. 5天   C. 6天

D. 7天   E. 8天

7. 詹女士,49岁。刺激性咳嗽5个月,视物不清10天。胸片示左肺上叶尖段边直径8cm不规则块状阴影。考虑出现Horner综合征。此病变造成的临床表现不包括

A. 面部无汗   B. 瞳孔缩小   C. 眼球内陷

D. 声音嘶哑   E. 上眼睑下垂

8. 潘先生,28岁。因气胸行右侧胸腔负压吸引闭式引流2天。见引流管无气泡逸出,也无水柱波动。应首先考虑

A. 肺已完全复张   B. 引流管脱出胸壁   C. 引流管阻塞

D. 吸引负压不够   E. 肺已部分复张

9. 唐先生,70岁。反复咳嗽、咳痰伴喘息30年,诊断为慢阻肺。1周前受凉后咳嗽加重,咳黏稠黄痰,常无力咳出。近2天失眠。1天前自服地西泮5mg,次日晨呼之不应。护理查体:昏睡,呼吸24次/分,口唇发绀,球结膜水肿。双肺散在湿啰音及哮鸣音。首先考虑的是

A. 地西泮中毒   B. 肝性脑病   C. 脑血管意外

D. 糖尿病酮症酸中毒   E. 肺性脑病

10. 循环系统疾病病人出现呼吸困难的情况主要见于

A. 心肌梗死   B. 左心衰竭   C. 右心衰竭

D. 心律失常   E. 冠心病

11. 下列不属于右心衰竭特点的是

A. 双下肢水肿   B. 发绀   C. 颈静脉怒张

D. 肝大   E. 咳嗽

12. 急性肺水肿病人,吸氧时在湿化瓶中加入乙醇溶液的浓度是

A. 10%～20%   B. 30%～40%   C. 30%～50%

D. 40%～50%　　　　　　　E. 50%～60%

13. 洋地黄中毒引起的快速性心律失常首选的抗心律失常药为

A. 普罗帕酮　　　　　　B. 维拉帕米　　　　　　C. 胺碘酮

D. 普萘洛尔　　　　　　E. 苯妥英钠

14. 频发室性期前收缩是指

A. 每分钟发生期前收缩在 2 次以上　　　B. 每分钟发生期前收缩在 3 次以上

C. 每分钟发生期前收缩在 5 次以上　　　D. 每小时发生期前收缩在 5 次以上

E. 每天发生期前收缩在 5 次以上

15. 高血压非药物疗法中不恰当的是

A. 限制钠盐摄入　　　　B. 限制钙和钾盐摄入　　　C. 控制体重

D. 适当有氧运动　　　　E. 戒烟、限酒

16. 防止直立性低血压的措施中,下列错误的是

A. 避免长时间站立　　　　　　　　B. 改变体位动作宜缓慢

C. 服药时间宜选在平静休息时　　　D. 避免用过热的水洗澡或蒸汽浴

E. 一旦发生采取床头抬高

17. 二尖瓣狭窄最重要的体征是

A. 尖瓣开放拍击音　　　　　　　B. 心尖区第一心音亢进

C. 二尖瓣面容　　　　　　　　　D. 心尖部舒张期隆隆样杂音

E. 心尖部收缩期粗糙吹风样杂音

18. 刘女士,65 岁,既往有高血压史 20 年,间断胸闷 1 周,1 天前于夜间突然呼吸困难被迫坐起,呼吸可达 30～40 次/分,咳嗽、咳痰,咳大量粉红色泡沫痰。考虑其发生了急性肺水肿,为减少回心血量、减轻呼吸困难首先应采取

A. 高浓度吸氧　　　　　　B. 利尿　　　　　　C. 端坐,双腿下垂

D. 平卧,抬高下肢　　　　E. 皮下注射吗啡

19. 韩先生,50 岁,因室性期前收缩入院就诊,经治疗病情好转,下列健康指导说法错误的是

A. 按时、按剂量服药　　　　　　B. 保持情绪稳定,避免紧张不安

C. 可以吸烟、饮酒、喝浓咖啡　　D. 教会家属心肺复苏术

E. 保持充足的睡眠

20. 郭先生,60 岁。持续心前区疼痛 2 小时入院,心电图示:Ⅱ、Ⅲ、aVF 导联 ST 段抬高,实验室检查提示本病最特异和最敏感的标志物是

A. 血白细胞　　　　　　B. 血肌钙蛋白 I 或 T　　　　　C. 血脂

D. 空腹血糖　　　　　　E. 血沉

21. 秦女士,39 岁,风湿性心脏病二尖瓣狭窄 10 余年,心房颤动 5 年。今晨大便时突发右侧偏瘫,最可能的原因是

A. 心室颤动　　　　　　B. 脑血栓形成　　　　　　C. 脑栓塞

D. 脑出血　　　　　　　E. 心力衰竭

22. 秦女士,18 岁,诊断为风湿热 1 年,医生考虑此病人病变已侵犯到心脏。本病最常见的并发症是

A. 充血性心力衰竭　　　　B. 贫血　　　　　　　C. 心源性休克

D. 室性心律失常   E. 下肢静脉血栓

23. 刘先生,27 岁,已确诊为肥厚性心肌病。其母亲在 39 岁时就因心脏病而去世,病人通过查文献得知,此病与遗传性有关,且有猝死的危险,因此认为自己死亡是迟早的事,不愿配合治疗,对生活失去信心。针对此病人,护士首先应该做的是

A. 与病人建立有效的沟通   B. 全面评估病人的身心状况

C. 将此情况报告主管医生   D. 将此情况报告护士长

E. 向病人介绍疾病的治疗进展

24. 护士对实施心包穿刺的病人做术前宣教,以下宣教内容错误的是

A. 向病人介绍穿刺的意义

B. 给病人提供心理疏导

C. 告知病人术中有任何不适要告知医护人员

D. 告知病人术中勿剧烈咳嗽

E. 嘱病人在术中深呼吸

25. 方先生,30 岁。因发热伴胸痛、气急诊断为急性心包炎,有关此病人的用药护理中正确的是

A. 绝对不用洋地黄制剂

B. 必须用洋地黄制剂

C. 若病人合并心房颤动,且心室率明显增快时可使用洋地黄制剂

D. 若病人合并心衰时就应该用洋地黄制剂

E. 如病人胸痛剧烈时就应该用洋地黄制剂

26. 下列有关库欣综合征的描述不正确的是

A. 主要临床表现向心性肥胖、高血压、骨质疏松

B. 肾上腺素分泌过少

C. 成人多于儿童

D. 儿童病人腺癌多见

E. 女性男性化明显提示腺癌

27. 关于血糖试纸的保存与使用,下列错误的是

A. 取出试纸后及时将盖子盖紧   B. 阴凉、干燥处存放

C. 冰箱冷藏   D. 试纸受潮不能使用

E. 一片试纸只能使用 1 次

28. 下列有关腰椎穿刺术的相关护理措施不正确的是

A. 术前帮助病人取侧卧屈颈抱膝位

B. 术中留脑脊液做细菌培养,试管口应用酒精灯火焰灭菌

C. 术后保持穿刺部位纱布的干燥

D. 术后嘱病人去枕平卧 4~6 小时

E. 术后禁食禁水

29. 徐先生,23 岁。癫痫病史 5 年,曾有强直阵挛发作。下列最适宜的职业是

A. 电工   B. 邮递员   C. 游泳运动员

D. 办公室职员   E. 汽车驾驶员

30. 20％甘露醇 250ml 静脉滴注对颅内压增高病人进行脱水治疗，一般静滴的时间是

A. 5～10 分钟　　　　　　B. 15～30 分钟　　　　　　C. 30～45 分钟

D. 45～60 分钟　　　　　　E. 60～90 分钟

31. 观察颅内压增高的病人病情变化时最需要注意的是

A. 脉搏强弱　　　　　　　B. 呼吸节律　　　　　　　C. 血压波动

D. 体温变化　　　　　　　E. 瞳孔变化

32. 腹泻时对病人采取的护理措施，错误的是

A. 摄入少渣、易消化饮食　　B. 避免饮酒　　　　　　　C. 卧床休息，减少活动

D. 涂凡士林保护肛周皮肤　　E. 腹部冷敷减少充血

33. 慢性胃炎的饮食护理，下列不适宜的是

A. 忌暴饮暴食　　　　　　　　　B. 宜少量多餐

C. 宜定时定量进餐　　　　　　　　D. 为帮助消化，餐后宜从事体力劳动

E. 胃酸低者多喝鸡汤和肉汤

34. 下列最能提示胃溃疡恶变的是

A. 多发溃疡　　　　　　　B. 复合溃疡　　　　　　　C. 胃小弯侧溃疡

D. 溃疡＞2cm　　　　　　　E. 溃疡位于胃腔轮廓之外，周围黏膜呈星状聚合

35. 肝硬化最常见的并发症是

A. 感染　　　　　　　　　B. 上消化道出血　　　　　　C. 肝肾综合征

D. 肝性脑病　　　　　　　E. 肝癌

36. 血尿是指离心后尿沉渣每高倍视野红细胞为

A. 3 个以上　　　　　　　B. 5 个以上　　　　　　　C. 6 个以上

D. 8 个以上　　　　　　　E. 10 个以上

37. 肾性水肿一般首先表现出

A. 双下肢对称性凹陷性水肿　　　　B. 胸腔积液

C. 心包积液　　　　　　　　　　　D. 腹水

E. 眼睑及面部水肿

38. 关于血尿的描述不妥的是

A. 新鲜尿离心后沉渣每高倍镜视野红细胞＞3 个为镜下血尿

B. 尿沉渣 Addis 计数 12 小时排泄的红细胞数＞50 万为镜下血尿

C. 尿液外观为洗肉水样、血样或有血凝块时，称为肉眼血尿

D. 1L 尿含 10ml 血液即呈现肉眼血尿

E. 血尿发生原因多为肾小球肾炎、肾盂肾炎、结石、肿瘤等

39. 急性肾盂肾炎的女青年，治愈出院时护士给予保健指导，其中不妥的是

A. 多饮水、勤排尿　　　　B. 禁止盆浴　　　　　　　C. 低盐饮食

D. 避免劳累　　　　　　　E. 坚持体育运动，增强机体抵抗力

40. 下列食物中不属于高生物效价优质蛋白的是

A. 牛奶　　　　　　　　　B. 鸡蛋　　　　　　　　　C. 麦蛋白

D. 鱼肉　　　　　　　　　E. 瘦猪肉

41. 腹膜透析引起腹痛的原因不包括

A. 透析液温度过高　　　　B. 透析管移位　　　　　C. 排出透析液过快

D. 肠麻痹、肠胀气　　　　E. 发生腹膜炎

42. 骨髓移植前病人的准备错误的是

A. 移植前应对病人进行全面身体检查

B. 入室前 3 天开始服用肠道易吸收的抗生素

C. 入室前 1 天,剪指(趾)甲、剃毛发、洁脐

D. 入室当天清洁灌肠

E. 对病人进行预处理

(43~45 题共用题干)

杨先生,51 岁,农民,吸烟 30 年,咳嗽、咳白色黏痰 6 年,每年持续 3 个月以上,近 3 天咳嗽加重,痰量增多,痰色呈黏液脓性,不易咳出,背部及两肺下野听诊闻及散在湿啰音。

43. 主要的护理诊断/问题是

A. 疼痛　　　　　　　　　B. 活动无耐力　　　　　C. 清理呼吸道无效

D. 气体交换受损　　　　　E. 营养失调:低于机体需要量

44. 目前该病人病情处于

A. 潜伏期　　　　　　　　B. 急性发作期　　　　　C. 慢性迁延期

D. 临床缓解期　　　　　　E. 恢复期

45. 病人病情好转后,如对其进行健康教育,首先要

A. 嘱病人加强营养　　　　　　　　B. 嘱病人加强劳动保护

C. 教会病人进行缩唇呼吸　　　　　D. 指导病人坚持锻炼

E. 劝戒烟

(46~49 题共用题干)

韩先生,38 岁,饮酒后诱发上腹持续性疼痛,阵发性加剧并向腰背部放射 15 小时,进食后疼痛加剧,伴恶心、呕吐、腹胀。入院后护理查体:体温 38.4℃,中上腹轻压痛、无腹肌紧张及反跳痛。抽血检查提示血淀粉酶升高。病人自述每日饮 5 两白酒。

46. 首先考虑的是

A. 消化性溃疡急性穿孔　　B. 急性肠梗阻　　　　　C. 急性心肌梗死

D. 急性胃肠炎　　　　　　E. 急性胰腺炎

47. 首优的护理诊断/问题是

A. 急性疼痛　　　　　　　B. 知识缺乏　　　　　　C. 体温过高

D. 有体液不足的危险　　　E. 营养失调:低于机体需要量

48. 给予的饮食护理,正确的是

A. 普食　　　　　　　　　B. 低糖流质饮食　　　　C. 高蛋白饮食

D. 软食　　　　　　　　　E. 禁食

49. 针对此病人进行出院健康教育,最重要的是

A. 避免进食高脂食物　　　B. 避免暴饮暴食　　　　C. 定期门诊复查

D. 戒酒　　　　　　　　　E. 戒烟

(50~51 题共用题干)

张先生,35 岁。因发热寒战,腰痛 5 天入院。右肾区有叩击痛,尿常规:红细胞 5~6/

HP,白细胞 20～30/HP,中段尿培养大肠埃希菌＞10^5/ml。经抗生素治疗 3 天后体温正常

50. 此时应
A. 停用抗生素　　　　　B. 青霉素巩固治疗 1 周　　　　　C. 继续用抗生素达 14 天
D. 碱化尿液　　　　　E. 如尿培养阴性,停用抗生素

51. 病人住院 2 周,出院时尿常规正常,尿培养阴性,不发热,仍感腰痛,肾区无叩痛,出院后应注意
A. 定时复查尿培养　　　B. 继续用抗生素治疗　　　　C. 长期服用碳酸氢钠
D. 每晚服抗生素 1 次　　E. 卧床休息至腰痛消失

(52～54 题共用备选答案)
A. 体内贮存铁缺乏　　　　　　　B. 溶血
C. 骨髓造血功能障碍　　　　　　D. 自身免疫性胃炎致维生素 B_{12} 吸收不良
E. 珠蛋白合成障碍

52. 缺铁性贫血的病因是
53. 可引起巨幼细胞贫血的原因是
54. 再生障碍性贫血的发病机制是

(55～58 题共用题干)

陶女士,78 岁。今晨因与家人发生口角时跌倒在地,人事不省立即送入医院。护理体查:血压 200/120mmHg,浅昏迷,右侧偏瘫。行颅脑 CT 检查示:左基底节部位高密度影。既往有多年高血压病病史。

55. 对该病人的护理措施,不正确的是
A. 抬高头部　　　　　B. 头置冰袋　　　　　C. 保持呼吸道通畅
D. 避免搬动体位　　　E. 迅速降低血压至正常

56. 入院后 2 天发现病人出现呼吸变慢、瞳孔不等大,首先考虑的病情变化是
A. 窒息　　　　　B. 脑疝　　　　　C. 休克
D. 心力衰竭　　　E. 呼吸衰竭

57. 此时首要的护理措施是
A. 吸氧　　　　　　　B. 把头偏向一侧　　　　　C. 迅速建立静脉通道
D. 瘫痪肢体摆放功能位　E. 保持大便通畅

58. 护士进行健康指导时,应告知家属该疾病最常见的病因是
A. 肥胖　　　　　B. 吸烟　　　　　C. 高血压
D. 高血脂　　　　E. 高盐饮食

(59～60 题共用题干)

黄女士,26 岁,肥胖、头痛伴闭经 1 年半。护理查体:血压 180/110mmHg,向心性肥胖,满月脸,皮肤薄,有痤疮,腹壁有宽大紫纹,下肢胫前可凹性水肿。

59. 针对该病人进行护理评估,为明确库欣综合征,拟进行的辅助检查项目为
A. 血浆皮质醇　　　　　　　B. 尿游离皮质醇
C. 血皮质醇昼夜节律　　　　D. 小剂量地塞米松抑制试验
E. 大剂量地塞米松抑制试验

60. 为预防该病人发生感染,下列护理措施不正确的是

A. 保持环境及床单位整洁,减少感染源　　B. 严格执行无菌操作技术

C. 均不考虑交叉感染发生　　　　　　　　D. 保持皮肤、外阴、衣着、用具等清洁卫生

E. 尽量减少侵入性治疗措施

二、名词解释(5 小题,每小题 3 分,共 15 分)

1. 慢性阻塞性肺疾病
2. 短暂性脑缺血发作
3. 阿-斯综合征
4. 溃疡性结肠病
5. 甲状腺功能亢进症

三、填空题(15 小题,每空 1 分,共 15 分)

1. 高血压病人一般应采用中度限盐饮食,即钠摄入控制在_____左右。

2. 结核病的化疗原则是_____、_____、_____、_____、_____。

3. 慢性肾衰竭的水、电解质和酸碱平衡失调可表现为:_____平衡失调、_____平衡失调、_____性酸中毒、低钙血症、高磷血症、高镁血症等。

4. 当痛风性关节炎急性发作时,绝对_____休息,使患肢_____。

5. 意识障碍按程度可分为 _____、_____、_____、_____和_____。

四、简答题(4 小题,每小题 5 分,共 20 分)

1. 简述心肌梗死的临床表现。
2. 简述咯血病人护理的注意事项。
3. 简述肾病综合病人使用糖皮质激素的原则和不良反应的观察。
4. 简述糖尿病饮食的原则。

五、病例分析题(2 小题,每小题 10 分,共 20 分)

1. 刘先生,36 岁,上腹痛伴呕吐 1 周入院。1 周前无明显诱因自觉上腹痛,呈饥饿痛。同时伴呕吐,呕吐物为隔夜食物,自服制酸药无效,为进一步诊治入院。病人 7 年前曾因上腹痛作钡餐诊断"十二指肠球部溃疡",治疗(具体治疗不详)后症状缓解,4 年前曾黑便 3 天,未诊治,大便自行转黄;6 个月前因上腹痛,当地医院 B 超诊断"胆囊结石",行"胆囊切除术",术后症状无缓解,服制酸药可暂时缓解。个人史及家族史无特殊。

护理查体:生命体征平稳,神清合作,皮肤巩膜无黄染,浅表淋巴结不大,心肺(一),腹软,上腹可见胃型,有振水声,无压痛、反跃痛及肌紧张,肝脾未及,移动性浊音(一),双下肢无水肿。

辅助检查:胃镜示十二指肠球部畸形,后壁可见一大小约 1.0cm×1.0cm 溃疡,溃疡底附白苔及血痂,周围黏膜明显充血水肿,移行部狭窄,胃镜不能通过;Hp(一);钡餐示十二指肠球后约 7cm 窄段,多系瘢痕狭窄。

临床诊断:十二指肠球部溃疡。

制酸治疗后症状好转,自动出院。

请回答:

(1)该病人存在的主要护理诊断/问题及诊断依据是什么?

(2)该病人易出现哪些并发症,如何进行病情观察?

(3)请为该病人制订饮食护理措施。

2. 大二学生小敬,男性,20岁,因反复发热1个月余入院。曾在校医院用青霉素治疗,体温下降后又回升,最高达40℃。

护理查体:体温39℃、脉搏100次/分、呼吸25次/分,精神萎靡,贫血貌,未见皮下出血点,全身浅表淋巴结未及,胸骨下端明显压痛,心肺(一),肝脾均肋下2cm,无压痛,余未见明显异常。

辅助检查:WBC $110×10^9/L$,Hb 65g/L,血小板计数 $70×10^9/L$。外周血中可见到原始及早幼粒细胞。

初步诊断:急性粒细胞性白血病。

请回答:

(1)为明确诊断护士可建议病人做哪些检查?

(2)若给病人选用DA化疗方案,写出化疗药物的主要不良反应及护理措施。

(3)列举病人目前主要的护理诊断/问题(至少2个)并简述相应的护理措施。

综合练习题四

一、选择题(60小题,每小题0.5分,共30分)

1. 张先生,70岁,有慢性阻塞性肺疾病病史,动辄气促,长期氧疗。反复右侧气胸4次,此次气胸再发入院,经多次抽气,肺仍未完全复张。下一步治疗不适宜的是

　　A. 胸腔闭式引流　　　　　B. 闭式引流负压吸引　　　　　C. 解痉平喘

　　D. 胸膜粘连疗法　　　　　E. 胸膜修补术

2. 晋先生,57岁,因肺癌进行放射治疗,较少出现的不良反应是

　　A. 骨髓抑制　　　　　　　B. 胃肠道反应　　　　　　　　C. 免疫功能低下

　　D. 骨质疏松　　　　　　　E. 局部皮肤的损伤

3. 沈女士,27岁,近1个月来咳嗽,咳白色黏痰,偶带血丝,午后低热,疲乏无力,伴有心悸、盗汗,体重下降3kg。X线胸片发现右上肺野云雾状淡薄阴影,无透光区。痰结核分枝杆菌检查连续3次阴性。错误的护理措施是

　　A. 住院隔离

　　B. 给予高热量、高维生素、高蛋白饮食

　　C. 按医嘱给予抗结核药物治疗,并观察药物不良反应

　　D. 做好保健指导

　　E. 对病人的食具、用品、痰等进行消毒

4. 李先生,35岁,淋雨后突然高热4天,伴寒战、咳铁锈色痰。护理查体:体温40℃,脉搏102次/分,呼吸22次/分,急性病容,呼吸急促,右下肺语颤增强、叩诊浊音、呼吸音减弱、可闻及支气管呼吸音及湿啰音。胸部X线片示右下肺大片密度均匀阴影。首要护理诊断/问题是

　　A. 体温过高　　　　　　　B. 气体交换受损　　　　　　　C. 组织灌注异常

　　D. 舒适的改变　　　　　　E. 皮肤完整性受损

5. 苗女士,58岁,患慢性阻塞性肺疾病多年,现体重下降明显。应给予

A. 高热量、低蛋白、高脂肪饮食　　　　B. 低热量、高蛋白、高维生素饮食

C. 高热量、高蛋白、高维生素饮食　　　　D. 高热量、低蛋白、高维生素饮食

E. 低热量、低蛋白、高维生素饮食

6. 对于缺氧伴高碳酸血症的慢性呼吸衰竭病人,最适宜的吸氧浓度是

A. 15%～20%　　　　B. 25%～30%　　　　C. 35%～40%

D. 45%～50%　　　　E. >50%

7. 服用异烟肼的主要不良反应是

A. 末梢神经炎　　　　B. 听力障碍　　　　C. 视神经炎

D. 关节疼痛　　　　E. 胃肠道反应

8. 对支气管哮喘病人进行健康教育,错误的是

A. 室内放置花草、美化环境　　　　B. 不宜用羊毛毯、羽毛枕

C. 避免食用牛奶、鱼、虾等食物　　　　D. 戒烟酒

E. 保持乐观情绪

9. 昏迷病人呕吐时最重要的护理措施是

A. 绝对卧床　　　　B. 吸氧

C. 保持呼吸道通畅　　　　D. 监测呕吐的次数及呕吐物的性状

E. 防止水电解质紊乱

10. 黄疸病人的护理措施正确的是

A. 绝对卧床休息　　　　B. 增加蛋白质的摄入　　　　C. 冰水浴止痒

D. 用肥皂水清洁皮肤　　　　E. 瘙痒病人防止用手搔抓

11. 消化性溃疡病人最主要的症状是

A. 食欲缺乏　　　　B. 反酸嗳气　　　　C. 恶心呕吐

D. 呕血黑便　　　　E. 节律性上腹痛

12. 空腹痛最常见于

A. 胃溃疡　　　　B. 十二指肠溃疡　　　　C. 急性胆囊炎

D. 急性胰腺炎　　　　E. 胃癌

13. 溃疡性结肠炎主要临床表现

A. 腹痛　　　　B. 腹泻　　　　C. 腹膜刺激征

D. 腹胀　　　　E. 贫血

14. 大量腹水病人最宜采取的体位是

A. 平卧位　　　　B. 侧卧位　　　　C. 半卧位

D. 低枕卧位　　　　E. 端坐位

15. 肝硬化门静脉高压症的三大临床表现是

A. 脾大、腹水、侧支循环建立和开放　　　　B. 腹水、肝大、贫血

C. 肝大、腹水、侧支循环建立和开放　　　　D. 出血倾向和贫血、腹水、脾大

E. 侧支循环建立和开放、贫血、脾大

16. 原发性肝癌病人最突出的体征是

A. 腹水呈血性　　　　B. 腹膜刺激征　　　　C. 肝进行性肿大

D. 黄疸与发热　　　　E. 腹壁静脉曲张

17. 不符合急性胰腺炎临床表现的是
    A. 上腹部可扪及包块
    B. 腹部可出现压痛及反跳痛
    C. 腹痛向腰背部放射
    D. 可在饱餐或饮酒后发作
    E. 腹痛程度与血清淀粉酶升高相平行

18. 大便潜血试验呈阳性提示上消化道出血量至少是
    A. 5ml
    B. 10ml
    C. 15ml
    D. 50ml
    E. 100ml

19. 双气囊三腔管压迫止血适用于
    A. 胃溃疡出血
    B. 十二指肠溃疡出血
    C. 食管癌出血
    D. 胃癌出血
    E. 食管胃底静脉曲张破裂出血

20. 有关纤维胃镜检查的护理,错误的是
    A. 术前向病人介绍胃镜检查的目的和注意事项
    B. 检查前禁食禁水 12 小时
    C. 检查前要用 2‰～4‰ 利多卡因进行咽部喷雾麻醉
    D. 当胃镜通过咽喉部时嘱病人做吞咽动作
    E. 检查后交代病人若出现剧烈腹痛、黑便、呕血等应立即就医

21. 张先生,肝硬化腹水,突然出现腹痛和发热,体温 38.5℃,血白细胞计数为 14.0×10⁹/L,腹水混浊,经培养有大肠埃希菌生长。该病人可能并发了
    A. 脓毒血症
    B. 胆道感染
    C. 自发性腹膜炎
    D. 结核性腹膜炎
    E. 败血症

22. 沈先生,58岁,因消瘦、腹胀、食欲减退入院。病前曾有慢性肝病史,护理查体:皮肤、巩膜黄染,腹部膨隆,脾肋下可触及,移动性浊音阳性。首优的护理诊断/问题是
    A. 营养失调:低于机体需要量
    B. 体液过多
    C. 活动无耐力
    D. 焦虑
    E. 知识缺乏

23. 林女士,49 岁,因急性胰腺炎入院,经治疗后腹痛、呕吐基本缓解,此时护士应指导病人饮食应选择
    A. 低脂高糖流质
    B. 高脂高糖流质
    C. 低脂低糖流质
    D. 高脂低糖流质
    E. 半流质

24. 冯先生,38 岁,突然呕血约 1500ml,伴柏油样大便,急诊入院。有嗜酒史已 20 年。护理查体:神志清楚,精神紧张,四肢发凉,此时最主要的护理诊断/问题是
    A. 组织灌注无效
    B. 活动无耐力
    C. 有受伤的危险
    D. 恐惧
    E. 知识缺乏

25. 右心衰竭最常见的症状是
    A. 恶心呕吐
    B. 劳力性呼吸困难
    C. 咳嗽、咳痰、咯血
    D. 少尿
    E. 疲倦乏力

26. 给病人服用洋地黄类药物前应测量
    A. 体温
    B. 脉搏
    C. 呼吸
    D. 血压
    E. 体重

27. 心脏骤停病人的心电图表现,最常见的是

A. 心脏停搏　　　　　　B. 心室停顿　　　　　　C. 心室扑动或颤动

D. 室性心动过速　　　　E. 无脉性电活动

28. 长期高血压易导致出现并发症的脏器包括

A. 心、脑、肾　　　　　B. 心、肺、脑　　　　　C. 心、肝、肺

D. 肝、肾、脑　　　　　E. 肝、肾、肺

29. 二尖瓣狭窄最早出现的症状是

A. 水肿　　　　　　　　B. 咯血　　　　　　　　C. 劳力性呼吸困难

D. 咳嗽　　　　　　　　E. 端坐呼吸

30. 感染性心内膜炎最常见并发症

A. 心肌脓肿　　　　　　B. 心力衰竭　　　　　　C. 急性心肌梗死

D. 化脓性心包炎　　　　E. 心肌炎

31. 下列不属于心脏压塞体征的是

A. 颈静脉怒张　　　　　B. 心包摩擦音　　　　　C. 肝大

D. 脉压降低　　　　　　E. 奇脉

32. 薛女士,54 岁,公司职员,近日体检发现血压 160/95mmHg,自诉工作压力大时有头痛、失眠等不适,对该病人的健康指导的重点是

A. 尽早应用降压药物,规律用药　　　B. 卧床休息,协助生活料理

C. 生活方式指导,身心休息为主　　　D. 应用药物为主,辅以适当运动

E. 避免劳累,不宜继续工作

33. 殷先生,50 岁。突然出现心前区疼痛伴大汗 3 小时,急诊就医,常见引起心室颤动的心律失常为

A. 室上性心动过速　　　B. 窦性心动过速　　　　C. 心房颤动

D. 短阵室性心动过速　　E. 二度房室传导阻滞

34. 邢先生,41 岁,诊断为"风湿性心脏病、主动脉瓣关闭不全"。该病人较少出现的体征是

A. 水冲脉　　　　　　　B. 短细脉　　　　　　　C. 毛细血管搏动征

D. 股动脉枪击音　　　　E. 点头征

35. 一名 20 岁的肥厚型心肌病病人问护士,自己为什么如此年轻会患心脏病,据他所知,心脏病一般都是中老年人的常见病。护士的解释最科学的是

A. 由于生活方式的改变,现在心血管病开始年轻化

B. 年轻人喜欢喝酒,此病发生与酒精中毒有关

C. 肥厚型心肌病是一种与家族遗传有关的疾病,所以发病较年轻

D. 心肌病主要是因为病毒感染引起的,病毒可以入侵年轻人

E. 长期从事体力活动的人,心脏负担重,容易得心脏病

36. 王先生,60 岁,胸痛持续 2 小时,诊断为急性心肌梗死,给予急诊溶栓治疗。判断病人冠脉是否再通最有价值的指标是

A. 胸痛 2 小时内基本消失　　　　　B. 出现心律失常

C. 心电图抬高 ST 段回降>50%　　　D. 血清心肌酶峰值提前

E. 冠脉造影示闭塞动脉再通

37. 激素替代治疗的服用方法模仿激素的昼夜节律
   A. 在清晨 8 时服用全日量的 2/3,下午 2 时服余下的 1/3
   B. 在清晨 8 时服用全日量的 1/3,下午 2 时服余下的 2/3
   C. 在清晨 8 时服用全日量的 1/2,下午 2 时服余下的 1/2
   D. 在清晨 8 时服用全日量的 3/4,下午 2 时服余下的 1/4
   E. 在清晨 8 时服用全日量的 2/5,下午 2 时服余下的 3/5

38. 下列血清浓度的变化是反映甲状腺功能最敏感指标的是
   A. FT_4 B. FT_3 C. TBG
   D. TSH   E. TT_4

39. 下列仅用于术前准备和甲亢危象的是
   A. 硫脲类   B. 磺脲类   C. 放射性
   D. 复方碘溶液   E. 碳酸锂

40. 库欣综合征病人因免疫功能降低而引起的常见护理诊断/问题为
   A. 自我形象紊乱   B. 体液过多   C. 有感染的危险
   D. 有受伤的危险   E. 焦虑

41. 注射胰岛素时,为避免重复的组织损伤,每次注射点间隔是
   A. 0.5cm   B. 1cm   C. 1.5cm
   D. 2cm   E. 2.5cm

42. 针对痛风病人的护理中,下列护理措施不恰当的是
   A. 急性期绝对卧床休息,抬高患肢,避免关节负重
   B. 高蛋白、高热量、高维生素饮食,多进食牛奶、鸡蛋等
   C. 每天至少饮水 2000ml
   D. 缓解期应适度运动,运动后疼痛超过 1～2 小时应暂时停止此项活动
   E. 受累关节疼痛明显者可用夹板固定制动,或局部冰敷

(43～45 题共用题干)

胡先生,45 岁。腹胀、腹痛,返酸嗳气半年。3 天来反复呕吐,呕吐物为酸性宿食。

43. 该病人的原发病最可能是
   A. 胃炎   B. 胃溃疡   C. 十二指肠溃疡
   D. 慢性胰腺炎   E. 慢性胆囊炎

44. 目前该病人最可能合并
   A. 上消化道出血   B. 穿孔   C. 幽门梗阻
   D. 癌变   E. 急性胃黏膜病变

45. 该病人的饮食护理正确的是
   A. 禁食   B. 流食   C. 软食
   D. 普食   E. 视病情选择流食或禁食

(46～48 题共用题干)

李女士,58 岁,慢性肺源性心脏病病史 4 年,近日因受凉病情加重,出现严重的呼吸困难,昼睡夜醒,表情淡漠。

46. 该病人可能并发了

A. 自发性气胸　　　　　　B. 急性呼吸衰竭　　　　　　C. 肺性脑病

D. 右心衰竭　　　　　　　E. 急性肺部感染

47. 可改善呼吸困难的体位是

A. 平卧位　　　　　　　　B. 半卧位　　　　　　　　　C. 头低脚高位

D. 左侧卧位　　　　　　　E. 右侧卧位

48. 对该病人的护理措施正确的是

A. 低流量持续吸氧　　　　B. 高流量吸氧　　　　　　　C. 不用限制钠盐摄入

D. 给予高脂饮食　　　　　E. 多饮水

(49~51题共用题干)

赵先生,57岁,风湿性心脏病、二尖瓣狭窄、全心衰竭5年,近1周服用地高辛、β受体阻滞剂、ACEI治疗。2天前爬山后出现咳嗽咳痰、发热伴心悸、气短入院。护理查体:体温38℃,呼吸28次/分,血压100/70mmHg,神情,半卧位,口唇、面颊、甲床发绀,可见颈静脉怒张,心界扩大,心率120次/分,律齐,两肺满布干、湿啰音,肝肋下2指,无腹水,双下肢凹陷性水肿。实验室检查:WBC增高伴核左移。

49. 病人心力衰竭发生的主要诱因是

A. 心身过劳　　　　　　　B. 肺部感染　　　　　　　　C. 地高辛用量不当

D. 心律失常　　　　　　　E. β受体阻滞剂用量不当

50. 责任护士遵医嘱发给病人地高辛时,下列护理评估不必要的是

A. 听诊心率　　　　　　　B. 询问有无食欲缺乏、恶心　C. 听心率是否发生改变

D. 询问有无四肢麻木　　　E. 询问有无头疼、黄、绿视

51. 症状控制后,责任护士向病人及家属进行健康教育,不妥的是

A. 积极防治风湿热,避免心衰诱因

B. 定期门诊复查

C. 食谱选择不受限制,以促进食欲为主

D. 遵医嘱按时服药

E. 适量运动,以不出现心悸、气短为度

(52~55题共用备选答案)

A. 阿卡波糖　　　　　　　B. 格列齐特　　　　　　　　C. 瑞格列奈

D. 二甲双胍　　　　　　　E. 罗格列酮

52. 属于磺脲类的药物是

53. 属于格列奈类的药物是

54. 属于α-糖苷酶抑制剂的药物是

55. 属于噻唑烷二酮类的药物是

(56~58题共用题干)

周女士,32岁。反复皮肤黏膜出血、鼻出血3个月,曾服维生素C、云南白药,效果差。护理查体:轻度贫血貌,皮肤散在瘀斑,胸骨无压痛。血象示:白细胞计数$7.8×10^9$/L,血红蛋白100g/L,血小板$30×10^9$/L。

56. 依据现有临床资料,该病人最可能的诊断是

A. 血友病　　　　　　　　B. 过敏性紫癜　　　　　　　C. 脾功能亢进

D. 再生障碍性贫血　　　　E. 特发性血小板减少性紫癜

57. 为明确诊断,建议病人选择最有价值的辅助检查是

A. 肝功能检查　　　　B. 出凝血时间测定　　　　C. 血小板抗体测定

D. 骨髓穿刺活检　　　　E. 毛细血管脆性试验

58. 该病人首选的治疗措施是

A. 脾切除　　　　B. 应用泼尼松　　　　C. 应用雄激素

D. 输全血　　　　E. 输血小板

(59~60题共用题干)

陶先生,70岁,2天前突然出现失语,伴偏瘫、偏身感觉障碍入院。护理查体:一侧肢体瘫痪,肌力0级。头颅CT检查示:病灶低密度影。

59. 考虑该病人最可能发生的疾病是

A. 脑出血　　　　B. 脑栓塞　　　　C. 脑血栓形成

D. 蛛网膜下腔出血　　　　E. 短暂性脑缺血发作

60. 对该病人的护理措施不正确的是

A. 热水袋保暖　　　　B. 床单位平整干净　　　　C. 定时翻身拍背

D. 瘫痪肢体摆放功能位　　　E. 预防便秘

二、名词解释(5小题,每小题3分,共15分)

1. 意识障碍

2. 类风湿结节

3. 尿路刺激征

4. CNSL(中枢神经系统白血病)

5. 肝性脑病

三、填空题(15小题,每空1分,共15分)

1. 心绞痛的诱发因素常见有＿＿＿＿＿、＿＿＿＿＿、＿＿＿＿＿、＿＿＿＿＿等。

2. 帕金森病又称为＿＿＿＿＿＿,临床上以＿＿＿＿＿＿、＿＿＿＿＿、＿＿＿＿＿＿和＿＿＿＿＿为主要特征。

3. 根据红细胞平均体积(MCV)及红细胞平均血红蛋白浓度(MCHC)将贫血分为三类:＿＿＿＿＿、＿＿＿＿＿、＿＿＿＿＿。

4. 甲亢时引起的眼部改变大致可分为＿＿＿＿＿和＿＿＿＿＿。

四、简答题(4小题,每小题5分,共20分)

1. 如何指导高血压病人合理饮食?

2. 如何指导SLE病人的自我防护?

3. 如何指导帮助再生障碍性贫血病人预防和处理口腔、牙龈出血?

4. 简述低血糖的表现、预防和紧急处理的方法。

五、病例分析题(2小题,每小题10分,共20分)

1. 张女士,25岁,因反复咯血、咳脓痰5年,再发3天入院。5年前受凉后出现咳脓痰,每天量约40ml,伴咯鲜血,量约每日50~80ml,无高热、盗汗、胸痛。在当地医院抗感染治疗好转。此后反复发作。3天前再次出现上述症状而入院。

护理查体:双肺可闻及湿啰音。

辅助检查:血常规示白细胞 8.6×10^9/L,中性粒细胞 82%;X 线胸片示双下肺蜂窝状阴影,小点状密度增高阴影。

请回答:

(1)可能的诊断是什么?

(2)目前存在的护理诊断/问题有哪些?

(3)如何进行健康指导?

2. 李女士,68 岁,近 1 周出现食欲低下、恶心、呕吐、腹胀、腹泻及呼吸困难、咳嗽、憋气、胸闷等症状,血压也升高,尿量减少 1 周,每天 350~450ml,全身高度水肿。

护理查体:血压 180/110mmHg。

辅助检查:血液检查示血肌酐 717μmol/L,血钾 6.9 mmol/L;红细胞计数 2.15×10^{12}/L,血红蛋白 65g/L;尿常规检查尿蛋白多为＋~＋＋,尿素氮 35.8μmol/L,尿比重 1.010,尿钠 50 mmol/L。

初步诊断为肾衰竭,收入院治疗。

请回答:

(1)根据上述资料提出病人主要的护理诊断/问题。

(2)提出相应的护理措施。

(3)根据病人的表现判断该病人处于肾衰竭的哪一期以及此期的治疗重点是什么?

综合练习题五

一、选择题(60 小题,每小题 0.5 分,共 30 分)

1. 金先生,48 岁。突然高热、寒战 6 天,少尿 1 天。护理查体:口唇干燥,四肢厥冷,血压 80/60mmHg,中心静脉压 5cmH$_2$O。X 线胸片示左上肺野大片致密阴影。错误的护理措施是

A. 热水袋体表保暖　　　B. 取仰卧中凹位　　　C. 立即建立静脉通路

D. 高流量吸氧　　　E. 输液应先快后慢

2. 王女士,58 岁,高热,咳嗽,咳黄臭痰 1 周。护理查体:呼吸困难,气管右偏,左肺叩诊实音、呼吸音减弱。行胸腔穿刺,抽出带有恶臭的脓性液体。病原体可能性最大的是

A. 支原体　　　B. 肺炎球菌　　　C. 葡萄球菌

D. 结核菌　　　E. 厌氧菌

3. 张先生,60 岁,慢性支气管炎 20 年,慢性阻塞性肺疾病 5 年。近日咳嗽加重,咳大量脓性黏痰。护理查体:体温 37.5℃,气促,听诊可闻痰鸣音,伴喘息。最主要的护理诊断/问题是

A. 清理呼吸道无效　　　B. 气体交换受损　　　C. 体温过高

D. 低效性呼吸型态　　　E. 活动无耐力

4. 有关胸腔穿刺的方法,下列不正确的是

A. 穿刺抽液时,穿刺点一般取肩胛线 7~9 肋间或腋中线 6~7 肋间

B. 穿刺抽气时,穿刺点取患侧锁骨中线第 2 肋间

C. 抽液完毕取出注射器后夹紧橡皮管

D. 抽液量每次不超过 1000ml

219

E. 抽气量每次可大于 1000ml

5. 采集动脉血进行血气分析时,错误的做法是

A. 以肝素抗凝

B. 抽血后将针头刺入无菌橡皮塞摇匀血液

C. 拔针后压迫穿刺点 5~10 分钟

D. 采集耳垂血前局部热敷 5 分钟

E. 采集标本后 2 小时内送检

6. 帮助支气管扩张病人进行体位引流时不正确的措施是

A. 引流前向病人讲解配合方法

B. 根据病变的部位选择合适的体位

C. 每次引流的时间可从 5~10 分钟开始,根据病人情况进行调整

D. 痰液较多病人应让其快速大量咳出

E. 若病人出现咯血、头晕等立即终止引流

7. 气胸在进行引流时,下列护理操作错误的是

A. 水封瓶要始终低于病人胸腔,避免被碰撞倒

B. 密切观察引流管内的水柱波动情况,有无气泡逸出

C. 引流液体时,应观察和记录引流液的量、色和性状,引流是否通畅

D. 引流管避免过长扭曲、反折或受压

E. 胸腔引流管不慎脱出时,要立即插回

8. 病人发生窒息时,首要的护理措施是

A. 止血   B. 吸氧   C. 输血

D. 心理安慰   E. 维持气道通畅

9. 对支气管扩张病人进行口腔护理的目的是

A. 去除口臭   B. 增进食欲   C. 促进唾液分泌

D. 减少感染机会   E. 减少痰量

10. 护士对心包炎病人做饮食方面的健康指导,在效果反馈时,表明病人还没有完全掌握饮食方面知识的是

A. 高热量饮食   B. 高蛋白饮食   C. 高维生素饮食

D. 高盐饮食   E. 易消化饮食

11. 张女士,38 岁,"风湿性心脏病、二尖瓣狭窄"5 年余,1 周前受凉后出现乏力、稍微活动后心慌、憋气,护士应指导病人

A. 活动不受限制

B. 从事轻体力劳动

C. 增加睡眠时间,可起床做轻微活动

D. 卧床休息,严格限制体力活动

E. 严格卧床休息,采取半卧位

12. 刘女士,66 岁,风湿性心脏病病史 30 年,数分钟前突然晕倒,意识丧失,皮肤苍白,口唇发绀,大动脉搏动摸不到,呼吸停止。病人可能出现了

A. 脑栓塞   B. 急性左心衰竭   C. 癫痫大发作

D. 心脏骤停　　　　　　　　E. 心律失常

13. 王女士,53岁,因胸闷、咳嗽、咳痰、尿少就诊,既往有"风湿性心脏病"病史。考虑病人出现了并发症,其诱发因素最常见为

A. 摄入高钠盐　　　　B. 呼吸道感染　　　　C. 严重脱水

D. 劳累过度　　　　　E. 精神紧张

14. 王先生,46岁。因心前区疼痛就诊,关于其处理,不恰当的是

A. 采取舒适的体位　　　　　　　B. 做好心理护理,消除恐惧感

C. 采用深呼吸等放松技术　　　　D. 做好健康指导

E. 立即自服止痛药

15. 有助于诊断"急性心肌梗死"的最特异心电图表现为

A. S-T 段抬高呈弓背形单向曲线　　　B. 某些导联 S-T 段显著下降

C. T 波对称性倒置　　　　　　　　　D. R 波显著下降

E. 出现病理性 Q 波

16. 单纯收缩期高血压的诊断标准是

A. 收缩压≥140mmHg 和舒张压<90mmHg

B. 160mmHg≥收缩压≥140mmHg

C. 收缩压≥160mmHg 或舒张压≤90mmHg

D. 收缩压≥160mmHg 和舒张压≤90mmHg

E. 收缩压≥170mmHg

17. 心律失常时宜采取的体位不包括

A. 半卧位　　　　　　B. 高枕卧位　　　　　C. 右侧卧位

D. 左侧卧位　　　　　E. 其他舒适卧位

18. 下列应用硝普钠的注意事项叙述错误的是

A. 快速滴注　　　　　B. 现配现用　　　　　C. 避光输入

D. 每 6 小时更换 1 次　　E. 长期应用易出现氰化物中毒

19. 关于腹泻病人的护理措施正确的是

A. 常规隔离消毒　　　　　　　　B. 均应卧床休息

C. 少食富含纤维素的食物　　　　D. 少饮水以免加重腹泻

E. 补充营养给予高脂肪食物

20. 昏迷病人呕吐时最重要的护理措施是

A. 绝对卧床　　　　　　　　　　B. 吸氧

C. 保持呼吸道通畅　　　　　　　D. 监测呕吐的次数及呕吐物的性状

E. 防止水电解质紊乱

21. 慢性胃炎病人应避免口服

A. 链霉素　　　　　　B. 庆大霉素　　　　　C. 阿司匹林

D. 多潘立酮　　　　　E. 胃得乐

22. 可减轻急性胰腺炎病人腹痛的体位是

A. 端坐位　　　　　　B. 半卧位　　　　　　C. 弯腰屈膝侧卧位

D. 俯卧位　　　　　　E. 平卧位头偏向一侧

23. 急性胰腺炎最常见的并发症是

A. 肝肾综合征　　　　　B. 上消化道出血　　　　　C. 穿孔

D. 肝硬化　　　　　E. 糖尿病

24. 有关纤维胃镜检查的护理,错误的是

A. 检查未结束前不可吐出口垫

B. 检查前嘱病人排空膀胱

C. 若病人出现恶心可做深呼吸,不要用舌头顶住镜身

D. 嘱病人检查后不要吞咽唾液,以免呛咳

E. 检查后即可进流质或半流质饮食

25. 肝硬化病人腹腔穿刺放液,一般一次不宜超过

A. 500ml　　　　　B. 1000ml　　　　　C. 1500ml

D. 2000ml　　　　　E. 3000ml

26. 张先生,45岁,诊断为原发性肝癌。其首发症状最可能是

A. 发热黄疸　　　　　B. 贫血消瘦　　　　　C. 乏力腹胀

D. 腹水形成　　　　　E. 肝区疼痛

27. 张先生,50岁,因肝硬化腹水入院。住院期间病人便秘,突然出现淡漠少言,神情恍惚,衣冠不整,吐词不清。护理措施中,错误的是

A. 乳果糖口服　　　　　B. 肥皂水清洁灌肠　　　　　C. 硫酸镁导泻

D. 白醋加生理盐水灌肠　　　　　E. 番泻叶液口服

28. 刘先生,75岁,肝硬化腹水伴下肢水肿1个月入院。住院后2天出现神志恍惚,答非所问,行为反常。最重要的护理措施是

A. 卧床休息　　　　　B. 低蛋白质饮食　　　　　C. 加强安全防护

D. 利尿消肿　　　　　E. 米醋加生理盐水灌肠

29. 贫血依血红蛋白浓度降低程度分为轻、中、重、极重度四度,其中中度贫血是指

A. Hb<100g/L　　　　　B. Hb>90g/L　　　　　C. Hb 60～90g/L

D. Hb 30～59g/L　　　　　E. Hb<30g/L

30. 血液病高热伴有出血倾向的护理不宜采用

A. 冷盐水灌肠　　　　　B. 输液　　　　　C. 头部置冰袋

D. 酒精擦浴　　　　　E. 多饮水

31. 关于口服铁剂的护理措施,错误的是

A. 餐中或饭后服用　　　　　B. 不宜与牛奶同服　　　　　C. 可加服维生素C

D. 大便变黑是正常现象　　　　　E. 血红蛋白正常后立即停药

32. 特发性血小板减少性紫癜病人,红细胞$3.6×10^{12}/L$,血红蛋白90g/L,白细胞$6.8×10^9/L$,血小板$15×10^9/L$,目前最大的危险是

A. 颅内出血　　　　　B. 败血症　　　　　C. 中枢神经系统白血病

D. 上消化道出血　　　　　E. 脑栓塞

33. 急性白血病病人突然出现头痛、恶心、呕吐、颈项强直提示

A. 颅内出血　　　　　B. 败血症　　　　　C. 中枢神经系统白血病

D. 上消化道出血　　　　　E. 脑栓塞

34. 白血病护理最重要的措施是预防和观察

A. 药物不良反应　　　　　B. 颅脑出血　　　　　C. 感染情况

D. 贫血情况　　　　　　　E. 口腔溃疡

35. 张女士,30岁,以"再生障碍性贫血"收入院。体格检查:四肢皮肤散在瘀点、瘀斑,左颊部见一个 1.0cm×0.8cm 的口腔溃疡,牙龈渗血,口腔黏膜未见血疱,咽部无充血,双肺未及啰音。为有效预防感染,该病人首先应采取的护理措施是

A. 保持皮肤干燥与清洁　　B. 加强营养　　　　　C. 加强口腔护理

D. 定期进行会阴冲洗　　　E. 避免外出到人群密集的地方

36. 王女士,遵医嘱口服硫酸亚铁 0.3g,每日 3 次。作为护士,应指导病人服药时间宜在

A. 任意时间服用　　　　　B. 每间隔 8 小时服 1 次　　C. 三餐饭前服用

D. 三餐饭后服用　　　　　E. 早晨 10 时、下午 3 时和睡前服用

37. 下列不符合腺垂体功能减退症垂体危象的临床类型是

A. 低血糖型　　　　　　　B. 高血糖型　　　　　C. 低温型

D. 低血压型　　　　　　　E. 混合型

38. 皮质醇增多症的特征性表现为

A. 脊柱变形　　　　　　　B. 关节胀痛　　　　　C. 皮肤紫纹

D. 向心性肥胖　　　　　　E. 皮肤黏膜色素沉着

39. 系统性红斑狼疮蝶形红斑病人保健指导中应避免的是

A. 每日 2 次 30℃温水湿敷红斑部　　B. 每日 2 次碱性肥皂洗脸

C. 面部不用化妆品　　　　　　　　D. 外出撑伞防晒

E. 勿接触紫外线

40. 风湿性疾病最常见的症状是

A. 关节肿痛　　　　　　　B. 肌肉痛　　　　　　C. 软组织痛

D. 神经痛　　　　　　　　E. 关节致残

41. 脑梗死发病最常见的诱因是

A. 用力排便时　　　　　　B. 剧烈运动时　　　　C. 安静睡眠时

D. 情绪激动时　　　　　　E. 大量进食后

42. 瘫痪肢体下肢只能在床面上横行移动而不能抬起,其肌力是

A. 0 级　　　　　　　　　B. 1 级　　　　　　　C. 2 级

D. 3 级　　　　　　　　　E. 4 级

43. 评估痛风病人身体状况时,下列不恰当的是

A. 痛风是急性关节炎期的首发症状,常于夏冬发病

B. 高尿酸血症常伴有肥胖、原发性高血压

C. 反复发作的痛风性关节炎

D. 痛风石是痛风的特征性损害

E. 痛风性肾病是痛风特征性病理变化之一

(44～45 题共用题干)

张先生,34 岁,系复发性甲亢病人,现药物治疗 6 个月,FT₃、FT₄ 正常,甲状腺Ⅱ度肿大,TSAb 滴度仍高,且较前无明显下降。

44. 下一步的治疗应选择

　　A. 加大抗甲亢药物剂量　　　B. 减少抗甲亢药物剂量　　　C. 手术治疗

　　D. 继续目前治疗　　　　　　E. 除原治疗外,加免疫抑制剂

45. 如选择手术治疗,最常见的并发症是

　　A. 白细胞数降低　　　　　　B. 甲状腺功能减退　　　　　　C. 出血、感染

　　D. 肝功能损害　　　　　　　E. 发热

(46~47 题共用题干)

孙先生,41 岁,因慢性胃窦炎来院复诊,周护士对其进行健康教育

46. 饮食原则是

　　A. 高蛋白、高糖、高维生素、少量多餐

　　B. 低脂、高蛋白、高维生素、少量多餐

　　C. 低盐、高糖、高蛋白、高维生素、少量多餐

　　D. 富营养、易消化、少量多餐

　　E. 高蛋白、高脂肪、高糖、少量多餐

47. 进行用药指导应除外的是

　　A. 制酸药在餐前 1 小时服用中和胃酸

　　B. 促进胃窦蠕动药物在餐前 1 小时与睡前服用

　　C. 铋制剂在餐前半小时服;可使大便和舌苔呈灰黑色;口干带氨味

　　D. 甲硝唑可致乏力、恶心、呕吐、腹泻及口腔金属味

　　E. 治疗幽门螺杆菌采用三联治疗,劝导病人按疗程坚持用药

(48~50 题共用备选答案)

　　A. 乏力、食欲减退、恶心、表情淡漠、嗜睡

　　B. 乏力、腹胀、肠鸣音减弱、心电图出现 U 波增高

　　C. 食欲下降、颈静脉怒张、双下肢凹陷性水肿

　　D. 劳力性呼吸困难

　　E. 急性、短暂可逆性意识丧失

48. 心力衰竭病人经大量利尿剂治疗后,出现低钾血症的表现为

49. 右心衰竭引起体循环淤血的临床表现为

50. 心源性呼吸困难最早出现的临床表现是

(51~55 题共用备选答案)

　　A. 周围神经炎　　　　　　　B. 听力障碍　　　　　　　　　C. 球后视神经炎

　　D. 肝损害　　　　　　　　　E. 胃肠道反应

51. 异烟肼的主要不良反应是

52. 链霉素的主要不良反应是

53. 对氨基水杨酸的主要不良反应是

54. 利福平的主要不良反应是

55. 乙胺丁醇的主要不良反应是

(56~57 题共用题干)

胡先生,48 岁,因"反复颜面及下肢水肿、乏力 1 年"入院,血肌酐 $1250\mu mol/L$,诊断为

"慢性肾衰竭(尿毒症期)",今晨行首次血液透析治疗。

56. 透析结束后突然出现头痛、恶心、呕吐、抽搐,继而昏迷。该病人出现该表现的原因是

　　A. 低血压　　　　　　　　B. 失衡综合征　　　　　　C. 透析反应

　　D. 电解质紊乱　　　　　　E. 心力衰竭

57. 对该病人的处理不正确的是

　　A. 吸氧　　　　　　　　　B. 减慢血流速度　　　　　C. 静脉滴注高渗葡萄糖

　　D. 静脉滴注甘露醇　　　　E. 改用低钠透析液

(58~60题共用题干)

罗女士,30岁。3天来发热、咳嗽、极度乏力,全身皮肤广泛点片状出血急诊入院。血红蛋白 80g/L,白细胞 $15×10^9/L$,分类 80% 为原始、幼稚淋巴细胞,血小板 $20×10^9/L$,骨髓增生极度活跃,分类中见大量原始、幼稚淋巴细胞。

58. 该病人首优的护理诊断/问题是

　　A. 活动无耐力　　　　　　B. 有皮肤完整性受损的危险　　C. 有感染的危险

　　D. 潜在并发症:颅内出血　　E. 体温过高

59. 当病人出现剧烈头痛、呕吐,应警惕

　　A. 眼底出血　　　　　　　B. 鼻出血　　　　　　　　C. 颅内出血

　　D. 关节出血　　　　　　　E. 胃肠道出血

60. 病人应用了 VP 化疗方案治疗后出现手足麻木感,最有可能是

　　A. 长春新碱的不良反应　　B. 泼尼松的不良反应　　　　C. 柔红霉素的不良反应

　　D. 三尖杉碱的不良反应　　E. 阿霉素的不良反应

二、名词解释(5 小题,每小题 3 分,共 15 分)

1. 支气管哮喘

2. 门静脉高压症

3. 心肌梗死

4. 急性肾衰竭

5. 癫痫持续状态

三、填空题(15 小题,每空 1 分,共 15 分)

1. 系统性红斑狼疮病人最具特征性的皮肤损害是_____,好发生在_____部。

2. 肾病综合征病人常见的护理诊断/问题有体液过多、_____、焦虑、有感染的危险,潜在并发症:_____、_____、心脑血管并发症。

3. 长期家庭氧疗是指一昼夜吸入低浓度氧达_____小时以上,并持续较长时间,使 PaO_2 _____或 SaO_2 升至_____的一种氧疗方法。

4. _____和_____是上消化道出血的特征性表现。上消化道出血每日_____ml 可致粪便隐血试验阳性;_____ml 以上可致黑便,胃内积血达_____ml 以上可致呕血。

5. 纤维蛋白性心包炎的典型体征是_____。渗出性心包炎最突出的症状是_____。

四、简答题(4 小题,每小题 5 分,共 20 分)

1. 简述消化性溃疡病人的饮食护理。

2. 尿路感染病人健康指导的内容有哪些?

3. 类风湿关节炎的典型临床表现是什么?

4. 急性脑血管病病人出现躯体移动障碍时采取的护理措施有哪些?

五、病例分析题(2 小题,每小题 10 分,共 20 分)

1. 赵女士,67 岁,30 年来反复于劳累或受凉后出现胸闷、心悸、气急,休息后缓解。曾多次在当地医院诊治,诊断为"风湿性心脏瓣膜病,二尖瓣狭窄伴关闭不全",长期服用地高辛、氢氯噻嗪、硝酸异山梨酯等药物。平素常感冒、咽痛。2 天前受凉后胸闷气急加重,夜间不能平卧,双下肢水肿,咳嗽、咳白色泡沫样痰。

请回答:

(1)该病人心功能为几级?

(2)护理评估应注意哪些要点?

(3)主要护理诊断/问题有哪些?并请提出相应的护理措施。

2. 田女士,21 岁,农民,2 年前因糖尿病酮症酸中毒住院治疗好转出院,出院时予门冬胰岛素 30 注射液(诺和锐 30 特充)14U,10U,12U 三餐前皮下注射,甘精胰岛素注射液(来得时注射液)14U 睡前皮下注射"控制血糖,当时血糖控制尚可。门诊随访次数较少,1 年前病人自行改为精蛋白锌重组赖脯胰岛素混合注射液(25R)(优泌乐 25)20U 早餐前、来得时针 20U 睡前皮下注射";后又加用阿卡波糖片(拜唐苹)50mg,每日 3 次"辅助控制血糖。病人较少监测血糖,血糖控制一般。8 小时前病人在饮啤酒 2 瓶后出现腹痛,伴呕吐,呕吐物为胃内容物或水样,伴有口渴感。急来就诊。

辅助检查:测血糖升高明显,为 32.2mmol/L;血酮体阳性;血气分析 pH 6.99,PaO_2 95mmHg,$PaCO_2$ 32 mmHg,SBE -27.3mmol/L。

临床诊断:糖尿病酮症酸中毒。

请回答:

(1)对该病人应采取哪些护理措施?

(2)请针对该病人的实际情况,为其制订具体的健康教育计划。

附　录 选择题参考答案

第一章　呼吸系统疾病病人的护理

A1 型题

1. A　2. A　3. B　4. A　5. B　6. C　7. E　8. A　9. B　10. D　11. C　12. E　13. A
14. C　15. A　16. E　17. C　18. D　19. A　20. C　21. B　22. A　23. C　24. D　25. E
26. B　27. C　28. A　29. D　30. D　31. D　32. E　33. D　34. E　35. A　36. D　37. E
38. D　39. C　40. E　41. D　42. A　43. A　44. C　45. E　46. E　47. E　48. E　49. A
50. E　51. D　52. C　53. A　54. D　55. D　56. E　57. A　58. B　59. C　60. E　61. C
62. D　63. D　64. B　65. B　66. E　67. E　68. E　69. E　70. D　71. D

A2 型题

72. E　73. B　74. A　75. E　76. A　77. A　78. C　79. B　80. A　81. B　82. E
83. E　84. B　85. E　86. A　87. D　88. A　89. D　90. B　91. E　92. D　93. A　94. A
95. E　96. C　97. D　98. D　99. B　100. C　101. B　102. E

A3/A4 型题

103. B　104. C　105. D　106. D　107. D　108. C　109. B　110. E　111. A　112. A
113. C　114. C　115. B　116. A　117. E　118. C　119. A　120. D　121. C　122. E
123. E　124. E　125. C　126. A　127. B　128. C　129. C　130. D

B 型题

131. A　132. D　133. C　134. B　135. B　136. E　137. E　138. E　139. A　140. D
141. B　142. E　143. C　144. A　145. A　146. B　147. E　148. D　149. C

第二章　循环系统疾病病人的护理

A1 型题

1. B　2. D　3. C　4. A　5. C　6. C　7. C　8. C　9. B　10. B　11. E　12. C
13. C　14. C　15. C　16. A　17. A　18. E　19. A　20. E　21. A　22. B　23. C
24. D　25. A　26. D　27. A　28. E　29. A　30. B　31. C　32. E　33. A　34. B
35. A　36. B　37. A　38. D　39. D　40. B　41. D　42. B　43. E

A2 型题

44. B　45. D　46. C　47. A　48. C　49. E　50. B　51. D　52. A　53. D　54. C
55. B　56. B　57. E　58. C　59. D　60. E　61. B　62. B　63. C　64. A　65. E　66. B

67. D　68. B　69. C　70. C　71. A　72. D　73. A　74. B　75. B　76. D　77. B　78. C
79. B　80. D　81. C　82. A　83. C　84. D　85. C

A3/A4 型题

86. A　87. B　88. C　89. B　90. D　91. A　92. A　93. C　94. C　95. E　96. D
97. C　98. C　99. C　100. A　101. C　102. C　103. C　104. C　105. D　106. C
107. C　108. B　109. D　110. E　111. B　112. A　113. D　114. C　115. C　116. C
117. B　118. D　119. C　120. E　121. C　122. C　123. C　124. A　125. C　126. E
127. D　128. D

B 型题

129. B　130. C　131. D　132. C　133. B　134. D　135. A　136. B　137. C　138. A
139. E　140. B

第三章　消化系统疾病病人的护理

A1 型题

1. E　2. C　3. B　4. C　5. E　6. E　7. D　8. D　9. D　10. A　11. E　12. D　13. A
14. B　15. D　16. E　17. E　18. B　19. C　20. B　21. B　22. A　23. D　24. B　25. C
26. E　27. B　28. E　29. C　30. A　31. A　32. C　33. D　34. A　35. D　36. E　37. A
38. C　39. E　40. E　41. D　42. C　43. A　44. C　45. E　46. A　47. B　48. D　49. E
50. E　51. B　52. B　53. E　54. D　55. E　56. C　57. D　58. C

A2 型题

59. B　60. A　61. D　62. B　63. A　64. E　65. A　66. C　67. C　68. C　69. C
70. C　71. B　72. A　73. C　74. B　75. A　76. B　77. E　78. C　79. B　80. D　81. A
82. C　83. C　84. A

A3/A4 型题

85. D　86. C　87. B　88. C　89. E　90. B　91. C　92. C　93. B　94. C　95. C
96. E　97. C　98. A　99. E　100. D　101. E　102. C　103. C　104. D　105. D　106. E

B 型题

107. D　108. B　109. D　110. C　111. D　112. C

第四章　泌尿系统疾病病人的护理

A1 型题

1. C　2. C　3. A　4. E　5. E　6. C　7. D　8. C　9. E　10. B　11. A　12. A　13. B
14. B　15. B　16. A　17. A　18. C　19. C　20. E　21. E　22. C　23. D　24. A　25. A
26. C　27. A　28. B　29. A　30. B　31. C　32. A　33. D　34. A　35. D　36. C　37. E

A2 型题

38. C　39. E　40. C　41. B　42. A　43. E　44. B

A3/A4 型题

45. C　46. A　47. C　48. A　49. E　50. E　51. D　52. B　53. E　54. C　55. E

第五章　血液系统疾病病人的护理

A1 型题

1. B　2. E　3. C　4. B　5. A　6. E　7. D　8. B　9. D　10. A　11. C　12. C　13. E
14. B　15. B　16. A　17. C　18. A　19. E　20. E　21. C　22. D　23. A　24. E　25. C
26. E　27. D　28. C　29. B　30. C　31. B　32. B　33. B　34. E　35. D　36. C　37. E

A2 型题

38. C　39. D　40. D　41. D　42. B　43. D　44. E　45. D　46. A

A3/A4 型题

47. E　48. C　49. A　50. D　51. A　52. E　53. E　54. D　55. B　56. C　57. E
58. C　59. D　60. C　61. A

B 型题

62. A　63. D　64. C　65. A　66. C　67. B

第六章　内分泌与代谢性疾病病人的护理

A1 型题

1. E　2. E　3. B　4. A　5. D　6. A　7. D　8. E　9. C　10. B　11. A　12. C　13. B
14. A　15. D　16. D　17. C　18. A　19. C　20. A　21. D　22. B　23. A　24. B　25. C
26. E　27. C　28. B　29. D　30. C

A2 型题

31. C　32. E　33. A　34. E　35. A

A3/A4 型题

36. A　37. C　38. A　39. B　40. B　41. A

B 型题

42. A　43. C　44. B　45. D　46. D　47. B　48. C　49. A　50. E

第七章　风湿性疾病病人的护理

A1 型题

1. C　2. D　3. A　4. A　5. B　6. B　7. E　8. D　9. E　10. A　11. C　12. E　13. B
14. C　15. D　16. E　17. A　18. E　19. C　20. E

A2 型题

21. E　22. A

A3/A4 型题

23. C　24. A

第八章 神经系统疾病病人的护理

A1 型题

1. D 2. B 3. C 4. B 5. C 6. C 7. B 8. E 9. D 10. C 11. A 12. B 13. A
14. E 15. D 16. E 17. B 18. D 19. B 20. A 21. E 22. A 23. D 24. A 25. D
26. E 27. E 28. A 29. B 30. E 31. C 32. E 33. B 34. D 35. A 36. B 37. D
38. A 39. E 40. B 41. A 42. C 43. E 44. B

A2 型题

45. C 46. D 47. B 48. B 49. E 50. D

A3/A4 型题

51. A 52. A 53. E 54. B 55. C 56. C 57. A 58. A 59. B 60. A 61. A
62. E

B 型题

63. C 64. D 65. A 66. B 67. A 68. D 69. A 70. B

第九章 综合练习题

综合练习题一

1. D 2. E 3. D 4. D 5. C 6. B 7. E 8. A 9. E 10. D 11. D 12. E 13. A
14. D 15. B 16. A 17. C 18. D 19. C 20. C 21. B 22. D 23. D 24. D 25. D
26. A 27. E 28. A 29. E 30. C 31. C 32. B 33. E 34. D 35. D 36. B 37. A
38. E 39. E 40. C 41. B 42. E 43. D 44. A 45. D 46. B 47. C 48. C 49. E
50. C 51. D 52. E 53. A 54. B 55. A 56. A 57. B 58. A 59. C 60. A

综合练习题二

1. A 2. D 3. B 4. C 5. B 6. D 7. D 8. C 9. A 10. B 11. D 12. E 13. E
14. C 15. D 16. C 17. B 18. E 19. C 20. A 21. B 22. C 23. E 24. A 25. D
26. E 27. D 28. B 29. B 30. E 31. D 32. C 33. D 34. D 35. C 36. E 37. E
38. C 39. E 40. E 41. B 42. C 43. E 44. E 45. B 46. E 47. A 48. B 49. E
50. D 51. C 52. C 53. A 54. A 55. D 56. C 57. C 58. B 59. B 60. A

综合练习题三

1. A 2. B 3. B 4. E 5. B 6. D 7. D 8. C 9. E 10. B 11. C 12. C 13. E
14. C 15. B 16. E 17. D 18. C 19. C 20. B 21. C 22. A 23. A 24. C 25. C
26. B 27. C 28. E 29. D 30. C 31. C 32. C 33. D 34. E 35. B 36. C 37. C
38. A 39. E 40. E 41. D 42. E 43. C 44. A 45. E 46. E 47. A 48. E 49. D
50. C 51. A 52. A 53. D 54. C 55. E 56. B 57. C 58. C 59. A 60. D

综合练习题四

1. B 2. D 3. A 4. A 5. C 6. B 7. A 8. A 9. C 10. E 11. E 12. B 13. B
14. C 15. A 16. C 17. E 18. A 19. E 20. B 21. C 22. B 23. C 24. A 25. A
26. B 27. C 28. A 29. C 30. B 31. B 32. C 33. D 34. B 35. C 36. E 37. A
38. D 39. D 40. C 41. B 42. B 43. B 44. C 45. E 46. C 47. B 48. A 49. B
50. D 51. C 52. B 53. C 54. A 55. E 56. E 57. D 58. B 59. C 60. A

综合练习题五

1. A 2. E 3. A 4. E 5. E 6. D 7. E 8. E 9. D 10. D 11. D 12. D 13. B
14. D 15. E 16. A 17. D 18. A 19. E 20. C 21. C 22. C 23. E 24. E 25. E
26. E 27. B 28. C 29. C 30. D 31. E 32. A 33. A 34. B 35. C 36. D 37. C
38. E 39. B 40. A 41. C 42. C 43. A 44. C 45. C 46. D 47. A 48. B 49. C
50. D 51. A 52. B 53. E 54. D 55. C 56. B 57. E 58. D 59. C 60. A